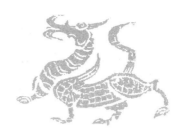

张锡纯重剂医案精选

■ 主　编　李成文
■ 副主编　关子赫　杨小红　莫　楠
■ 编　委　申旭辉　涂玉洁

人民卫生出版社

图书在版编目（CIP）数据

张锡纯重剂医案精选/李成文主编. —北京:人民卫生出版社,
2016

ISBN 978-7-117-23918-9

Ⅰ.①张…　Ⅱ.①李…　Ⅲ.①方剂-剂量-医案-汇编-中国-
民国　Ⅳ.①R289.1

中国版本图书馆 CIP 数据核字（2017）第 018455 号

人卫智网	**www.ipmph.com**	医学教育、学术、考试、健康, 购书智慧智能综合服务平台
人卫官网	**www.pmph.com**	人卫官方资讯发布平台

张锡纯重剂医案精选

主　　编:李成文
出版发行:人民卫生出版社（中继线 010-59780011）
地　　址:北京市朝阳区潘家园南里 19 号
邮　　编:100021
E - mail:pmph @ pmph.com
购书热线:010-59787592　010-59787584　010-65264830
印　　刷:北京铭成印刷有限公司
经　　销:新华书店
开　　本:710×1000　1/16　印张:16
字　　数:279 千字
版　　次:2017 年 3 月第 1 版　2017 年 3 月第 1 版第 1 次印刷
标准书号:ISBN 978-7-117-23918-9/R·23919
定　　价:38.00 元

打击盗版举报电话:010-59787491　E-mail:WQ @ pmph.com
（凡属印装质量问题请与本社市场营销中心联系退换）

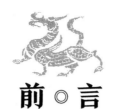

前 ◎ 言

  张锡纯（1860—1933），字寿甫，清末民初著名中医学家，学验俱丰。从1918 年至 1933 年用 15 年时间，总结其研究中医的心得体会与临床用药心法，归纳为医方、病证、药解、医论、医话随笔、其他六大部分，分六期二十四卷出版了传世之作《医学衷中参西录》，一经问世，即洛阳纸贵，影响深远。

  张锡纯不仅重视理论，阐发配伍，活用经方，化裁古方，创制新方，擅长小方，妙用对药，精研药性，而且临证用药"以胜病为主，不拘分量之多少"，常常突破传统剂量，善投重剂，单药或一次过两、或多至八两、甚或十六两，或一日多剂过两、或多达半斤、甚至一斤；总能一药中的，或多药聚合，疗效卓然，辨病用药思路出神入化，每每出人意料，而理又在重剂医案之中。这些叹为观止的重剂医案竟占张锡纯全部医案的三分之一以上，数量之大，对探究张锡纯临证用药心法及重剂治病机理具有重要的学术价值。

  由于《医学衷中参西录》没有医案专篇，而是方中夹案、病中夹案、药中夹案、论中夹案、医话随笔中夹案，方后附案、病后附案、药后附案、论后附案、医话随笔后附案，案中论方、案中论药、案中论病、案中论理，这种案论结合、案方结合、案药结合的方式，导致重剂医案散见于全书，给后人系统阅读和掌握张锡纯的应用重剂心法带来诸多不便。

  因此，作者在长期研读《医学衷中参西录》及编纂《中医学术流派医案·张锡纯医案》《张锡纯用药心法》基础上，精选重剂医案 420 余则，文字照录，不加妄评，原汁原味，以剂量为纲，以科别为目，以病为基础，以用药为核心，系统总结了张锡纯应用重剂心法，对进一步挖掘中医学宝库、提高临床疗效、发扬光大中医学具有重要的现实意义和深远的历史意义。

  本书由杨小红与莫楠编写第一章约 14 万字，关子赫编写第二至第四章约9 万字，李成文编写前言、第五至第十二章约 5 万字，申旭辉、涂玉洁校对全文，李成文通审全稿。

  承蒙人民卫生出版社的大力支持，使本书得以付梓。

  限于作者水平，不当之处敬请斧正。

李成文于 2016 年季夏五十有七

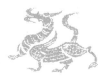

凡 ◎ 例

1. 所选医案单药一次或一日多剂叠加剂量一两以上，一两半归入一两。

2. 以剂量为纲，科别为目，以病为基础，以用药为核心。

3. 中药按医案频次高低排序，相同频次按首字音序排列。

4. 同一医案有多味重剂，按药各归其类，最大剂量为首案，相同剂量以首药为首案，余则只标其出处。

5. 医案分为内科、妇科、儿科、外科、五官科，14岁及以下归入儿科。内科医案按肺病、心病、脾胃病、肝胆病、肾病、其他杂病排序，妇科医案按经带胎产杂排序，儿科医案参考内科排序，外科医案按疮疡、皮肤病、其他排序。

6. 对于必须要说明的问题，由编者加括号给予注释，相应文字用楷体，以示区别。

7. 凡入药成分涉及国家禁猎和保护动物（如犀角、虎骨等）者，为保持古籍原貌，原则上不改。但在临床运用时，应使用相关的替代品。

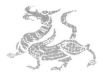

目 ◎ 录

第一章 一两医案

第二章　二两医案

第三章　三两医案

第四章　四两医案

第五章　五 两 医 案

第六章　六 两 医 案

第七章　七两医案

第八章　八两医案

第九章　九两医案

第十章 十两医案

第十一章 十二两医案

第十二章 十六两医案

第一章 一两医案

◙ 第一节 内 科 ◙

一、感 冒

◆ 石膏一两

案1

曾治邻村夏姓，年三十余，于冬令感冒风寒，周身恶寒无汗，胸间烦躁，原是大青龙汤证。医者投以麻黄汤，服后分毫无汗，而烦躁益甚，几至疯狂。其脉洪滑异常，两寸皆浮，而右寸尤甚。投以拙拟寒解汤，覆杯之顷，汗出如洗而愈（《医学衷中参西录·治温病方》中也录有本案）。（《医学衷中参西录·伤寒风温始终皆宜汗解说》）

● 寒解汤：生石膏一两，知母八钱，连翘一钱五分，蝉蜕一钱五分。主治周身壮热，心中热而且渴，舌上苔白欲黄，其脉洪滑。或头犹觉疼，周身犹有拘束之意者。

案2

一人，年四十余。为风寒所束不得汗，胸中烦热，又兼喘促。医者治以苏子降气汤，兼散风清火之品，数剂病益进。诊其脉，洪滑而浮，投以寒解汤，须臾上半身即出汗。

又须臾，觉药力下行，至下焦及腿亦皆出汗，病若失。（《医学衷中参西录·治温病方》）

案3

又尝治一人，于初夏晨出被雨，遂觉头疼周身恶寒，至下午一句钟即变为大热，渴嗜饮水，脉象洪滑，投以拙拟寒解汤，亦一汗而愈。（《医学衷中参西录·温病之治法详于《伤寒论》解》）

案4

一人，于季春夜眠之时因衾薄冻醒，遂觉周身恶寒，至前午十句钟表里皆觉大热，脉象浮洪，投以拙拟凉解汤一汗而愈。

●凉解汤：薄荷叶三钱，蝉蜕二钱，生石膏一两，甘草一钱五分。主治温病，表里俱觉发热，脉洪而兼浮者。

◆ 黄芪一两

张金铎，天津东门里面粉庄理事，年三十八岁，于季冬得伤寒证，且无脉。

病因：旬日前曾感冒风寒，经医治愈，继出门作事，又感风寒，遂得斯病。

证候：内外俱觉寒凉，头疼，气息微喘，身体微形寒战，六脉皆无。

诊断：盖其身体素弱，又在重感之余，风寒深入，阻塞经络，是以脉闭。拟治以麻黄汤，再重加补气之药，补其正气以逐邪外出，当可奏效。

处方：麻黄三钱，生箭芪一两，桂枝尖二钱，杏仁二钱（去皮），甘草二钱；先煎麻黄数沸，吹去浮沫，再入余药同煎汤一大盅，温服，被覆取微汗。

效果：服药后周身得汗，其脉即出，诸病皆愈。（《医学衷中参西录·伤寒门》）

◆ 党参一两

见三两医案·感冒·石膏·案1。

◆ 地黄一两

见三两医案·感冒·石膏·案1。

◆ 玄参一两

见三两医案·感冒·石膏·案1。

◆ 知母一两

见三两医案·感冒·石膏·案1。

二、伤 寒

◆ 地黄一两

案1

李儒斋，天津山东省银行理事，年三十二岁，于夏季得伤寒证。

病因：午间恣食瓜果，因夜间失眠，遂食余酣睡，值东风骤至，天气忽变寒凉，因而冻醒，其未醒之时又复梦中遗精，醒后遂觉周身寒凉抖战，腹中又复隐隐作疼，惧甚，遂急延为诊视。

证候：迨愚至为诊视时，其寒战腹疼益甚，其脉六部皆微细欲无，知其已成直中少阴之伤寒也。

诊断：按直中少阴伤寒为麻黄附子细辛汤证，而因在梦遗之后，腹中作疼，则寒凉之内侵者益深入也，是宜于麻黄附子细辛汤中再加温暖补益之品。

处方：麻黄二钱，乌附子三钱，细辛一钱，熟地黄一两，生怀山药五钱，净萸肉五钱，干姜三钱，公丁香十粒；煎汤一大盅，温服，温覆取汗，勿令过度。

效果：将药服后，过一点钟，周身微汗，寒战与腹疼皆愈。（《医学衷中参西录·伤寒门》）

案2

一人年近三旬，因长途劳役，感冒甚重，匆匆归家，卧床不起。经医延医，半月病益加剧。及愚视之，见其精神昏愦。谵语不休，肢体有时惕动不安，其两目直视，似无所见，其周身微热，而间有发潮热之时，心中如何，询之不能自言，其大便每日下行皆系溏粪，其脉左右皆弦细而浮，数逾六至，重按即无。其父泣而问曰：延医数位，皆不为出方，因此后事皆备，不知犹可救否？余生平止此一子，深望先生垂怜也。愚悯其言词恳切，慨然许为救愈。时有其同村医者在座，疑而问曰：此证之危险已至极点，人所共见，先生独慨然谓其可治，然不知此证果系何病，且用何方药治之？

答曰：此《伤寒论》少阳篇所谓三阳合病。然《伤寒论》中所言者，是三阳合病之实证，而此症乃三阳合病之虚证，且为极虚之证。凡三阳合病以病已还表，原当由汗而解，此病虽虚，亦当由汗而解也。医者闻愚言，若深讶异曰：病虚若此，犹可发汗乎？且据何见解而知谓为三阳合病乎？答曰：此证为三阳合病，确有征据。此证之肢体惕动，两目直视，且间发潮热者，少阳也；

精神昏愦、谵语不休者，阳明也；其脉弦而甚浮者，乃自少阳还太阳也，是以谓之三阳合病也。夫病已还表，原欲作汗，特以脉数无根；真阴大亏，阳升而阴不能应，是以不能化合而为汗耳。治此证者，当先置外感于不问，而以滋培其真阴为主，连服数剂，俾阴分充足，自能与阳气化合而为汗，汗出而病即愈矣。若但知病须汗解，当其脉数无根之时，即用药强发其汗，无论其汗不易出也，即服后将汗发出，其人几何不虚脱也。医者闻之甚悦服曰：先生明论，迥异寻常，可急为疏方以救此垂绝之命哉。

愚遂为开生地黄、熟地黄、生山药、大枸杞各一两，玄参、沙参、净萸肉各五钱，煎汤一大碗，分两次温饮下。此药一日夜间连进两剂，翌晨再诊其脉，不足六至，精神亦见明了。自服药后大便未行，遂于原方中去萸肉，加青连翘二钱。服后周身得汗，病若失。（《医学衷中参西录·少阳篇三阳合病之治法》）

案3

一少年，时当夏季，午间恣食西瓜，因夜间失眠，遂于食余当窗酣睡，值东风骤至，天气忽变寒凉，因而冻醒，其未醒之先，又复梦中遗精，醒后遂觉周身寒凉抖战，腹中隐隐作疼，须臾觉疼浸（即渐渐之意）加剧。急迎为诊治，其脉微细若无，为疏方用麻黄二钱，乌附子三钱，细辛一钱，熟地黄一两、生山药、净萸肉各五钱，干姜三钱，公丁香十粒，共煎汤服之。服后温覆，周身得微汗，抖战与腹疼皆愈。此于麻黄附子细辛汤外而复加药数味者，为其少阴暴虚腹中疼痛也。（《医学衷中参西录·少阴病麻黄附子细辛汤证》）

案4

见三两医案·伤寒·地黄·案1。

案5

见一两医案·伤寒·山药·案1。

案6

见三两医案·伤寒·地黄·案2。

◆ 山药一两

案1

奉天财政厅科员刘仙舫，年二十五六，于季冬得伤寒，经医者误治，大便滑泻无度，而上焦烦热，精神昏愦，时作谵语，脉象洪数，重按无力。遂重用生山药两半、滑石一两、生杭芍六钱、甘草三钱，一剂泻止。上焦烦热不退，仍作谵语。爰用玄参、沙参诸凉润之药清之，仍复滑泻，再投以前方一剂泻又止，而上焦之烦热益甚，精神亦益昏愦，毫无知觉。仙舫家营口，此时其家人毕至，皆以为不可复治。诊其脉虽不实，仍有根柢，至数虽数，不过六至，知犹可治，遂慨切谓其家人曰："果信服余药，此病尚可为也。"其家人似领悟。为疏方用大剂白虎加人参汤，更以生山药一两代粳米，大生地一两代知母，煎汤一大碗，嘱其药须热饮，一次止饮一口，限以六句钟内服完，尽剂而愈。（《医学衷中参西录·山药解》）

案2

见五两医案·伤寒·石膏案。

案3

见三两医案·伤寒·石膏·案3。

案4

见二两医案·伤寒·石膏案。

◆ 知母一两

见九两医案·伤寒·石膏案。

◆ 枸杞子一两

案1

见五两医案·伤寒·地黄案。

案2

见一两医案·伤寒·地黄·案2。

◆ 石膏一两

案1

刘姓妇人，得伤寒少阳证，寒热往来无定时，心中发热，呕吐痰涎，连连不竭，脉象沉弦。为开小柴胡汤原方，亦柴胡减半用四钱，加生石膏一两、云苓片四钱。有知医者在座，疑而问曰：少阳经之证，未见有连连吐黏涎不竭者，今先生用小柴胡汤，又加石膏、茯苓，将勿不但为少阳经病，或又兼他经之病乎？

答曰：君之问诚然也，此乃少阳病而连太阴也。少阳之去路原为太阴之经，太阴在腹为湿土之气，若与少阳相并，则湿热化合，即可多生黏涎，故于小柴胡汤中加石膏、茯苓，以清少阳之热，即以利太阴之湿也。知医者闻之，甚为叹服。遂将此方煎服，两剂全愈。（《医学衷中参西录·少阳病小柴胡汤证》）

案2

一人年过三旬，于初春患伤寒证，经医调治不愈。七八日间延为诊视，头疼，周身发热，恶心欲吐，心中时或烦躁，头即有汗而身上无汗，左右脉象皆弦，右脉尤弦而有力，重按甚实，关前且甚浮。即此脉论，其左右皆弦者，少阳也，右脉重按甚实者，阳明也，关前之脉浮甚者，太阳也，此为三阳合病无疑。其既有少阳病而无寒热往来者，缘与太阳、阳明相并，无所往无所来也。遂为疏方生石膏、玄参各一两，连翘三钱，茵陈、甘草各二钱，俾共煎汤一大盅顿服之。将药服后，俄顷汗出遍体，近一点钟，其汗始竭，从此诸病皆愈。（《医学衷中参西录·少阳篇三阳合病之治法》）

案3

张月楼，少愚八岁，一方之良医也。其初习医时，曾病少阳伤寒，寒热往来，头疼发热，心中烦而喜呕，脉象弦细，重按有力。愚为疏方调治，用柴胡四钱，黄芩、人参、甘草、半夏各三钱，大枣四枚，生姜三大片，生石膏一两，俾煎汤一大盅服之。月楼疑而问曰：此方乃小柴胡汤外加生石膏也，按原方中分量，柴胡半斤以一两折为今之三钱计之，当为二两四钱，复三分之，当为今之八钱。今方中他药皆用其原分量，独柴胡减半，且又煎成一盅服之，不复去滓重煎，其故何也？弟初习医，未明医理，愿兄明以教我也？

答曰：用古人之方，原宜因证、因时，为之变通，非可胶柱鼓瑟也。此因古今气化略有不同，即人之禀赋遂略有差池，是以愚用小柴胡汤时，其分量与药味，恒有所加减。夫柴胡之性，不但升提，实原兼有发表之力，古法去滓重煎者，所以减其发表之力也。今于方中加生石膏一两，以化其发表之力，即不去滓重煎，自无发表之虞，且因未经重煎，其升提之力亦分毫无损，是以止用一半，其力即能透膈上出也。放心服之，自无差谬。月楼果信用愚言，煎服一剂，诸病皆愈。（《医学衷中参西录·少阳病小柴胡汤证》）

◆ 滑石一两

见一两医案·伤寒·山药·案1

◆ 枸杞子一两

见五两医案·伤寒·石膏案。

◆ 玄参一两

见一两医案·伤寒·石膏·案2。

三、温　病

◆ 山药一两

案1

高振之，山西人，年二十八岁，来天津谋事，寓居其友家一区陈宅，于仲秋得温病。

病因：朋友招饮，饮酒过度，又多喝热茶，周身出汗，出外受风。

证候：周身骨节作疼，身热三十九度四分，心中热而且渴，舌苔薄而微黄。大便干燥，小便短赤，时或干嗽，身体酸软殊甚，动则眩晕，脉数逾五至，浮弦无力。自始病至此已四十日矣，屡次延医服药无效。

诊断：此证乃薄受外感，并非难治之证。因治疗失宜，已逾月而外表未解，内热自不能清。病则懒食，又兼热久耗阴，遂由外感之实热酿成内伤之虚热，二热相并，则愈难治矣。斯当以大滋真阴之药为主，而以解表泻热之药佐之。

处方：生怀山药一两，生怀地黄一两，玄参一两，沙参六钱，生杭芍六钱，大甘枸杞五钱，天冬五钱，天花粉五钱，滑石三钱，甘草三钱；共煎汤一大碗，分三次温饮下，其初饮一次时，先用白糖水送服西药阿斯必林半瓦，然后服汤药。

复诊：初服药一次后，周身得汗，骨节已不觉疼，二次三次继续服完，热退强半，小便通畅，脉已不浮弦，跳动稍有力，遂即原方略为加减，俾再服之。

处方：生怀山药一两，生怀地黄八钱，玄参六钱，沙参六钱，大甘枸杞六钱，天门冬六钱，滑石三钱，甘草二钱，真阿胶三钱（捣碎）；药共九味，先将前八味煎汤两大盅，去渣入阿胶融化，分两次温服。其服初次时，仍先用白糖水送服阿斯必林三分瓦之一。此方中加阿胶者，以其既善滋阴，又善润大便之干燥也。

效果：将药先服一次，周身又得微汗，继将二分服下，口已不渴，其日大便亦通下，便下之后，顿觉精神清爽，灼热全无，病遂从此愈矣。（《医学衷中参西录·温病门》）

案2

一周姓叟，年近七旬，素有劳疾，且又有鸦片嗜好，于季秋患温病，阳明府热炽盛，脉象数而不实，喘而兼嗽，吐痰稠黏。投以白虎加人参汤，以生山药代粳米，一剂，大热已退，而喘嗽仍不愈，且气息微弱，似不接续。其家属惶恐，以为难愈。且言如此光景，似难再进药。愚曰：勿须用药，寻常服食之物即可治愈矣。为开此方（指宁嗽定喘饮），病家视之，果系寻常食物，知虽不对证，亦无妨碍。遂如法服之，二剂全愈。（《医学衷中参西录·治伤寒温病同用方·宁嗽定喘饮》）

● 宁嗽定喘饮：生怀山药一两半，甘蔗汁一两，酸石榴汁六钱，生鸡子黄四个。主治伤寒温病，阳明大热已退，其人或素虚，或在老年，至此益形怯弱，或喘，或嗽，或痰涎壅盛，气息似甚不足者。

案3

见一两医案·温病·白芍药·案1。

案4

见一两医案·温病·滑石·案1。

案5

见一两医案·温病·石膏·案6。

案6

见二两医案·温病·白茅根案。

案7

见二两医案·温病·地黄·案1。

案8

见二两医案·温病·地黄·案2。

案9

见三两医案·温病·石膏·案13。

案10

见三两医案·温病·地黄·案12。

案11

见三两医案·温病·石膏·案2。

案12

见三两医案·温病·石膏·案4。

案 13

见三两医案·温病·石膏·案5。

案 14

见三两医案·温病·石膏·案9。

案 15

见三两医案·温病·石膏·案10。

案 16

见三两医案·温病·石膏案。

案 17

见十二两医案·心悸·地黄案。

案 18

见五两医案·温病·石膏·案1。

◆ 石膏一两

案 1

奉天鼓楼南，连奉澡塘曲玉轩得温病。恶心呕吐，五日不能饮食，来院求为诊治。其脉浮弦，数近六至，重按无力，口苦心热，舌苔微黄。因思其脉象浮弦者，少阳、阳明二经之气化挟温热之气上逆也。按之无力者，吐久不能饮食，缺乏水谷之气也。至数近六至者，热而兼虚，故呈此数象也。因思石膏之性能清热镇逆，且无臭味，但以之煮水饮之，或可不吐。遂用生石膏（细末）两半，煎汤两茶杯，分二次温饮下。初次饮未吐，至二次仍吐出。病人甚觉惶恐，加以久不饮食，几难支持。愚曰：勿恐。再用药末数钱，必然能止呕吐。遂单用生赭石（细末）四钱，俾以开水送下，须臾觉恶心立止，胸次通畅，饥而思食。遂食薄粥一瓯，觉下行顺利，从此不复呕吐，而心中犹觉发热，舌根肿胀，言语不利。遂用生石膏一两，丹参、乳香、没药、连翘各三钱，两剂而愈。（《医学衷中参西录·治伤寒温病同用方》）

案 2

奉天商业学校校长李葆平，得风温证，发热，头疼，咳嗽。延医服药一剂，头疼益剧，热嗽亦不少减。其脉浮洪而长，知其阳明经府皆热也。视所服方，有薄荷、连翘诸药以解表，知母、玄参诸药以清里，而杂以橘红三钱，诸药之功尽为橘红所掩矣。为即原方去橘红，加生石膏一两，一剂而愈。（《医学衷中参西录·虚劳温病皆忌橘红说》）

案3

李芳岑督军之太夫人，年八旬有三，于孟夏得温病，兼项后作疼。

病因：饭后头面有汗，忽隔窗纱透入凉风，其汗遂闭，因得斯证。

证候：项疼不能转侧，并不能俯仰，周身发灼热，心中亦热，思凉物，脉象左部弦而长，右部则弦硬有力，大便干燥，小便短少。

诊断：此因汗出腠理不闭，风袭风池、风府，是以项疼，因而成风温也。高年之脉，大抵弦细，因其气虚所以无甚起伏，因其血液短少，是以细而不濡，至于弦硬而长有力，是显有温热之现象也。此当清其实热而辅以补正兼解表之品。

处方：生石膏一两（轧细），野台参三钱，生怀地黄一两，生怀山药五钱，玄参三钱，沙参三钱，连翘二钱，西药阿斯必林一瓦。先将阿斯必林用白糖水送下，继将中药煎汤一大盅，至甫出汗时，即将汤药乘热服下。

效果：如法将药服下后，周身得汗，表里之热皆退，项之疼大减，而仍未脱然。俾每日用阿斯必林一瓦强约三分，分三次用白糖水送下，隔四点钟服一次。若初次服后微见汗者，后两次宜少服，如此两日，项疼全愈。（《医学衷中参西录·温病门》）

案4

天津北门里，杨姓媪，年过五旬，于季春得温病兼呕吐。

病因：家庭勃豀，激动肝胆之火，继因汗出受风，遂得此证。

证候：表里壮热，呕吐甚剧，不能服药，少进饮食亦皆吐出。舌苔白厚，中心微黄。大便三日未行。其脉左部弦长，右部洪长，重按皆实。

诊断：此少阳阳明合病也。为其外感之热已入阳明胃腑，是以表里俱壮热，而舌苔已黄，为其激动之火积于少阳肝胆，是以其火上冲频作呕吐。治此证者欲其受药不吐，当变汤剂为散，且又分毫无药味，庶可奏效。

处方：生石膏一两（细末），鲜梨两大个；将梨去皮，切片，蘸石膏末细细嚼服。

复诊：将梨片与石膏末嚼服一强半未吐，迟两点钟又将所余者服完，自此不复呕吐，可进饮食，大便通下一次。诊其脉犹有余热，问其心中亦仍觉热，而较前则大轻减矣。拟改用汤剂以清其未尽之热。

处方：生石膏一两（捣细），生杭芍八钱，玄参三钱，沙参三钱，连翘二钱，甘草二钱，鲜白茅根三钱；药共七味，先将前六味水煎十余沸，入鲜白茅根再煎三四沸，取汤一大盅，温服。

效果：将药如法煎服一剂，热又减退若干，脉象已近和平，遂即原方将石膏改用六钱、芍药改用四钱，又服一剂，病遂全愈。（《医学衷中参西录·温病门》）

案5

一人年三十许。得温证，延医治不效，迁延十余日。愚诊视之，脉虽洪而有力，仍兼浮象。问其头疼乎？曰：然！渴欲饮凉水乎？曰：有时亦饮凉水，然不至燥渴耳。知其为日虽多，而阳明之热，犹未甚实，太阳之表，犹未尽罢也。投以寒解汤（见一两医案·感冒·石膏·案1），须臾汗出而愈。（《医学衷中参西录·治温病方》）

案6

邑城东赵家庄，刘氏女，年十五岁，于季春患温病久不愈。

病因：因天气渐热，犹勤纺织，劳力之余，出外乘凉，有汗被风遂成温病。

证候：初得周身发热，原宜辛凉解肌，医者竟用热药发之，汗未出而热益甚，心中亦热而且渴。此时若用大剂白虎加人参汤清之，病亦可愈，而又小心不敢用。惟些些投以凉润小剂，迁延二十余日，外感之热似渐退。然午前稍轻而午后则仍然灼热，且多日不能饮食，形体异常清瘦。左脉弦细无根，右部关脉稍实，一息六至。舌苔薄而微黄，毫无津液。大便四五日一行，颇干燥。

诊断：此因病久耗阴，阴虚生热，又兼外感之热留滞于阳明之府未尽消也。当以清外感之热为主，而以滋补真阴之药辅之。

处方：生石膏一两（捣细），野党参三钱，生怀地黄一两，生怀山药一两，生杭芍四钱，滑石三钱，甘草三钱；共煎汤一大盅，分两次温服下。

复诊：将药煎服两剂后，外感之热已退，右关脉已平和，惟过午犹微发热，此其阴分犹虚也。当再滋补其阴分。

处方：玄参一两，生怀山药一两，甘枸杞五钱（大者），生杭芍五钱，滑石二钱，熟地黄一两，生鸡内金一钱（黄色的，捣），甘草二钱；共煎一大盅，分两次温服。

效果：日服药一剂，连服三日，灼热全愈。（《医学衷中参西录·温病门》）

案7

友人刘干臣之女，嫁于邻村，得温病，干臣邀愚往视。其证表里俱热，胃口满闷，时欲呕吐，舌苔白而微黄，脉象洪滑，重按未实，问其大便，昨行一次微燥。一医者欲投以调胃承气汤，疏方尚未取药。愚曰：此证用承气汤尚早。遂另为疏方用生石膏一两、碎竹茹六钱、青连翘四钱，煎汤服后，周身微汗，满闷立减，亦不复欲呕吐，从前小便短少，自此小便如常，其病顿愈。（《医学衷中参西录·竹茹解》）

案 8

愚临证二十余年，仅遇一媪患此证（瘟疫自肺传心，无故自笑，精神恍惚，言语错乱），为拟此方（指护心至宝丹），服之而愈。（《医学衷中参西录·治瘟疫瘟疹方·护心至宝丹》）

● 护心至宝丹：生石膏一两，人参二钱，羚羊角二钱，朱砂三分，牛黄一分，犀角二钱。主治瘟疫自肺传心，无故自笑，精神恍惚，言语错乱之危候。

案 9

见二两医案·温病·代赭石·案 1。

案 10

见三两医案·温病·山茱萸案。

◆ 地黄一两

案 1

见一两医案·温病·山药·案 1。

案 2

见一两医案·温病·石膏案。

案 3

见一两医案·温病·石膏·案 6。

案 4

见三两医案·温病·石膏案。

案 5

见三两医案·温病·石膏·案 2。

案 6

见三两医案·温病·石膏·案 3

案 7

见三两医案·温病·石膏·案 9

案 8

见三两医案·温病·石膏·案 10。

案 9

见三两医案・温病・石膏・案 23。

案 10

见五两医案・温病・石膏・案 1。

◆ 知母一两

见二两医案・温病・石膏・案 10。

见三两医案・温病・石膏・案 6。

见三两医案・温病・石膏・案 13。

见三两医案・温病・石膏・案 11。

见三两医案・温病・石膏・案 16。

见三两医案・温病・石膏・案 17。

见三两医案・温病・石膏・案 18。

见四两医案・温病・石膏・案 6。

见六两医案・温病・石膏・案 1。

◆ 玄参一两

案 1

见二两医案・温病・地黄・案 1。

案 2

见一两医案・温病・山药・案 1。

案 3

见一两医案・温病・石膏・案 6。

案 4

见二两医案・温病・石膏・案 5。

案 5

见三两医案・温病・石膏・案 6。

案 6

见三两医案・温病・石膏・案 9。

案 7

见三两医案・温病・地黄・案 12。

案8

见三两医案·温病·石膏·案23。

◆ 白芍一两

案1

天津大胡同，范姓媪，年过五旬，得温病兼下痢证。

病因：家务劳心，恒动肝火，时当夏初，肝阳正旺，其热下迫，遂患痢证。因夜间屡次入厕又受感冒，兼发生温病。

证候：表里皆觉发热，时或作渴，心中烦躁，腹中疼甚剧，恒作呻吟。昼夜下痢十余次，旬日之后系纯白痢，其舌苔厚欲黄，屡次延医服药，但知治痢且用开降之品，致身体虚弱卧不能起，其脉左右皆弦而有力，重按不实，搏近五至。

诊断：此病因肝火甚盛，兼有外感之热已入阳明，所以脉象弦而有力。其按之不实者，因从前服开降之药过多也。其腹疼甚剧者，因弦原主疼，兹则弦而且有力，致腹中气化不和，故疼甚剧也。其烦躁者，因下久阴虚，肾气不能上达与心相济，遂不耐肝火温热之灼耗，故觉烦躁也。宜治以清温凉肝之品，而以滋阴补正之药辅之。

处方：生杭芍一两，滑石一两，生怀山药一两，天花粉五钱，山楂片四钱，连翘三钱，甘草三钱；共煎汤一大盅，温服。

复诊：将药煎服一剂，温热已愈强半，下痢腹疼皆愈，脉象亦见和缓，拟再用凉润滋阴之剂，以清其余热。

处方：生怀山药一两，生杭芍六钱，天花粉五钱，生怀地黄五钱，玄参五钱，山楂片三钱，连翘二钱，甘草二钱；共煎汤一大盅，温服。

效果：将药连服两剂，病遂全愈。惟口中津液短少，恒作渴，运动乏力，俾用生怀山药细末煮作茶汤，兑以鲜梨自然汁，当点心服之，日两次，浃辰之间当即可复原矣。盖山药原善滋阴，而其补益之力又能培养气化之虚耗。惟其性微温，恐与病后有余热者稍有不宜，藉鲜梨自然汁之凉润以相济为用，则为益多矣。（《医学衷中参西录·温病门》）

案2

见一两医案·温病·白芍·案1。

案3

见二两医案·温病·石膏·案5。

案4

见二两医案·温病·石膏·案4。

案5

见三两医案·温病·石膏·案2。

案6

见三两医案·温病·石膏·案4。

案7

见三两医案·温病·石膏·案9。

案8

见三两医案·温病·石膏·案23。

◆ 滑石一两

案1

汲海峰之太夫人，年近七旬。身体羸弱，谷食不能消化，惟饮牛乳，或间饮米汤少许，已二年卧床，不能起坐矣。于戊午季秋受温病。时愚初至奉天，自锦州邀愚诊视。脉甚细数，按之微觉有力。发热咳嗽，吐痰稠黏，精神昏愦，气息奄奄。投以滋阴清燥汤，减滑石之半，加玄参五钱，一剂病愈强半。又煎渣取清汤一茶盅，调入生鸡子黄一枚，服之全愈。（《医学衷中参西录·治温病方》）

● 滋阴清燥汤：滑石一两，甘草三钱，生白芍四钱，生山药一两。主治温病外表已解，其人或不滑泻，或兼喘息，或兼咳嗽，频吐痰涎，确有外感实热，脉象甚虚数者；或温病服滋阴宣解汤（见于三两医案·温病·石膏·案13）后，犹有余热者，亦可继服此汤。

案2

见一两医案·温病·白芍·案1。

案3

见二两医案·温病·白茅根案。

案4

见三两医案·温病·石膏·案10。

案5

见三两医案·温病·石膏·案13。

案6

见四两医案·温病·茅根案。

◆ 代赭石一两

案1

见二两医案·温病·石膏·案3。

案2

见二两医案·温病·石膏·案22。

案3

见三两医案·温病·石膏·案23。

案4

见三两医案·温病·山茱萸案。

◆ 党参一两

案1

一壮年得温病，延医服药二十余日，外感之热尽退，精神转益昏沉。及愚视之，周身皆凉，奄奄一息，呼之不应，舌干如磋，毫无舌苔，其脉象微弱而迟，不足四至，五六呼吸之顷必长出气一次。此必因服开降之药太过，伤其胸中大气也。盖胸中大气因受伤下陷，不能达于脑中则神昏，不能上潮于舌本则舌干，其周身皆凉者，大气因受伤不能宣布于营卫也；其五六呼吸之顷必长出气一次者，因大气伤后不能畅舒，故太息以舒其气也。

遂用野台参一两，柴胡一钱，煎汤灌之，连服两剂全愈。（《医学衷中参西录·论伤寒、温病神昏谵语之原因及治法》）

案2

见三两医案·温病·地黄·案12。

案3

见二两医案·温病·石膏·案10。

案4

见三两医案·温病·石膏·案12。

案5

见三两医案·温病·山茱萸案。

◆ 枸杞子一两

案1

见二两医案·温病·地黄·案1。

案2

见三两医案·温病·石膏·案5。

案3

见三两医案·温病·地黄·案12。

案4

见三两医案·温病·石膏·案12。

◆ 莱菔子一两

见二两医案·温病·白茅根案。

◆ 白术一两

见三两医案·温病·山茱萸案。

◆ 甘草一两

见二两医案·温病·白芍案。

◆ 桂圆肉一两

见二两医案·温病·石膏·案5。

◆ 龙骨一两

见三两医案·温病·石膏·案18。

◆ 牡蛎一两

见三两医案·温病·石膏·案18。

◆ 天花粉一两

见六两医案·温病·石膏·案1。

四、发 热

◆ 天门冬一两

见十六两医案·发热·石膏案。

◆ 玄参一两

见十六两医案·发热·石膏案。

五、中 暑

◆ 玄参一两

见三两医案·温病·石膏案。

六、咳 嗽

◆ 山药一两

案1

北平大陆银行理事林农孙，年近五旬，因受风温，虽经医治愈，而肺中余热未清，致肺阴铄耗，酿成肺病，屡经医治无效，其脉一息五至，浮沉皆有力，自言喉连肺际，若觉痒则咳嗽顿发，剧时连嗽数十声，周身汗出，必吐出若干稠痰其嗽始止。问其心中常觉发热，大便燥甚，四五日一行，因悟其肺际作痒，即顿发咳嗽者，必其从前病时风邪由皮毛袭入肺中者，至今犹未尽除也。因其肺中风热相助为虐，宜以麻黄祛其风，石膏清其热，遂为开麻杏甘石汤方。

麻黄用钱半，生石膏用两半，杏仁三钱，甘草二钱，煎服一剂，咳嗽顿愈。诊其脉仍有力，又为开善后之方，用生山药一两、北沙参、天花粉、天冬各五钱，川贝、射干、苏子、甘草各二钱。嘱其多服数剂，肺病可从此除根。后阅旬日，林农孙又求诊视，言先生去后，余服所开善后方，肺痒咳嗽仍然反复，遂仍服第一次方，至今已连服十剂，心中热已退，仍分毫不觉药凉，肺痒咳嗽皆愈，且饮食增加，大便亦不甚干燥。闻其所言，诚出愚意料之外也。

再诊：其脉已不数，仍似有力，遂将方中麻黄改用一钱，石膏改用一两，杏仁改用二钱，又加生怀山药六钱，俾煎汤接续服之，若服之稍觉凉时，即速

停止。后连服七八剂似稍觉凉，遂停服，肺病从此竟愈。（《医学衷中参西录·太阳温病麻杏甘石汤证》）

案2

陈林生，江苏浦口人，寓天津一区玉山，年十八岁。自幼得肺劳喘嗽证。

病因：因其母素有肺劳病，再上推之，其外祖母亦有斯病。是以自幼时，因有遗传性亦患此病。

证候：其证初时犹轻，至热时即可如常人，惟略有感冒即作喘嗽。治之即愈，不治则两三日亦可自愈。至过十岁则渐加重，热时亦作喘嗽，冷时则甚于热时，服药亦可见轻，旋即反复。至十六七岁时，病又加剧，屡次服药亦无效，然犹可支持也。迨愚为诊视，在民纪十九年仲冬，其时病剧已难支持，昼夜伏几，喘而且嗽，咳吐痰涎，连连不竭，无论服何中药，皆分毫无效。惟日延西医注射药针一次，虽不能止咳喘而可保当日无虞。诊其脉左右皆弦细，关前微浮，两尺重按无根。

诊断：此等证，原因肺脏气化不能通畅，其中诸细管即易为痰涎滞塞，热时肺胞松缓，故病犹轻，至冷时肺胞紧缩，是以其病加剧。治之者当培养其肺中气化，使之阖辟有力，更疏瀹其肺中诸细管，使之宣通无滞，原为治此病之正则也。而此证两尺之脉无根，不但其肺中有病，其肝肾实亦有病，且病因又为遗传性，原非一蹴所能治愈，当分作数步治之。

处方：生怀山药一两，大甘枸杞一两，天花粉三钱，天冬三钱，生杭芍三钱，广三七（捣细）二钱，射干三钱，杏仁（去皮）二钱，五味子（捣碎）二钱，葶苈子（微炒）二钱，细辛一钱；药共十一味，前十味煎汤一大盅，送服三七末一钱，至煎渣再服时仍送服余一钱。

方解：方中用三七者，恐肺中之气窒塞，肺中之血亦随之凝滞，三七为止血妄行之圣药，更为流通瘀血之圣药，故于初步药中加之。五味必捣碎用者，因其外皮之肉偏于酸，核中之仁味颇辛，酸辛相济，能敛又复能开，若囫囵入汤剂煎之，则力专酸敛，服后或有满闷之弊。若捣碎用之，无事伍以干姜（小青龙汤中五味、干姜并用，徐氏谓此借干姜辛以调五之味之酸），服后自无满闷之弊也。

复诊：将药连服四剂，咳喘皆愈三分之二，能卧睡两三点钟。其脉关前不浮，至数少减，而两尺似无根，拟再治以纳气归肾之方。

处方：生怀山药一两，大甘枸杞一两，野党参三钱，生赭石（轧细）六钱，生怀地黄六钱，生鸡内金（黄色的，捣）钱半，净萸肉四钱，天花粉四钱，天冬三钱，牛蒡子（捣碎）三钱，射干二钱；共煎汤一大盅，温服。

方解：参之性补而微升，惟与赭石并用，其补益之力直达涌泉。况咳喘之剧者，其冲胃之气恒因之上逆，赭石实又为降胃镇冲之要药也。至方中用鸡内金者，因其含有稀盐酸，原善化肺管中之瘀滞以开其闭塞，又兼能运化人参之补力不使作满闷也。

三诊：将药连服五剂，咳喘皆愈，惟其脉仍逾五至，行动时犹觉气息微喘，此乃下焦阴分犹未充足，不能与阳分相维系也。此当峻补其真阴，俾阴分充足自能维系其阳分，气息自不上奔矣。

处方：生怀山药一两，大甘枸杞一两，熟怀地黄一两，净萸肉四钱，玄参四钱，生远志钱半，北沙参四钱，怀牛膝三钱，大云苓片二钱，苏子（炒捣）二钱，牛蒡子（捣碎）二钱，生鸡内金钱半；共煎汤一大盅，温服。

方解：按远志诸家本草皆谓其味苦性善补肾，而愚曾嚼服之，则其味甚酸，且似含有矾味。后阅西药本草，谓其含有林禽酸，且谓可作轻吐药（服其末至二钱，即可作吐），是其中含有矾味可知。为其味酸，且含有矾味，是以能使肺中多生津液以化凝痰，又可为理肺要药。此原为肺肾同治之剂，故宜用此肺肾双理之药也。

效果：将药连服八剂，行走动作皆不作喘，其脉至数已复常。从此停服汤药，俾日用生怀山药细末，水调煮作茶汤，少调以生梨自然汁，当点心用之，以善其后。（《医学衷中参西录·虚劳喘嗽门》）

案3

邻村许姓学生，年十八岁，于季春得劳热咳嗽证。

病因：秉性刚强，校中岁底季考，未列前茅，于斯发愤用功，劳心过度；又当新婚之余，或年少失保养，迨至春阳发动，渐成劳热咳嗽证。

证候：日晡潮热，通夜作灼，至黎明得微汗其灼乃退。白昼咳嗽不甚剧，夜则咳嗽不能安枕。饮食减少，身体羸瘦，略有动作即气息迫促。左右脉皆细弱，重按无根，数逾七至。夫脉一息七至，即难挽回，况复逾七至乎？犹幸食量犹佳，大便干燥（此等证忌滑泻），知犹可治。拟治以峻补真阴之剂，而佐以收敛气化之品。

处方：生怀山药一两，大甘枸杞八钱，玄参六钱，生怀地黄六钱，沙参六钱，甘草三钱，生龙骨（捣碎）六钱，净萸肉六钱，生杭芍三钱，五味子（捣碎）三钱，牛蒡子（捣碎）三钱；共煎汤一大盅，温服。

方解：五味入汤剂，药局照例不捣。然其皮味酸，核味辛，若囫囵入煎则其味过酸，服之恒有满闷之弊。故徐灵胎谓，宜与干姜之味辛者同服。若捣碎入煎，正可藉其核味之辛以济皮味之酸，无事伍以干姜而亦不发满闷。是以欲重用五味以治嗽者，当注意令其捣碎，或说给病家自检点。至于甘草多用至三钱者，诚以此方中不但五味酸，萸肉亦味酸。若用甘草之至甘者与之化合（即甲己化土），可增加其补益之力（如酸能龋齿，得甘则不能龋齿是明征），是以多用至三钱。

复诊：将药连服三剂，灼热似见退，不复出汗，咳嗽亦稍减，而脉仍七至强。因恍悟此脉之数，不但因阴虚，实亦兼因气虚，犹若力小而强任重者，其体发颤也。拟仍峻补其真阴，再辅以补气之品。

处方：生怀山药一两，野台参三钱，大甘枸杞六钱，玄参六钱，生怀地黄六钱，甘草三钱，净萸肉五钱，天花粉五钱，五味子（捣碎）三钱，生杭芍三钱，射干二钱，生鸡内金（黄色的，捣）钱半；共煎一大盅，温服。为方中加台参恐服之作闷，是以又加鸡内金以运化之。且凡虚劳之甚者，其脉络间恒多瘀滞，鸡内金又善化经络之瘀滞也。

三诊：将药连服四剂，灼热咳嗽已愈十之七八，脉已缓至六至，此足征补气有效也。爰即原方略为加减，多服数剂，病自除根。

处方：生怀山药一两，野台参三钱，大甘枸杞六钱，玄参六钱，生怀地黄五钱，甘草二钱，天冬五钱，净萸肉五钱，生杭芍三钱，川贝母三钱，生远志二钱，生鸡内金（黄色的，捣）钱半。共煎一大盅，温服。

效果：将药连服五剂，灼热咳嗽全愈，脉已复常，遂停服汤剂。俾日用生怀山药细末煮作茶汤，兑以鲜梨自然汁，当点心服之，以善其后。（《医学衷中参西录·虚劳喘嗽门》）

案4

沈阳商家子娄顺田，年二十二，虚劳咳嗽，甚形羸弱，脉数八至，按之即无。细询之，自言曾眠热炕之上，晨起觉心中发热，从此食后即吐出，夜间咳嗽甚剧，不能安寝。因二十余日寝食俱废，遂觉精神恍惚，不能支持。愚闻之，知脉象虽危，仍系新证，若久病至此，诚难挽回矣。遂投以醴泉饮，为其呕吐，将赭石改用一两，一剂吐即止，可以进食，嗽亦见愈。从前五六日未大便，至此大便亦通下。如此加减服之，三日后脉数亦见愈。然犹六至余，心中犹觉发热，遂将玄参、生地皆改用六钱，又每日于午时，用白蔗糖冲水，送服西药阿斯必林七厘许。数日诸病皆愈，脉亦复常（《医学衷中参西录·赭石解》中也录有本案）。（《医学衷中参西录·治阴虚劳热方·

醴泉饮》)

●醴泉饮：生山药一两，大生地五钱，人参四钱，玄参四钱，生赭石四钱，牛蒡子三钱，天冬四钱，甘草二钱。主治虚劳发热，或喘或嗽，脉细而弱。

案5

沈阳苏惠堂，年三十许，劳嗽二年不愈，动则作喘，饮食减少。更医十余人，服药数百剂，分毫无效，羸弱转甚。其姊丈李生，在京师见《衷中参西录》再版，大加赏异，急邮函俾其来院诊治。其脉数六至，虽细弱仍有根柢，知其可治。自言上焦恒觉发热，大便三四日一行，时或干燥。遂投以醴泉饮（见于一两医案·咳嗽·山药·案4），为其便迟而燥，赭石改用六钱，又加鸡内金二钱（捣细），恐其病久脏腑经络多瘀滞也。数剂后饭量加增，心中仍有热时，大便已不燥，间日一行。遂去赭石二钱，加知母二钱，俾于晚间服汤药后，用白蔗糖水，送服阿斯必林四分瓦之一（瓦之分量详于例言），得微汗。后令于日间服之，不使出汗，数日不觉发热，脉亦复常，惟咳嗽未能全愈。又用西药几阿苏六分、薄荷冰四分，和以绿豆粉为丸，梧桐子大，每服三丸，日两次，汤药仍照方服之，五六日后咳嗽亦愈，身体从此康健（《医学衷中参西录·赭石解》也录有本案）。（《医学衷中参西录·治阴虚劳热方》）

案6

徐益林，住天津一区，年三十四岁，业商，得肺劳痰喘证。

病因：因弱冠时游戏竞走，努力过度伤肺，致有喘病，入冬以来又兼咳嗽。

证候：平素虽有喘证，然安养时则不犯，入冬以来，寒风陡至，出外为风所袭，忽发咳嗽。咳嗽不已，喘病亦发，咳喘相助为虐，屡次延医，服药不愈，夜不能卧。其脉左部弦细而硬，右部濡而兼沉，至数如常。

诊断：此乃气血两亏，并有停饮之证，是以其左脉弦细者，气虚也。弦细兼硬者，肝血虚、津液短也。其右脉濡者，湿痰留饮也。濡而兼沉者，中焦气化亦有所不足也。其所以喘而且嗽者，亦痰饮上溢之所迫致也。拟用小青龙汤，再加滋补之药治之。

处方：生怀山药一两，当归身四钱，天冬四钱，寸麦冬四钱，生杭芍三钱，清半夏三钱，桂枝尖二钱五分，五味子（捣碎）二钱，杏仁（去皮）二钱，干姜钱半，细辛一钱，甘草钱半，生姜三片；共煎一大盅，温饮下。

方解：凡用小青龙汤，喘者去麻黄加杏仁，此定例也。若有外感之热者，更宜加生石膏，此证无外感之热，故但加二冬以解姜、桂诸药之热。

复诊：将药煎服一剂，其喘即愈，又继服两剂，咳嗽亦愈强半，右脉已不沉，似稍有力，左脉仍近弦硬，拟再以健胃养肺、滋生血脉之品。

处方：生怀山药一两，生百合五钱，大枸杞子五钱，天冬五钱，当归身三钱，苏子（炒捣）钱半，川贝母三钱，白术（炒）三钱，生薏米（捣碎）三钱，生远志二钱，生鸡内金（黄色的，捣）钱半，甘草钱半；共煎汤一大盅，温服。

效果：将药连服四剂，咳嗽全愈，脉亦调和如常矣。（《医学衷中参西录·虚劳喘嗽门》）

案7

一妇人年近三旬，咳嗽痰中带血，剧时更大口吐血，常觉心中发热。其脉一分钟九十至，按之不实。投以滋阴宁嗽降火之药数剂，无效。因思此证，若用药专止其嗽，嗽愈其吐血亦当愈。遂用川贝九钱，煎取清汤四茶盅，调入生山药（细末）一两，煮作稀粥。俾于一日连进二剂，其咳顿止，吐血证亦遂愈。（《医学衷中参西录·治吐衄方》）

案8

一叟年六十四，素有劳疾，因劳嗽太甚，呕血数碗。其脉摇摇无根，或一动一止，或两三动一止。此气血虚极，将脱之候也。诊脉时见其所咳吐者，痰血相杂。询其从前呕吐之时心中发热。为制此汤（指保元寒降汤），一剂而血止，又服数剂脉亦调匀。（《医学衷中参西录·治吐衄方》）

● 保元寒降汤：生山药一两，野台参五钱，生代赭石八钱，知母六钱，生地黄六钱，生白芍四钱，牛蒡子四钱，三七（细轧，药汁送服）二钱。治吐血过多，气分虚甚，喘促咳逆，血脱而气亦将脱。其脉上盛下虚，上焦兼烦热者。

案9

张耀华，年二十六岁，盐山人，寓居天津一区，业商，得肺病咳嗽吐血。

病因：经商劳心，又兼新婚，失于调摄，遂患劳嗽。继延推拿者为推拿两日，咳嗽分毫未减，转添吐血之证。

证候：连声咳嗽不已，即继以吐血，或痰中带血，或纯血无痰，或有咳嗽兼喘。夜不能卧，心中发热，懒食，大便干燥，小便赤涩。脉搏五至强，其左部弦而无力，右部浮取似有力，而尺部重按豁然。

处方：生怀山药一两，大潞参三钱，生赭石（轧细）六钱，生怀地黄六钱，玄参六钱，广三七（轧细）二钱，天冬五钱，净萸肉五钱，生杭芍四钱，射干三钱，甘草二钱；药共十一味，将前十味煎汤一大盅，送服三七末一半，至煎渣重服时，再送服其余一半。

复诊：此药服两剂后，血已不吐，又服两剂，咳嗽亦大见愈，大小便已顺利，脉已有根，不若从前之浮弦。遂即原方略为加减，俾再服之。

处方：生怀山药一两，大潞参三钱，生赭石（轧细）六钱，生怀地黄六钱，大甘枸杞六钱，广三七（轧细）钱半，净萸肉五钱，沙参五钱，生杭芍三钱，射干二钱，甘草二钱；药共十一味，将前十味煎汤一大盅，送服三七末一半，至煎渣重服时，再送其余一半。

效果：将药连服五剂，诸病皆愈，脉已复常，而尺部重按仍欠实。遂于方中加熟怀地黄五钱，俾再服数剂，以善其后。（《医学衷中参西录·虚劳喘嗽门》）

案 10

见一两医案·咳嗽·石膏·案 2。

案 11

见一两医案·咳嗽·沙参案。

案 12

见二两医案·咳嗽·地黄·案 2。

案 13

见二两医案·咳嗽·石膏案。

◆ 石膏一两

案 1

沧州益盛铁工厂翻沙工人孙连瑞肺脏受风，咳嗽吐痰。医者投以散风利痰之剂，中有毛橘红二钱，服后即大口吐血，咳嗽益甚。其脉浮而微数，右部寸关皆有力。投以《伤寒论》麻杏甘石汤，方中生石膏用一两，麻黄用一钱，煎汤送服旱三七（细末）二钱。一剂血止。又去三七，加丹参三钱，再服一剂，痰嗽亦愈。（《医学衷中参西录·虚劳温病皆忌橘红说》）

案 2

高瑞章，沈阳户口登记生，年三十二岁。因伏气化热伤肺，致成肺劳咳嗽证。

病因：腊底冒寒挨户检查，感受寒凉，未即成病，而从此身不见汗。继则心中渐觉发热，至仲春其热加甚，饮食懒进，发生咳嗽，浸成肺劳病。

证候：其咳嗽昼轻夜重，时或咳而兼喘，身体羸弱，筋骨酸疼，精神时昏愦，腹中觉饥而饮食恒不欲下咽。从前惟心中发热，今则日昳时身恒觉热。大便燥，小便短赤，脉左右皆弦长，右部重按有力，一息五至。

诊断：此病之原因，实由伏气化热久留不去。不但伤肺而兼伤及诸脏腑也。按此证自述，因腊底受寒，若当时即病，则为伤寒矣。乃因所受之寒甚轻，不能即病，惟伏于半表半里三焦脂膜之中，阻塞气化之升降流通，是以从此身不见汗，而心渐发热。迨时至仲春，阳气萌动，原当随春阳而化热以成温病（《内经》谓冬伤于寒，春必病温），乃其所化之热又非如温病之大热暴发能自里达表，而惟缘三焦脂膜散漫于诸脏腑，是以胃受其热而懒于饮食，心受其热而精神昏愦，肾受其热而阴虚潮热，肝受其热而筋骨酸疼，至肺受其热而咳嗽吐痰，则又其显然者也。治此证者，当以清其伏气之热为主，而以滋养津液药辅之。

处方：生石膏（捣碎）一两，党参三钱，天花粉八钱，玄参八钱，生杭芍五钱，甘草钱半，连翘三钱，滑石三钱，鲜茅根三钱，射干三钱，生远志二钱；共煎汤一大盅半，分两次温服。若无鲜茅根，可以鲜芦根代之。

方解：方中之义，用石膏以清伏气之热，而助之以连翘、茅根，其热可由毛孔透出；更辅之以滑石、杭芍，其热可由水道泻出；加花粉、玄参者，因石膏但能清实热，而花粉、玄参兼能清虚热也；用射干、远志者，因石膏能清肺宁嗽，而佐以射干、远志，更能利痰定喘；用甘草者，所以缓诸凉药之下趋，不欲其寒凉侵下焦也；至加党参者，实仿白虎加人参汤之义，因身体虚弱者，必石膏与人参并用，始能逐久匿之热邪外出也。

复诊：将药连服四剂，热退三分之二，咳嗽吐痰亦愈强半，饮食加多，脉象亦见缓和。知其伏气之热已消，所余者惟阴虚之热也，当再投以育阴之方，俾多服数剂自能全愈。

处方：生怀山药一两，大甘枸杞八钱，玄参五钱，生怀地黄五钱，沙参五钱，生杭芍三钱，生远志二钱，川贝母二钱，生鸡内金（黄色的，捣）钱半，甘草钱半；共煎汤一大盅，温服。方中加鸡内金者，不但欲其助胃消食，兼欲借之以化诸药之滞泥也。

效果：将药连服五剂，病遂全愈。而夜间犹偶有咳嗽之时，俾停服汤药，日用生怀山药细末煮作粥，调以白糖当点心服之，以善其后。（《医学衷中参西录·虚劳喘嗽门》）

案3

见一两医案·咳嗽·山药·案1。

案4

见二两医案·咳嗽·生地·案2。

◆ 地黄一两

见一两医案·咳嗽·山药·案2。

◆ 枸杞子一两

案1

见一两医案·咳嗽·山药·案2。

案2

见一两医案·咳嗽·沙参案。

◆ 代赭石一两

见一两医案·咳嗽·山药·案4。

◆ 沙参一两

天津一区竹远里，于姓媼，年近五旬，咳嗽有痰微喘，且苦不寐。

病因：夜间因不能寐，心中常觉发热，久之则肺脏受伤，咳嗽多痰，且微作喘。

证候：素本夜间不寐，至黎明时始能少睡。后因咳嗽不止，痰涎壅盛，且复作喘，不能安卧，恒至黎明亦不能睡。因之心中发热益甚，懒于饮食，大便干燥，四五日一行，两旬之间大形困顿，屡次服药无效。其脉左部弦而无力，右部滑而无力，数逾五至。

诊断：此真阴亏损，心肾不能相济，是以不眠。久则心血耗散，心火更易妄动以上铄肺金，是以咳嗽有痰作喘。治此证者，当以大滋真阴为主，真阴足则心肾自然相交，以水济火而火不妄动；真阴足则自能纳气归根，气息下达，而呼吸自顺。且肺肾为子母之脏，原相连属，子虚有损于母，子实即有益于母，果能使真阴充足，则肺金既不受心火之铄耗，更可得肾阴之津润，自能复其清肃下行之常，其痰涎咳嗽不治自愈也。若更辅以清火润肺、化痰宁嗽之品，则奏效当更捷矣。

处方：沙参一两，大枸杞一两，玄参六钱，天冬六钱，生赭石（轧细）五钱，甘草二钱，生杭芍三钱，川贝母三钱，牛蒡子（捣碎）一钱，生麦芽三钱，枣仁（炒捣）三钱，射干二钱；共煎汤一大盅，温服。

复诊：将药连服六剂，咳喘痰涎愈十分之八，心中已不发热，食欲已振，夜能睡数时，大便亦不甚燥。诊其脉至数复常，惟六部重按仍皆欠实，左脉仍有弦意。拟再峻补其真阴以除病根，所谓上病取诸下也。

处方：生怀山药一两，大枸杞一两，辽沙参八钱，生怀地黄六钱，熟怀地黄六钱，甘草二钱，生赭石（轧细）六钱，净萸肉四钱，生杭芍三钱，生麦芽三钱，生鸡内金（黄色的，捣）钱半；共煎汤一大盅，温服。

效果：将药连服二剂，诸病皆愈。

俾用珠玉二宝粥，常常当点心服之，以善其后（《医学衷中参西录·虚劳喘嗽门》）

●珠玉二宝粥：生山药二两，生薏苡仁二两，柿霜饼八钱。先将山药、薏苡仁捣成粗渣，煮至烂熟，再将柿霜饼切碎，调入融化，随意服之。主治脾肺阴分亏损，饮食懒进，虚热劳嗽。

七、喘　　证

◆ 山药一两

案1

曾治奉天中街内宾升靴铺中学徒，年十四五，得劳热喘嗽证。初原甚轻，医治数月，病势浸增，医者诿谓不治。遂来院求为诊视，其人羸弱已甚，而脉象有力，数近六至，疑其有外感伏热，询之果数月之前，曾患瘟病，经医治愈。乃知其决系外感留邪，问其心中时觉发热，大便干燥，小便黄涩，遂投以白虎加人参汤，去粳米加生怀山药一两，连服数剂，病若失。见者讶为奇异，不知此乃治其外感，非治其内伤，而能若是之速效也。（《医学衷中参西录·石膏解》）

案2

邻村泊庄高氏女，年十六七，禀赋羸弱，得外感痰喘证，投以《金匮》小青龙加石膏汤，一剂而愈。至翌日忽似喘非喘，气短不足以息，诊其脉如水上浮麻，不分至数，按之即无。愚骇曰："此将脱之证也。"乡屯无药局，他处取药无及，适有生山药两许，系愚向在其家治病购而未服者，俾急煎服之，下咽后气息既能接续，可容取药，仍重用生山药，佐以人参、萸肉、熟地诸

药，一剂而愈。(《医学衷中参西录·山药解》)

案3

一人，年二十二，喘逆甚剧，脉数至七至，用一切治喘药皆不效，为制此方(滋培汤)。将药煎成，因喘剧不能服，温汤三次始服下，一剂见轻，又服数剂全愈。(《医学衷中参西录·治喘息方》)

● 滋培汤：生山药一两，白术三钱，生白芍三钱，玄参三钱，广陈皮二钱，生赭石三钱，牛蒡子二钱，炙甘草二钱。

案4

一人年四十余，素有喘证，薄受外感即发。医者投以小青龙汤，一剂即愈，习以为常。一日喘证复发，连服小青龙汤三剂不愈。其脉五至余，右寸浮大，重按即无。知其从前服小青龙即愈者，因其证原受外感，今服之而不愈者，因此次发喘原无外感也。盖其薄受外感即喘，肺与肾原有伤损，但知治其病标，不知治其病本，则其伤损必益甚，是以此次不受外感亦发喘也。为拟此汤(指沃雪汤)服两剂全愈，又服数剂以善其后。(《医学衷中参西录·治阴虚劳热方》)

● 沃雪汤：生山药一两半，牛蒡子四钱，柿饼霜六钱。主治脾肺阴分亏损，饮食懒进，虚热劳嗽及肾虚喘证。

案5

一室女，伤寒过两旬矣，而瘦弱支离，精神昏愦，过午发热，咳而且喘，医者辞不治。诊其脉，数至七至，微弱欲无。因思此证若系久病至此，不可为矣。然究系暴虚之证，生机之根柢当无损。勉强投以滋阴清燥汤(见于一两医案·温病·滑石·案1)，将滑石减半，又加玄参、熟地黄各一两，野台参五钱，煎汤一大碗，徐徐温饮下。饮完煎滓重饮，俾药力昼夜相继。两日之间，连服三剂，滑石渐减至二钱，其病竟愈。(《医学衷中参西录·治温病方》)

案6

于姓媪，劳热喘嗽，医治数月，病益加剧，不能起床，脉搏近七至，心中热而且干，喘嗽连连，势极危险。所服之方，积三十余纸，曾经六七医生之手，而方中皆有橘红，其余若玄参、沙参、枸杞、天冬、贝母、牛蒡、生熟地黄诸药，大致皆对证，而其心中若是之热而干者，显系橘红之弊也。愚投以生怀山药一两，玄参、沙参、枸杞、龙眼肉、熟地黄各五钱，川贝、甘草各二钱，生鸡内金钱半。煎服一剂，即不觉干。即其方略为加减，又服十余剂全

愈。(《医学衷中参西录·虚劳温病皆忌橘红说》)

案7

见一两医案·喘证·黄芪·案2。

◆ 石膏一两

案1

邻村高边务孙连衡,年三十许,自初夏得喘证。动则作喘,即安居呼吸亦似迫促,服药五十余剂不愈。医者以为已成肺痨,诿为不治。闻愚回籍求为诊治,其脉浮而滑,右寸关尤甚,知其风与痰互相胶漆滞塞肺窍也。为开麻杏甘石汤,麻黄三钱、杏仁三钱、生石膏一两、甘草钱半,煎汤送服苦葶苈子(炒熟)二钱,一剂而喘定,继又服利痰润肺少加表散之剂,数服全愈。(《医学衷中参西录·临证随笔》)

案2

堂姊丈褚樾浓,体丰气虚,素多痰饮,薄受外感,即大喘不止,医治无效,旬日喘始愈……偶因外感较重喘剧,连服小青龙两剂,每剂加生石膏三钱,喘不止而转增烦躁。急迎为诊视,其脉浮沉皆有力,遂即原方加生石膏一两,煎汤服后其喘立止,烦躁亦愈。

继又服从龙汤两剂以善其后(《医学衷中参西录·治伤寒方》也录有本案)。(《医学衷中参西录·太阳病小青龙汤证》)

●从龙汤:生龙骨一两,生牡蛎一两,生杭芍五钱,清半夏四钱,苏子四钱,牛蒡子三钱。主治外感痰喘,服小青龙汤,病未全愈,或愈而复发者。

案3

一人年近六旬,痰喘甚剧,脉则浮弱不堪重按,其心中则颇觉烦躁,投以小青龙汤去麻黄加杏仁,又加生石膏一两、野台参四钱、天冬六钱,俾煎汤一次服下,然仍恐其脉虚不能胜药,预购生杭萸肉三两,以备不时之需。乃将药煎服后,气息顿平,阅三点钟,忽肢体颤动,遍身出汗,又似作喘,实则无气以息,心怔忡莫支,诊其脉如水上浮麻,莫辨至数,急将所备之萸肉急火煎数沸服下,汗止精神稍定,又添水煮透,取浓汤一大盅服下,脉遂复常,怔忡喘息皆愈。

继于从龙汤中加萸肉一两、野台参三钱、天冬六钱,煎服两剂,痰喘不再反复。(《医学衷中参西录·太阳病小青龙汤证》)

案4

一叟年七旬。素有劳疾,薄受外感,即发喘逆,投以小青龙汤,去麻黄,加杏仁、生石膏辄愈。上元节后，因外感甚重，旧病复发，五六日间，热入阳明之府。脉象弦长浮数，按之有力，而无洪滑之象（此外感兼内伤之脉）。投以寒解汤（见于一两医案·感冒·石膏·案1），加潞参三钱，一剂汗出而喘愈。再诊其脉，余热犹炽，继投以白虎加人参以山药代粳米汤（见于三两医案·温病·石膏·案5）一大剂，分三次温饮下，尽剂而愈。（《医学衷中参西录·治温病方》）

案5

邑北境于常庄，于某，年四十余。为风寒所束不得汗，胸中烦热，又兼喘促，医者治以苏子降气汤，兼散风清火之品，数剂，病益进。诊其脉，洪滑而浮，投以拙拟寒解汤（见于一两医案·感冒·石膏·案1），须臾上半身即出汗，又须臾觉药力下行，其下焦及腿亦皆出汗，病若失。（《医学衷中参西录·石膏解》）

案6

见一两医案·喘证·龙骨·案1。

◆ **玄参一两**

案1

见一两医案·喘证·山药·案5。

案2

见二两医案·喘证·石膏·案1。

案3

见三两医案·喘证·石膏·案1。

◆ **龙骨一两**

案1

适有愚外祖家近族舅母刘媪得外感痰喘证，迎为诊治，投以小青龙汤去麻黄、加杏仁，为脉象有热，又加生石膏一两，其喘立愈。翌日喘又反复，而较前稍轻。又投以原方，其喘止后迟四五点钟，遂将从龙汤（见于一两医案·喘证·山药案）煎服一剂，其喘即不反复而脱然全愈矣。（《医学衷中参西录·用小青龙汤治外感痰喘之经过及变通之法》）

案2

见一两医案·喘证·石膏·案2。

◆ 牡蛎一两

案1

见一两医案·喘证·龙骨·案1。

案2

见一两医案·喘证·石膏·案2。

◆ 黄芪一两

案1

一妇人，年二十余。动则自汗，胸胁满闷，心中怔忡。其脉沉迟微弱，右部尤甚。为其脉迟，疑是心肺阳虚，而询之不觉寒凉，知其为大气下陷也。其家适有预购黄芪一包，且证兼自汗，升、柴亦不宜用，遂单用生黄芪一两煎汤，服后诸病皆愈。

有习医者董生捷亭在座，疑而问曰："《本经》黄芪原主大风，有透表之力，生用则透表之力益大，与自汗证不宜。其性升而能补，有膨胀之力，与满闷证不宜。今单用生黄芪两许，而两证皆愈，并怔忡亦愈，其义何居？"

答曰："黄芪诚有透表之力，故气虚不能逐邪外出者，用于发表药中即能得汗。若其阳强阴虚者，误用之则大汗如雨，不可遏抑。惟胸中大气下陷，致外卫之气无所统摄而自汗者，投以黄芪则其效如神。至于证兼满闷，而亦用之者，确知其为大气下陷，呼吸不利而作闷，非气郁而作闷也。至于心与肺同悬胸中，皆大气之所包举，大气升则心有所依，故怔忡自止也。"董生闻之，欣喜异常曰："先生真我师也。"继加桔梗二钱、知母三钱，又服两剂，以善其后。（《医学衷中参西录·治大气下陷方·升陷汤》）

案2

乙丑季夏上旬，曾治刘衣福，年过四旬，因分家起争，被其弟用刀伤脐下，其肠流出盈盆，忽然上气喘急，大汗如雨，经数医诊治，皆无把握，因迎生速往诊视。观其形状危险，有将脱之势，遂急用生黄芪、净萸肉、生山药各一两，固其气以防其脱，煎汤服后，喘定汗止。检视其肠已破，流有粪出，遂先用灰锰氧冲水，将粪血洗净，所破之肠又急用桑根白皮作线为之缝好，再略上磺碘，将其肠慢慢纳进，再用洋白线将肚皮缝好，又用纱布浸灰锰氧水中，候温，复其上，用白士林少调磺碘作药棉，覆其上，用绷带扎住，一日一换。内服用《衷中参西录》内托生肌散，变为汤剂，一日煎渣再服，三星期全愈。

（《医学衷中参西录·外伤甚重救急方》）

●内托生肌散：生黄芪四两，甘草二两，乳香一两半，没药一两半，生杭芍二两，天花粉三两，丹参一两半。主治瘰疬疮疡破后，气血亏损不能化脓生肌，或其疮数年不愈，且有串至他处不能敷药者。

◆ 山茱萸一两

案 1

邑许孝子庄赵叟，年六十三岁，于仲冬得伤寒证，痰喘甚剧。其脉浮而弱，不任循按，问其平素，言有劳病，冬日恒发喘嗽。再三筹思，强治以小青龙汤去麻黄，加杏仁、生石膏，为其脉弱，俾预购补药数种备用。服药后喘稍愈，再诊其脉微弱益甚，遂急用净萸肉一两，生龙骨、生牡蛎各六钱，野台参四钱，生杭芍三钱为方，皆所素购也。煎汤甫成，此时病人呼吸俱微，自觉气息不续，急将药饮下，气息遂能接续。（《医学衷中参西录·山萸肉解》）

案 2

见一两医案·喘证·黄芪·案 2。

◆ 地黄一两

见一两医案·喘证·山药·案 5。

◆ 连翘一两

一叟年过七旬。素有劳病。因冬令伤寒，劳病复发，喘而且咳，两三日间，痰涎涌盛，上焦烦热。诊其脉，洪长浮数。投以此汤（指犹龙汤），加玄参、潞参各四钱，一剂汗出而愈。（《医学衷中参西录·治温病方》）

●犹龙汤：连翘一两，生石膏六钱，蝉蜕二钱，牛蒡子二钱。喘倍牛蒡子，胸中痛加丹参、没药各三钱，胁下疼加柴胡、川楝子各三钱。主治胸中素蕴实热，又受外感，内热为外感所束，不能发泄，时觉烦躁，或喘、或胸胁疼，脉洪滑而长，即《伤寒论》大青龙汤证。

◆ 人参一两

一人年二十，卧病两月不愈，精神昏愦，肢体酸懒，亦不觉有所苦。屡次延医诊视，莫审病因，用药亦无效。一日忽然不能喘息，张口呼气外出，而气不上达，其气蓄极之时，肛门突出，约二十呼吸之顷，气息方通，一昼夜间，如此者八九次。诊其脉，关前微弱不起，知其大气下陷，不能司肺脏呼吸之枢机也。遂投以人参一两、柴胡三钱、知母二钱，一剂而呼吸顺。

又将柴胡改用二钱，知母改用四钱，再服数剂，宿病亦愈。（《医学衷中参西录·治大气下陷方》）

◆ 知母一两

见三两医案·喘证·石膏·案1。

八、肺　痈

◆ 甘草一两

一人年三十余，昼夜咳嗽，吐痰腥臭，胸中隐隐作疼，恐成肺痈，求为诊治。其脉浮而有力，右胜于左，而按之却非洪实。投以清金解毒汤，似有烦躁之意，大便又滑泻一次。自言从前服药，略补气分，即觉烦躁，若专清解，又易滑泄，故屡次延医无效也。遂改用粉甘草两半，金银花一两，知母、牛蒡子各四钱，煎汤一大碗，分十余次温饮下，俾其药力常在上焦，十剂而愈。（《医学衷中参西录·治肺病方》）

● 清金解毒汤：生乳香三钱，生没药二钱，甘草三钱，生黄芪三钱，玄参三钱，沙参三钱，牛蒡子三钱，贝母三钱，知母三钱，三七二钱；药汁送服，将成肺痈者去黄芪，加金银花三钱。治肺脏损烂，或将成肺痈，或咳嗽吐脓血者，又兼治肺结核。

◆ 金银花一两

见一两医案·肺痈·甘草案。

◆ 山药一两

见一两医案·肺痈·山药案。

◆ 石膏一两

奉天车站开饭馆者赵焕章，年四十许。心中发热、懒食、咳嗽、吐痰腥臭，羸弱不能起床。询其得病之期，至今已迁延三月矣。其脉一分钟八十五至，左脉近平和，右脉滑而实，舌有黄苔满布。大便四五日一行且甚燥。知其外感，稽留于肺胃，久而不去，以致肺脏生炎，久而欲腐烂也。西人谓肺结核证至此已不可治。而愚慨然许为治愈，投以清金解毒汤去黄芪，加生山药六钱、生石膏一两，三剂后热大清减，食量加增，咳嗽吐痰皆见愈。遂去山药，仍加黄芪三钱，又去石膏，以花粉六钱代之，每日兼服阿斯必林四分瓦之一，如此十余日后，病大见愈，身体康健，而间有咳嗽之时，因忙碌遂停药不服。二十日后，咳嗽又剧，仍吐痰有臭，再按原方加减治之，不甚效验。亦俾服犀黄丸，病遂愈。(《医学衷中参西录·治肺病方》)

◆ **玄参一两**

奉天清丈局科员宿贯中之兄，辽阳人，年近五旬，素有肺病。东人以为肺结核，屡次医治皆无效。一日忽给其弟来电报，言病势已革，催其速还。贯中因来院中，求为疏方，谓前数日来信言痰嗽较前加剧，又添心中发热，今电文未言及病情，大约仍系前证，而益加剧也。夫病势至此，诚难挽回，因其相求恳切，遂为疏方：玄参、生山药各一两，而佐以川贝、牛蒡、甘草诸药。至家将药煎服，其病竟一汗而愈。始知其病之加剧者，系有外感之证。外感传里，阳明燥热，得凉润之药而作汗，所以愈也。其从前肺病亦愈者，因肺中之毒热随汗外透，暂觉愉快，而其病根实犹伏而未除也。(《医学衷中参西录·治肺病方》)

九、心 悸

◆ **地骨皮一两**

一媪年近六旬。资禀素弱，又兼家务劳心，遂致心中怔忡，肝气郁结，胸腹胀满，不能饮食，舌有黑苔，大便燥结，十数日一行。广延医者为治，半载无效，而羸弱支离，病势转增。后愚诊视，脉细如丝，微有弦意，幸至数如常，知犹可治。遂投以升降汤，为舌黑便结，加鲜地骨皮一两，数剂后，舌黑与便结渐愈，而地骨皮亦渐减。至十剂病愈强半，共服百剂，病愈而体转健康。(《医学衷中参西录·治气血郁滞肢体疼痛方》)

● 升降汤：野台参二钱，生黄芪二钱，白术一钱，陈皮二钱，厚朴二钱，生鸡内金二钱，知母三钱，生白芍三钱，桂枝一钱，川芎一钱，生姜二钱。主治肝郁脾弱，胸胁胀满，不能饮食。

十、胸痛连胁

◆ 连翘一两

一妇年三十余。胸疼连胁，心中发热。服开胸、理气、清火之药不效。后愚诊视，其脉浮洪而长。知其上焦先有郁热，又为风寒所束，则风寒与郁热相搏而作疼也。治以此汤（指犹龙汤，见于一两医案·喘证·连翘案），加没药、川楝子各四钱，一剂得汗而愈。（《医学衷中参西录·治温病方》）

十一、不　　寐

◆ 山药一两

徐友梅，道尹（总统介弟），寓天津一区小松岛街，年六十六岁，于季春得不寐证。

病因：因性嗜吟咏，喜与文士结社，赋诗联句，暗耗心血，遂致不寐。

证候：自冬令间有不寐之时，未尝介意，至春日阳生，病浸加剧，迨至季春恒数夜不寐，服一切安眠药皆不效。精神大为衰惫，心中时常发热，懒于饮食，勉强加餐，恒觉食停胃脘不下行。大便干燥，恒服药始下。其脉左部浮弦，右脉尤弦而兼硬，一息五至。

诊断：其左脉浮弦者，肝血虚损，兼肝火上升也。人之睡时魂藏于肝，今因肝脏血虚，火升魂不能藏，是以不寐。其右脉弦而兼硬者，胃中酸汁短少，更兼胃气上逆也。酸汁少则不能化食，气上逆则不能息息下行传送饮食，是以食后恒停胃脘不下。而其大便之燥结，亦即由胃腑气化不能下达所致。治此证者，宜清肝火、生肝血、降胃气、滋胃汁，如此以调养肝胃，则夜间自能安睡，食后自不停滞矣。

处方：生怀山药一两，大甘枸杞八钱，生赭石（轧细）六钱，玄参五钱，北沙参五钱，生杭芍五钱，酸枣仁四钱（炒捣），生麦芽三钱，生鸡内金钱半（黄色的，捣），茵陈钱半，甘草二钱；共煎一大盅，温服。

复诊：将药煎服两剂，夜间可睡两三点钟，心中已不发热，食量亦少加增，大便仍滞，脉象不若从前之弦硬，遂即原方略为加减，俾再服之。

处方：生怀山药一两，大甘枸杞八钱，生赭石六钱（轧细），玄参五钱，北沙参五钱，酸枣仁四钱（炒捣），龙眼肉三钱，生杭芍三钱，生鸡内金钱半（黄色的，捣），生远志钱半，茵陈一钱，甘草钱半；共煎汤一大盅，温服。

效果：将药连服三剂，夜间安睡如常，食欲已振，大便亦自然通下。惟脉象仍有弦硬之意，遂将方中龙眼肉改用八钱，俾多服数剂以善其后。（《医学衷中参西录·不寐病门》）

十二、癫　狂

◆ 大黄一两

案1
见二两医案·癫狂·代赭石·案1。
案2
见二两医案·癫狂·代赭石·案2。

◆ 山药一两

案1
见一两医案·癫狂·代赭石·案2。
案2
见二两医案·癫狂·代赭石·案1。

◆ 代赭石一两

案1
黄象三，天津北仓中学肄业生，年二十岁，得神经错乱病。

病因：在校中本属翘楚，而考时不列前茅，因此心中忿郁，久之遂致神经错乱。

证候：心中满闷发热，不思饮食，有时下焦有气上冲，并觉胃脘之气亦随之上冲，遂致精神昏瞀，言语支离，移时觉气消稍顺，或吐痰数口，精神遂复旧。其左脉弦而硬，右脉弦而长，两尺皆重按不实，一息五至。

诊断：此乃肝火屡动，牵引冲气、胃气相并上冲，更挟痰涎上冲，以滞塞于喉间并冲激其脑部，是以其神经错乱而精神言语皆失其常也。其左脉弦硬者，肝血虚而火炽盛也。右脉弦长者，冲气挟胃气上冲之现象也。方书论脉有"直上直下，冲脉昭昭"之语，所谓直上直下者，即脉弦且长之形状也。其两尺不实者，下焦之气化不固也，因下焦有虚脱之象，是以冲气易挟胃气上冲也。此当治以降胃、敛冲、镇肝之剂，更兼用凉润滋阴之品，以养肝血，清肝热，庶能治愈。

处方：生赭石一两（轧细），灵磁石五钱（轧细），生怀山药八钱，生龙骨八钱（捣碎），生杭芍六钱，玄参五钱，柏子仁五钱，云苓片三钱，清半夏三钱，石菖蒲三钱，生远志二钱，镜面砂三分（研细）；药共十二味，将前十一味煎汤一大盅，送服朱砂细末。

复诊：将药连服四剂，满闷发热皆大见愈，能进饮食，有时气复上冲而不复上干神经至于错乱，左右之脉皆较前平和，而尺部仍然欠实，拟兼用培补下元之品以除病根。

处方：生赭石一两（轧细），熟怀地黄八钱，生怀山药八钱，大甘枸杞六钱，净萸肉五钱，生杭芍四钱，玄参四钱，云苓片二钱；共煎汤一大盅，温服。

效果：将药连服六剂，诸病皆愈，脉亦复常。（《医学衷中参西录·痫痉颠狂门》）

案2

邻村韩姓媪，年六旬。于外感病愈后，忽然胸膈连心下突胀，腹脐塌陷，头晕项强，妄言妄见，状若疯狂，其脉两尺不见，关前摇摇无根，数至六至。此下焦虚愈，冲气不摄，挟肝胆浮热上干脑部乱其神明也。

遂用赭石、龙骨、牡蛎、山药、地黄（皆用生者）各一两，野台参、净萸肉各八钱，煎服一剂而愈。又少为加减，再服一剂以善其后。（《医学衷中参西录·赭石解》）

◆ 地黄一两

见一两医案·癫狂·代赭石·案2。

◆ 龙骨一两

见一两医案·癫狂·代赭石·案2。

◆ 牡蛎一两

见一两医案·癫狂·代赭石·案2。

十三、痫 证

◆ 代赭石一两

邻村生员刘树帜，年三十许，因有恼怒，忽然昏倒不省人事，牙关紧闭，唇齿之间有痰涎随呼气外吐，六脉闭塞若无。急用作嚏之药吹鼻中，须臾得嚏，其牙关遂开。继用香油两余炖温，调麝香末一分灌下，半句钟时稍醒悟，能作呻吟，其脉亦出，至数五至余，而两尺弱甚，不堪重按。知其肾阴亏损，故肝胆之火易上冲出。遂用赭石、熟地、生山药各一两，龙骨、牡蛎、净萸肉各六钱，煎服后豁然顿愈。继投以理肝补肾之药，数剂以善其后。（《医学衷中参西录·赭石解》）

◆ 地黄一两

见一两医案·痫证·代赭石案。

◆ 山药一两

见一两医案·痫证·代赭石案。

十四、厥　证

◆ 代赭石一两

一人，伤寒病瘥后，忽痰涎上涌，杜塞咽喉几不能息。其父用手大指点其天突穴，息微通，急迎愚调治。遂用香油二两熬热，调麝香一分灌之，旋灌旋即流出痰涎若干。继用生赭石一两、人参六钱、苏子四钱煎汤，徐徐饮下，痰涎顿开（《医学衷中参西录·赭石解》也录有本案）。（《医学衷中参西录·治喘息方》）

十五、胃　脘　痛

◆ 鸡内金一两

奉天大东关宋氏女，年十九岁，自十七岁时，胃有瘀滞作疼，调治无效，浸至不能饮食。脉象沉而无力，右部尤甚。为疏方鸡内金一两，生酒曲、党参各五钱，三棱、莪术、知母各三钱，樗鸡（俗名红娘子）十五个。服至八剂，大小二便皆下血，胃中豁然，其疼遂愈。（《医学衷中参西录·鸡内金解》）

◆ 山药一两

天津十区宝华里，徐氏妇，年近三旬，得胃脘疼闷证。

病因：本南方人，出嫁随夫，久居北方，远怀乡里，归宁不得，常起忧思，因得斯证。

证候：中焦气化凝郁，饮食停滞，艰于下行，时欲呃逆，又苦不能上达，甚则蓄极绵绵作疼。其初病时，惟觉气分不舒，服药治疗三年，病益加剧，且身形亦渐羸弱，呼吸短气，口无津液，时常作渴，大便时常干燥，其脉左右皆弦细，右脉又兼有牢意。

诊断：《内经》谓脾主思。此证乃过思伤脾，以致脾不升、胃不降也。为其脾气不上升，是以口无津液，呃逆不能上达；为其胃气不降，是以饮食停滞，大便干燥。治之者当调养其脾胃，俾还其脾升胃降之常，则中焦气化舒畅，疼胀自愈，饮食加多而诸病自除矣。

处方：生怀山药一两，大甘枸杞八钱，生箭芪三钱，生鸡内金三钱（黄色的，捣），生麦芽三钱，玄参三钱，天花粉三钱，天冬三钱，生杭芍二钱，桂枝尖钱半，生姜三钱，大枣三枚（劈开）；共煎汤一大盅，温服。

方解：此方以山药、枸杞、黄芪、姜、枣培养中焦气化，以麦芽升脾（麦芽生用善升），以鸡内金降胃（鸡内金生用善降），以桂枝升脾兼以降胃（气之当升者遇之则升，气之当降者遇之则降），又用玄参、花粉诸药，以调剂姜、桂、黄芪之温热，则药性归于和平，可以久服无弊。

复诊：将药连服五剂，诸病皆大轻减，而胃疼仍未脱然，右脉仍有牢意。度其疼处当有瘀血凝滞，拟再于升降气化药中加消瘀血之品。

处方：生怀山药一两，大甘枸杞八钱，生箭芪三钱，玄参三钱，天花粉三钱，生麦芽三钱，生鸡内金二钱（黄色的，捣），生杭芍二钱，桃仁一钱（去皮，炒捣），广三七二钱（轧细）；药共十味，将前九味煎汤一大盅，送服三七末一半，至煎渣再服时，仍送服其余一半。

效果：将药连服四剂，胃中安然不疼，诸病皆愈，身形渐强壮。脉象已如常人，将原方再服数剂，以善其后。（《医学衷中参西录·肠胃病门》）

十六、呕　　吐

◆ 白芍一两

见二两医案·呕吐·代赭石案。

◆ 干姜一两

邻村泊北庄张氏妇，年二十余，胃寒作吐，所吐之食分毫不能消化，医治半年无效，虽投以极热之药亦分毫不觉热，脉甚细弱，且又沉迟。知其胃寒过甚，但用草木之品恐难疗治，俾用生硫黄（细末）一两，分作十二包，先服一包，过两句钟不觉热，再服一包。又为开汤剂干姜、炙甘草各一两，乌附子、广油桂、补骨脂、於术各五钱，厚朴二钱，日煎服一剂。其硫黄当日服至八包，犹不觉热，然自此即不吐食矣。

后数日，似又反复，遂于汤剂中加代赭石细末五钱，硫黄仍每日服八包，其吐又止。连服数日，觉微热，俾将硫黄减半，汤剂亦减半，惟赭石改用三钱。又服二十余日，其吐永不反复。（《医学衷中参西录·论痢证治法》）

◆ 瓜蒌仁一两

见一两医案·呕吐·石膏案。

◆ 山药一两

陈景三，天津河北人，年五十六岁，业商，得反胃吐食证，半年不愈。

病因：初因夏日多食瓜果致伤脾胃，廉于饮食，后又因处境不顺心、多抑郁，致成反胃之证。

证候：食后消化力甚弱，停滞胃中不下行，渐觉恶心，久之则觉有气自下上冲，即将饮食吐出。屡经医诊视，服暖胃降气之药稍愈，仍然反复，迁延已年余矣。身体羸弱，脉弦长，按之不实，左右皆然。

诊断：此证之饮食不能消化，固由于脾胃虚寒，然脾胃虚寒者，食后恒易作泄泻，此则食不下行而作呕吐者，因其有冲气上冲，并迫其胃气上逆也。当以温补脾胃之药为主，而以降胃镇冲之药辅之。

处方：生怀山药一两，白术三钱（炒），干姜三钱，生鸡内金三钱（黄色的，捣），生赭石六钱（轧细），炙甘草二钱；共煎汤一大盅，温服。

效果：将药煎服后，觉饮食下行，不复呕吐，翌日头午，大便下两次，再诊其脉不若从前之弦长，知其下元气化不固，不任赭石之镇降也。遂去赭石，加赤石脂五钱，用头煎和次煎之汤，分两次送服苏子二钱。日煎服一剂，连服十剂，霍然全愈。（《医学衷中参西录·肠胃病门》）

◆ 石膏一两

癸亥秋，愚在奉天同善堂医学校讲药性，有学生李庆霖之族姊来奉，病于旅邸。屡经医治无效，病势危急，庆霖求为诊治。其周身灼热，脉象洪实，心中烦躁怔忡，饮食下咽即呕吐，屡次所服之药，亦皆呕吐不受。视其舌苔黄厚，大便数日未行，知其外感之热已入阳明之府，又挟胃气上逆，冲气上冲也。为疏方用生赭石（细末）八钱，生石膏（细末）两半，蒌仁一两，玄参、天冬各六钱，甘草二钱。将后五味煎汤一大茶杯，先用开水送服赭石细末，继将汤药服下，遂受药不吐，再服一剂全愈。（《医学衷中参西录·赭石解》）

◆ 炙甘草一两

见一两医案·呕吐·干姜案。

十七、呃　逆

◆ 代赭石一两

掖县任维周夫人，年五旬，得胃气不降证，因维周在津经商，遂来津求为诊治。

病因：举家人口众多，因其夫在外，家务皆自操劳，恒动肝火，遂得此证。

证候：食后停滞胃中，艰于下行，且时觉有气挟火上冲，口苦舌胀，目眩耳鸣，恒有呃逆欲呕或恶心，胸膈烦闷，大便六七日始行一次，或至服通利药始通，小便亦不顺利。其脉左部弦硬，右部弦硬而长，一息搏近五至，受病四年，屡次服药无效。

诊断：此肝火与肝气相并，冲激胃腑，致胃腑之气不能息息下行传送饮食，久之胃气不但不能下行，且更转而上逆，是以有种种诸病也。宜治以降胃理冲之品，而以滋阴清火之药辅之。

处方：生赭石（轧细）两半，生怀山药一两，生杭芍六钱，玄参六钱，生麦芽三钱，茵陈二钱，生鸡内金（黄色的，捣）二钱，甘草钱半；共煎汤一大盅，温服。

效果：每日服药一剂，三日后大便日行一次，小便亦顺利。上焦诸病亦皆轻减，再诊其脉，颇见柔和。遂将赭石减去五钱，又加柏子仁五钱，连服数剂，霍然全愈。（《医学衷中参西录·气病门》）

◆ 山药一两

见一两医案·呕吐·代赭石案。

十八、痞　满

◆ 代赭石一两

案1

丙寅季春，愚自沧州移居天津。有南门外郭智庵者，年近三旬，造寓求诊。自言心中常常满闷，饮食停滞胃中不下，间有呕吐之时，大便非服通利之品不行，如此者年余，屡次服药无效，至今病未增剧，因饮食减少则身体较前赢弱矣。诊其脉，至数如常，而六部皆有郁象。因晓之曰："此胃气不降之证也，易治耳。但重用赭石数剂即可见效也。"为疏方用生赭石（细末）一两，生怀山药、炒怀山药各七钱，全当归三钱，生鸡内金二钱，厚朴、柴胡各一钱。嘱之曰："此药煎汤日服一剂，服至大便日行一次再来换方。"时有同县医友曰纶李君在座，亦为诊其脉，疑而问曰："凡胃气不降之病，其脉之现象恒弦长有力。今此证既系胃气不降，何其六脉皆有郁象，而重按转若无力乎？"

答曰："善哉问也，此中颇有可研究之价值。盖凡胃气不降之脉，其初得之时，大抵皆弦长有力，以其病因多系冲气上冲，或更兼肝气上干。冲气上冲，脉则长而有力；肝气上干，脉则弦而有力；肝冲并见，脉则弦长有力也。然其初为肝气、冲气之所迫，其胃府之气不得不变其下行之常而上逆，迨其上逆既久，因习惯而成自然，即无他气冲之干之，亦恒上逆而不能下行。夫胃居中焦，实为后天气化之中枢。故胃久失其职，则人身之气化必郁，亦为胃久失其职，则人身之气化又必虚，是以其脉之现象亦郁而且虚也。为其郁也，是以重用赭石以引胃气下行，而佐以厚朴以通阳，鸡内金以化积，对郁者可开矣。为其虚也，是以重用山药生熟各半，取其能健脾兼能滋胃，然后能受开郁之药，而无所伤损。用当归者，取其能生血兼能润便补虚，即以开郁也。用柴胡者，因人身之气化左宜升、右宜降；但重用镇降之药，恐有妨于气化之自然，故少加柴胡以宣通之，所以还其气化之常也。"曰纶闻之，深韪愚言。

后其人连服此药八剂，大便日行一次，满闷大减，饮食加多。遂将赭石改用六钱，柴胡改用五分，又加白术钱半。连服十剂全愈。

阅旬日，曰纶遇有此证，脉亦相同，亦重用赭石治愈。觌面时向愚述之，且深赞愚审证之确，制方之精，并自喜其医学有进步也。（《医学衷中参西录·论胃气不降治法》）

案2

一人年近五旬，心中常常满闷，呕吐痰水。时觉有气起自下焦，上冲胃口。

其脉弦硬而长，右部尤甚，此冲气上冲，并迫胃气上逆也。问其大便，言甚干燥。遂将方（指镇摄汤）中赭石改作一两，又加知母、生牡蛎各五钱，厚朴、苏子各钱半，连服六剂全愈。(《医学衷中参西录·治阴虚劳热方》)

●镇摄汤：野台参五钱，生赭石五钱，生芡实五钱，生山药五钱，山茱萸五钱，清半夏二钱，茯苓二钱。

案3

见一两医案·痞满·瓜蒌案。

◆ **党参一两**

见一两医案·痞满·黄芪案。

◆ **干姜一两**

一少妇因服寒凉开胃之药太过，致胃阳伤损，饮食不化，寒痰瘀于上焦，常常短气，治以苓桂术甘汤加干姜四钱、厚朴二钱，嘱其服后若不觉温暖，可徐徐将干姜加重。后数月见其家人，言干姜加至一两二钱，厚朴加至八钱，病始脱然。

问："何以并将厚朴加重？"谓："初但将干姜加重则服之觉闷，后将厚朴渐加重至八钱始服之不觉闷，而寒痰亦从此开豁矣。"

由是观之，元素谓"寒胀之病，于大热药中兼用厚朴，为结者散之之神药"，诚不误也。(《医学衷中参西录·厚朴解》)

◆ **瓜蒌仁一两**

在奉天时曾治警务处科长郝景山，年四十余，心下痞闷杜塞，饮食不能下行，延医治不效。继入东人医院，治一星期仍然无效。浸至不能起床，吐痰腥臭，精神昏愦。再延医诊视，以为肺病已成，又兼胃病，不能治疗。其家人惶恐无措，适其友人斐云峰视之，因从前曾患肠结证，亦饮食不能下行，经愚治愈，遂代为介绍，迎愚诊治。其脉左右皆弦，右部则弦而有力，其舌苔白厚微黄，抚其肌肤发热，问其心中亦觉热，思食凉物，大便不行者已四五日，自言心中满闷异常，食物已数日不进，吐痰不惟腥臭，且又觉凉。愚筹思再四，知系温病结胸。然其脉不为洪而有力，而为弦而有力，且所吐之痰臭而凉者何也？盖因其人素有寒饮，其平素之脉必弦，其平素吐痰亦必凉，因有温病之热与之混合，所以脉虽弦而仍然有力，其痰虽凉而为温病之热熏蒸，遂至腥臭也。为疏方用蒌仁、生赭石（细末）各一两，玄参、知母各八钱，苏子、半夏、党参、生姜各四钱，煎汤冲服西药留苦四钱。一剂胸次豁然，可进饮食，右脉较前柔和，舌苔变白，心中犹觉发热，吐痰不臭，仍然觉凉。遂将原方前四味皆减半，加当归三钱，服后大便通下，心中益觉通豁。惟有时觉有凉痰自下发动，逆行上冲，周身即出汗。遂改用赭石、党参、干姜各四钱，半夏、白芍各三钱，川朴、五味、甘草各二钱，细辛一钱。连服数剂，寒痰亦消矣。（《医学衷中参西录·论结胸治法》）

◆ 黄芪一两

一少年因力田劳苦过度，致胸中大气下陷，四肢懒动，饮食减少，自言胸中满闷，其实非满闷乃短气也，粗人不善述病情，往往如此。医者不能自审病因，投以开胸理气之剂，服之增重。又改用半补半破之剂，服两剂后，病又增重。又延他医，投以桔梗、当归、木香各数钱，病大见愈，盖全赖桔梗升提气分之力也。医者不知病愈之由，再服时竟将桔梗易为苏梗，升降易性，病骤反复。自此不敢服药。迟延二十余日，病势垂危，喘不能卧，昼夜倚壁而坐，假寐片时，气息即停，心下突然胀起，急呼醒之，连连喘息数口，气息始稍续，倦极偶卧片时，觉腹中重千斤，不能转侧，且不敢仰卧，其脉乍有乍无，寸关尺或一部独见，或两部同见，又皆一再动而止。此病之危，已至极点。因确知其为大气下陷，遂放胆投以生箭芪一两，柴胡、升麻、净萸肉各二钱。煎服片时，腹中大响一阵，有似昏愦，苏息片时，恍然醒悟。自此呼吸复常，可以安卧，转侧轻松。其六脉皆见，仍有雀啄之象。自言百病皆除，惟觉胸中烦热。遂将方中升麻、柴胡皆改用钱半，又加知母、玄参各六钱，服后脉遂复常。惟左关三五不调，知其气分之根柢犹未实也。遂用野台参一两，玄参、天冬、麦冬（带心）各三钱，两剂全愈。（《医学衷中参西录·大气诠》）

◆ 鸡内金一两

沈阳城西龚庆龄，年三十岁，胃脘有硬物杜塞，已数年矣。饮食减少，不能下行，来院求为诊治，其脉象沉而微弦，右部尤甚。为疏方用鸡内金一两，生酒曲五钱，服数剂硬物全消。（《医学衷中参西录·鸡内金解》）

◆ 麦芽一两

一妇人年三十余，气分素弱，一日忽觉有气结于上脘，不能上达，亦不下

降。俾单用生麦芽一两，煎汤饮之，顿觉气息通顺。（《医学衷中参西录·大麦芽解》）

十九、噎 膈

◆ 代赭石一两

案1

奉天北镇县，萧叟年六十七岁，友人韩玉书之戚也。得膈证延医治不愈。迁延五六月，病浸加剧，饮水亦间有难下之时。因玉书介绍，来院求为诊治。其脉弦长有力，右部尤甚。知其冲气上冲过甚，迫其胃气不下降也。询其大便，干燥不易下，多日不行，又须以药通之。投以参赭培气汤，赭石改用一两。数剂后，饮食见顺，脉亦稍和，觉胃口仍有痰涎杜塞，为加清半夏三钱，连服十剂，饮食大顺，脉亦复常，大便亦较易。遂减赭石之半，又服数剂，大便一日两次。遂去赭石、柿霜饼、当归、知母，加於术三钱，数剂后自言，觉胃中消化力稍弱。此时痰涎已清，又觉胃口似有疙瘩，稍碍饮食之路。遂将於术改用六钱，又加生鸡内金（捣细）二钱，佐於术以健运脾胃，即藉以消胃口之障碍，连服十余剂全愈。（《医学衷中参西录·治膈食方》）

● 参赭培气汤：潞党参六钱，天门冬四钱，生赭石（轧细）八钱，清半夏三钱，肉苁蓉四钱，知母五钱，当归三钱，柿霜饼五钱（服药后含化，徐徐咽之）。主治膈食。

案2

盛隽卿，天津锅店街老德记西药房理事，年五旬，得噎膈证。

病因：处境恒多不顺，且又秉性褊急，易动肝火，遂得斯证。

证候：得病之初期，间觉饮食有不顺时，后则常常如此，始延医为调治。服药半年，更医十余人皆无效验。转觉病势增剧，自以为病在不治，已停药不服矣。适其友人何翼云孝廉（何子贞公曾孙）来津，其人博雅通医，曾阅拙著《衷中参西录》，力劝其求愚为之诊治。其六脉细微无力，强食饼干少许，必嚼成稀糜方能下咽，咽时偶觉龃龉即作呕吐，带出痰涎若干，惟饮粳米所煮稠汤尚无阻碍，其大便燥结如羊矢，不易下行。

诊断：杨素园谓："此病与失血异证同源，血之来也暴，将胃壁之膜冲开则为吐血；其来也缓，不能冲开胃膜，遂瘀于上脘之处，致食管窄隘即成噎膈。"至西人则名为胃癌，所谓癌者，如山石之有岩，其形凸出也。此与杨氏之说正相符合，其为瘀血致病无疑也。其脉象甚弱者，为其进食甚少，气血两亏也。至其便结如羊矢，亦因其饮食甚少，兼胃气虚弱不输送下行之故也。此宜化其瘀血兼引其血下行，而更辅以培养气血之品。

处方：生赭石一两（轧细），野台参五钱，生怀山药六钱，天花粉六钱，天冬四钱，桃仁三钱（去皮，捣），红花二钱，土鳖虫五枚（捣碎），广三七二钱（捣细）；药共九味，将前八味煎汤一大盅，送服三七末一半，至煎渣再服时，再送服其余一半。

方解：方中之义，桃仁、红花、土鳖虫、三七诸药，所以消其瘀血也。重用生赭石至一两，所以引其血下行也。用台参、山药者，所以培养胃中之气化，不使因服开破之药而有伤损也。用天冬、天花粉者，恐其胃液枯槁，所瘀之血将益干结，故借其凉润之力以滋胃液，且即以防台参之因补生热也。

效果：将药服至两剂后，即可进食，服至五剂，大便如常。因将赭石改用八钱，又服数剂，饮食加多，仍觉胃口似有阻碍不能脱然。俾将三七加倍为四钱，仍分两次服下，连进四剂，自大便泻下脓血若干，病遂全愈。

说明：按噎膈之证，有因痰饮而成者，其胃口之间生有痰囊（即喻氏《寓意草》中所谓窠囊），本方去土鳖虫、三七，加清半夏四钱，数剂可愈。有因胃上脘枯槁痿缩致成噎膈者，本方去土鳖虫、三七，将赭石改为八钱，再加当归、龙眼肉、枸杞子各五钱，多服可愈。有因胃上脘生瘤赘以致成噎膈者（五期三卷胃病噎膈治法中曾详论其治法），然此证甚少，较他种噎膈亦甚难治，盖瘤赘之生，恒有在胃之下脘成反胃者，至生于胃之上脘成噎膈者，则百中无一二也。（《医学衷中参西录·肠胃病门》）

二十、腹　　痛

◆ 玄参一两

案1
见一两医案·腹痛·白芍案。

案2
见一两医案·腹痛·石膏案。

◆ 白芍一两

奉天大西关陈某，年四十余，自正月中旬，觉心中发热懒食，延至暮春，其热益甚，常常腹疼，时或泄泻，其脉右部弦硬异常，按之甚实，舌苔微黄。知系外感伏邪，因春萌动，传入胃府，久而化热，而肝木复乘时令之旺以侮克胃土，是以腹疼且泄泻也。其脉象不为洪实而现弦硬之象者，因胃土受侮，亦从肝木之化也。

为疏方用生杭芍、生怀山药、滑石、玄参各一两，甘草、连翘各三钱，煎服一剂，热与腹疼皆愈强半，可以进食，自服药后大便犹下两次。诊其脉象已近和平，遂将方中芍药、滑石、玄参各减半，又服一剂全愈。（《医学衷中参西录·芍药解》）

◆ 代赭石一两

案1

见一两医案·腹痛·石膏案。

案2

见四两医案·便秘·芒硝·案2。

◆ 滑石一两

见一两医案·腹痛·白芍案。

◆ 黄芪一两

一门生张德元，少腹素有寒积，因饮食失慎，肠结大便不下，少腹胀疼，两日饮食不进。用蓖麻油下之，便行三次而疼胀如故。又投以温暖下焦之剂，服后亦不觉热，而疼胀如故。细诊其脉，沉而无力，询之微觉短气。疑系胸中大气下陷，先用柴胡二钱煎汤试服，疼胀少瘥。遂用生箭芪一两，当归、党参各三钱，升麻、柴胡、桔梗各钱半，煎服一剂，疼胀全消，气息亦顺，惟觉口中发干。又即原方去升麻、党参，加知母三钱，连服数剂全愈。（《医学衷中参西录·答徐韵英问腹疼治法》）

◆ 山药一两

见一两医案·腹痛·白芍案。

◆ 石膏一两

沈阳张姓媪，住小南门外风雨台旁，年过六旬，肠结腹疼，兼心中发热。

病因：素有肝气病，因怒肝气发动，恒至大便不通，必服泻药始通下。此次旧病复发而呕吐不能受药，是以病久不愈。

证候：胃下脐上似有实积，常常作疼，按之则疼益甚，表里俱觉发热，恶心呕吐。连次延医服药，下咽须臾即吐出，大便不行已过旬日，水浆不入者七八日矣。脉搏五至，左右脉象皆弱，独右关重按似有力，舌有黄苔，中心近黑。因问其得病之初曾发冷否？答云：旬日前曾发冷两日，至三日即变为热矣。

诊断：即此证脉论之，其阳明胃腑当蕴有外感实热，是以表里俱热，因其肠结不通，胃气不能下行，遂转而上行与热相并作呕吐。治此证之法，当用镇降之药止其呕，咸润之药开其结，又当辅以补益之品，俾其呕止结开，而正气无伤，始克有济。

处方：生石膏一两（轧细），生赭石一两（轧细），玄参一两，潞参四钱，芒硝四钱，生麦芽二钱，茵陈二钱；共煎汤一大盅，温服。

效果：煎服一剂，呕止结开，大便通下燥粪若干，表里热皆轻减，可进饮食。诊其脉仍有余热未净，再为开滋阴清热之方，俾服数剂以善其后。（《医学衷中参西录·肠胃病门》）

二十一、腹　　胀

◆ 麦芽一两

邻村霍印科愚师兄弟也，当怒动肝火之余感受伤寒，七八日间腹中胀满，大便燥结，医者投以大承气汤，大便未通下，胁下转觉疼不可支。其脉左部沉弦有力，知系肝经气郁火盛，急用柴胡三钱、生麦芽一两，煎汤服后，至半点钟胁下已不觉疼，又迟一点余钟，大便即通下。大便下后，腹即不胀，而病脱然全愈矣。

此案实仿前案之义（指刘肃亭治疗伤寒热入阳明大便燥结，他医用大承气汤两剂不下，其单用威灵仙三钱煎汤，服后大便通下，病亦遂愈），亦前后药力相借以通大便也。（《医学衷中参西录·阳明病三承气汤证》）

◆ 莱菔子一两

一人年五旬，当极忿怒之余，腹中连胁下突然胀起，服诸理气、开气之药皆不效。俾用生莱菔子一两，柴胡、川芎、生麦芽各三钱，煎汤两盅，分三次温服下，尽剂而愈。（《医学衷中参西录·莱菔子解》）

二十二、泄　泻

◆ 山药一两

案1

一妇人年三十余。泄泻数月不止，病势垂危。倩人送信于其父母，其父将往瞻视，询方于愚。言从前屡次延医治疗，百药不效。因授以山药煮粥方（薯蓣粥），日服三次，两日全愈。又服数日，身亦康健。（《医学衷中参西录·治泄泻方》）

● 薯蓣粥：生怀山药一斤，轧细过罗，每服用药七八钱，或至一两，和凉水调入锅内煮，置炉上，不住以箸搅之，两三沸即成粥服之。若小儿服，或少调以白糖亦可。主治阴虚劳热，或喘，或嗽，或大便滑泻，小便不利，一切羸弱虚损之证。

案2

一人年二十余，素劳力太过，即觉气分下陷。一岁之间，为治愈三次。至秋杪感冒时气，胸中烦热满闷，燥渴引饮，滑泻不止，微兼喘促。舌上无苔，其色鲜红，兼有砂粒。延医调治，投以半补半破之剂。意欲止其滑泻，兼治其满闷也。服药二剂，滑泻不止。后愚为诊视，其脉似有实热，重按无力。遂先用拙拟加味天水散止其滑泻。方中生山药用两半，滑石用一两，一剂泻止。

继服滋阴清火之剂，数剂喘促亦愈，火亦见退。唯舌干连喉几不能言，频频饮水，不少濡润，胸中仍觉满闷。愚恍悟曰：此乃外感时气，挟旧病复发，故其脉象虽热，按之不实。其舌干如斯者，津液因气分下陷而不上潮也。其胸中满闷者，气分下陷，胸中必觉短气，病患不善言病情，故漫言满闷也。此时大便不行已五日。遂投以白虎加人参以山药代粳米汤（见于三两医案·温病·石膏·案5），一剂病愈十之七八，而舌之干亦减半。又服一剂，大便得通，病觉全愈。舌上仍无津液，又用潞参一两、玄参两半，日服一剂，三日后舌上津液滋润矣。（《医学衷中参西录·治伤寒温病同用方·白虎加人参以山药代粳米汤》）

● 加味天水散：生山药一两，滑石六钱，甘草三钱。

案3

一人年近五旬。泄泻半载不愈，羸弱已甚。遣人来询方，言屡次延医服药，皆分毫无效。授以薯蓣粥方（见于一两医案·泄泻·山药·案1），数日又来言，服之虽有效验，泻仍不止。遂俾用鸡子数枚煮熟，取其黄捏碎，调粥中（指薯蓣鸡子黄粥）服之，两次而愈。盖鸡子黄有固涩大肠之功，且较鸡子白易消化也。以后此方用过数次，皆随手奏效。（《医学衷中参西录·治泄泻方》）

● 薯蓣鸡子黄粥：薯蓣粥加熟鸡子黄三枚。主治泄泻久，肠滑不固。

案 4

见一两医案·泄泻·地黄·案 2。

案 5

见一两医案·泄泻·白术案。

◆ 地黄一两

案 1

邑六间房村王某，年二十余，资禀羸弱，又耽烟色，于秋初病疟，两旬始愈。一日大便滑泻数次，头面汗出如洗，精神颓废，昏昏似睡，其脉上盛下虚，两寸摇摇，两尺无根，数至七至，延医二人，皆不疏方。愚后至，为拟方：净萸肉、大熟地各一两，生山药、生龙骨、生牡蛎各六钱，茯苓、生杭芍各三钱，乌附子一钱（即既济汤，见于一两医案·汗证·地黄案），服一剂而醒，又服两剂遂复初。（《医学衷中参西录·山萸肉解》）

案 2

胡益轩，天津南唐官屯人，年四十二岁，业商，于孟秋得泄泻兼灼热病。

病因：其兄因痢病故，铺中之事及为其兄殡葬之事，皆其一人经理，哀痛之余，又兼心力俱瘁，遂致大便泄泻周身发热。

证候：一日夜泻十四五次，将泻时先腹疼，泻后疼益甚，移时始愈，每过午一点钟，即觉周身发热，然不甚剧，夜间三点钟后，又渐愈，其脉六部皆弱，两尺尤甚。

诊断：按此证系下焦虚寒及胸中大气虚损也。盖下焦寒甚者，能迫下焦之元阳上浮，胸中大气虚甚者，恒不能收摄，致卫气外浮，则元阳之上浮与卫气之外浮相并，即可使周身发热。其发在过午者，因过午则下焦之阴寒益盛，而胸中大气益虚也（胸中大气乃上焦之阳气，过午阴盛，是以大气益虚）。此本虚寒泄泻之证，原不难治，而医者因其过午身热，皆不敢投以温补，是以屡治不愈。拟治以大剂温补之药，并收敛其元阳归其本源，则泄泻止而灼热亦愈矣。

处方：白术五钱（炒），熟怀地黄一两，生怀山药一两，净萸肉五钱，干姜三钱，乌附子三钱，生杭芍三钱，云苓片二钱，炙甘草三钱；共煎汤一大盅，温服。

复诊：服药一剂，身热即愈，服至三剂，泄泻已愈强半，脉象亦较前有力，遂即原方略为加减，俾再服之。

处方：白术六钱（炒），熟怀地黄一两，生怀山药一两，净萸肉五钱，龙眼肉五钱，干姜四钱，乌附子四钱，云苓片二钱，炙甘草三钱。

效果：将药连服十余剂，病遂全愈。（《医学衷中参西录·大小便病门》）

◆ 白术一两

一妇人年四十许。初因心中发热，气分不舒，医者投以清火理气之剂，遂泄泻不止。更延他医，投以温补之剂，初服稍轻，久服则泻仍不止。一日夜四五次，迁延半载，以为无药可治。后愚为诊视，脉虽濡弱，而无弦数之象，知犹可治。但泻久身弱，虚汗淋漓，心中怔忡，饮食减少，踌躇再四，为拟此方（指扶中汤），补脾兼补心肾。数剂泻止，而汗则加多。遂于方中加龙骨、牡蛎各六钱，两剂汗止，又变为漫肿。盖从前泻时，小便短少，泻止后，小便仍少，水气下无出路，故蒸为汗，汗止又为漫肿也。斯非分利小便，使水气下行不可。特其平素常觉腰际凉甚，利小便之药，凉者断不可服。遂去龙骨、牡蛎，加椒目三钱，连服十剂全愈（《医学衷中参西录·龙眼肉解》也录有本案）。（《医学衷中参西录·治泄泻方·扶中汤》）

●扶中汤：炒白术一两，生山药一两，龙眼肉一两。小便不利加椒目。主治泄泻久不止，气血俱虚，身体羸弱，将成劳瘵之候。

◆ 党参一两

见一两医案·泄泻·白术案。

◆ 桂圆肉一两

见一两医案·泄泻·白术案。

◆ 滑石一两

见一两医案·泄泻·山药·案4。

◆ 玄参一两

见一两医案·泄泻·山药·案4。

二十三、便　秘

◆ 白芍一两

一少妇，于大怒之余感冒伤寒，热传阳明，大便燥结，医者两次投以大承气皆吐出。诊其脉弦长有力。盖脉现弦长，无论见于何部，皆主肝火炽盛，此不受药之所以然也。遂于大承气汤中将朴、实减轻（朴、实各用钱半），加生杭芍、生赭石各一两，临服药时，又恐药汤入口即吐出，先用白开水送服生赭石（细末）三钱（赭石质同铁锈，因铁锈为铁氧化合，赭石亦铁氧化合也，故生研为细末可服，凡吐甚者，煎汤服之，或不效，服其细末必能立止），继将药服下，阅三点钟，大便通下而病即愈矣。（《医学衷中参西录·阳明病三承气汤证》）

◆ 代赭石一两

见一两医案·便秘·白芍案。

◆ 当归一两

见二两医案·便秘·代赭石·案1。

◆ 蜂蜜一两

一叟年近六旬，因外感之热过甚，致大便旬日未通，其脉数逾六至，心中烦热，延医数人，皆不敢用降下之剂。然除降下外，又别无治法，愚诊其脉象虽数，重按甚实，遂先投以大剂白虎加人参汤，每剂分三次温服下，连服两剂，壮热全消，脉已不数，大便犹未通下，继用净芒硝（细末）三钱、蜂蜜一两，开水冲服，大便通下，病遂愈。（《医学衷中参西录·阳明病三承气汤证》）

◆ 紫苏子一两

见二两医案·便秘·代赭石·案1。

二十四、胁　痛

◆ 山药一两

案1

齐斐章，县尹，吉林人，寓天津二区，年五旬，得胁下作疼，兼胃口疼病。

病因：素有肝气不顺病，继因设买卖赔累，激动肝气，遂致胁下作疼，久之胃口亦疼。

证候：其初次觉疼恒在申酉时，且不至每日疼，后浸至每日觉疼，又浸至无时不疼。屡次延医服药，过用开破之品伤及脾胃，饮食不能消化，至疼剧时恒连胃中亦疼。其脉左部沉弦微硬，右部则弦而无力，一息近五至。

诊断：其左脉弦硬而沉者，肝经血虚火盛，而肝气又郁结也。其右脉弦而无力者，土为木伤，脾胃失其蠕动健运也。其胁疼之起点在申酉时者，因肝属木，申酉属金，木遇金时其气化益遏抑不舒也。《内经》谓："厥阴不治，求之阳明。"夫厥阴为肝，阳明为胃，遵《内经》之微旨以治此证，果能健补脾胃，俾中焦之气化营运无滞，再少佐以理肝之品，则胃疼可愈，而胁下之疼亦即随之而愈矣。

处方：生怀山药一两，大甘枸杞六钱，玄参四钱，寸麦冬（带心）四钱，於白术三钱，生杭芍三钱，生麦芽三钱，桂枝尖二钱，龙胆草二钱，生鸡内金（黄色的，捣）二钱，厚朴钱半，甘草钱半；共煎汤一大盅，温服。

复诊：将药连服四剂，胃中已不作疼，胁下之疼亦大轻减，且不至每日作疼，即有疼时亦须臾自愈。脉象亦见和缓，遂即原方略为加减，俾再服之。

处方：生怀山药一两，大甘枸杞六钱，玄参五钱，寸麦冬（带心）四钱，於白术三钱，生杭芍三钱，当归三钱，桂枝尖二钱，龙胆草二钱，生鸡内金（黄色的，捣）二钱，醋香附钱半，甘草钱半，生姜二钱；共煎汤一大盅，温服。

效果：将药连服五剂，胁下之疼霍然全愈，肝脉亦和平如常矣。

遂停服汤药，俾日用生怀山药（细末）两许，水调煮作茶汤，调以蔗糖令适口，以之送服生鸡内金（细末）二分许，以善其后。（《医学衷中参西录·肢体疼痛门》）

案2

一妇人年近四旬，胁下常常作疼，饮食入胃常停滞不下行，服药数年不愈，此肝不升、胃不降也。

为疏方：用生麦芽四钱以升肝，生鸡内金二钱以降胃，又加生怀山药一两以培养脏腑之气化，防其因升之降之而有所伤损，连服十余剂，病遂全愈。（《医学衷中参西录·大麦芽解》）

案3

见一两医案·胁痛·石膏案。

◆ 柏子仁一两

邻村友人毛仙阁之子，素患肝脏虚弱，恒服补肝之品，一日左胁下疼痛异常，左关弦硬，因其肝脏素弱不敢投以破气疏肝之品，遂单用柏子仁一两煎汤饮之，立愈。

盖柏之树杪皆向西北，其实又冬日采取，饱经霜露，得金水之气最多，肝木之横恣用金以镇之，水以滋之，其脉之弦硬悉化，所以其疼立止也。（《医学衷中参西录·深研肝左脾右之理》）

◆ 石膏一两

沧县西河沿王媪，年七旬有一。于仲冬胁下作疼，恶心呕吐，大便燥结。服药月余，更医十余人，病浸加剧。及愚诊视时，不食者已六七日，大便不行者已二十余日。其脉数五至余，弦而有力，左右皆然。舌苔满布，起芒刺，色微黄。其心中时觉发热，偶或作渴，仍非燥渴。胁下时时作疼，闻食味则欲呕吐，所以不能进食。小便赤涩短少。此伤寒之热已至阳明之府，胃与大肠皆实，原是承气汤证。特其脉虽有力，然自弦硬中见其有力，非自洪滑中见其有力。此阴虚火实之脉，且数近六至，又年过七旬，似不堪承气之推荡。而愚有变通之法，加药数味于白虎汤中，则呕吐与胁疼皆止，大便亦可通下矣。病家闻之，疑而问曰：先生之论诚善，然从前医者皆未言有外感，且此病初起，亦未有头疼恶寒外征，何以竟成伤寒传府之重证了。

答曰：此乃伏气为病也。大约此外感受于秋冬之交，因所受甚轻，所以不觉有外感，亦未能即病。而其所受之邪，伏于膜原之间，阻塞气化，暗生内热，遂浸养成今日之病。观此舌苔微黄，且有芒刺，岂非有外感之显征乎？病家似悟会，遂为疏方：生石膏两半，生山药一两，知母五钱，赭石五钱，川楝子五钱，生杭芍四钱，甘草二钱；煎汤两盅，分三次温服下。因其胁疼甚剧，肝木不和，但理以芍药、川楝，仍恐不能奏效，又俾用羚羊角一钱，另煎汤当茶饮之，以平肝泻热。

当日将药服完，次晨复诊：脉象已平，舌上芒刺已无，舌苔变白色已退强半，胁疼亦大见愈，略思饮食，食稀粥一中碗，亦未呕吐，惟大便仍未通下。疏方再用天冬、玄参、沙参、赭石各五钱，甘草二钱，西药硫酸镁二钱（冲服）。煎服后，大便遂通下，诸病皆愈。为其年高病久，又俾服滋补之药数剂，以善其后。（《医学衷中参西录·临证随笔》）

二十五、黄　疸

◆ 代赭石一两

范庸吾，年三十二岁，住天津城里草厂庵旁，业商，为义商汇丰银行经理，得黄疸证。

病因：连日朋友饮宴，饮酒过量，遂得斯证。

证候：周身面目俱黄，饮食懒进，时作呕吐，心中恒觉发热，小便黄甚，大便白而干涩，脉象左部弦而有力，右部滑而有力。

诊断：此因脾中蕴有湿热，不能助胃消食，转输其湿热于胃，以致胃气上逆（是以呕吐），胆火亦因之上逆（黄坤载谓：非胃气下降，则胆火不降），致胆管肿胀不能输其汁于小肠以化食，遂溢于血中而成黄疸矣。治此证者，宜降胃气，除脾湿，兼清肝胆之热，则黄疸自愈。

处方：生赭石一两（轧细），生薏米八钱（捣细），茵陈三钱，栀子三钱，生麦芽三钱，竹茹三钱，木通二钱，槟榔二钱，甘草二钱；煎汤服。

效果：服药一剂，呕吐即止，可以进食，又服两剂，饮食如常，遂停药，静养旬日间黄疸皆退净。（《医学衷中参西录·黄疸门》）

二十六、头　痛

◆ 牛膝一两

案1

天津于氏所娶新妇，过门旬余，忽然头疼。医者疑其受风，投以发表之剂，其疼陡剧，号呼不止。延愚为之诊视。其脉弦硬而长，左部尤甚。知其肝胆之火上冲过甚也。遂投以镇肝熄风汤，加龙胆草三钱，以泻其肝胆之火。一剂病愈强半，又服两剂，头已不疼，而脉象仍然有力。遂去龙胆草，加生地黄六钱，又服数剂，脉象如常，遂将药停服。（《医学衷中参西录·治内外中风方》）

●镇肝熄风汤：怀牛膝一两，生代赭石一两，生龙骨五钱，生牡蛎五钱，生龟板五钱，生白芍五钱，玄参五钱，天门冬五钱，川楝子二钱，生麦芽二钱，茵陈二钱，甘草一钱半。主治内中风证，其脉弦长有力（即西医所谓血压过高），或上盛下虚，头目时常眩晕，或脑中时常作疼发热，或目胀耳鸣，或心中烦热，或时常噫气，或肢体渐觉不利，或口眼渐形歪斜，或面色如醉，甚或眩晕，至于颠仆，昏不知人，移时始醒，或醒后不能撤消，精神短少，或肢体痿废，或成偏枯。

案2

一赋闲军官，年过五旬，当军旅纵横之秋，为地方筹办招待所，应酬所过军队，因操劳过度，且心多抑郁，遂觉头疼。医者以为受风，投以表散之药，疼益甚，昼夜在地盘桓，且呻吟不止。诊其脉象弦长，左部尤重按有力，知其亦系肝胆火盛，挟气血而上冲脑部也。服发表药则血愈上奔，故疼加剧也。为疏方大致与前方（怀牛膝一两，生杭芍、生龙骨、生牡蛎、生赭石各六钱，玄参、川楝子各四钱，龙胆草三钱，甘草二钱，磨取铁锈浓水煎药）相似，而于服汤药之前，俾先用铁锈一两煎水饮之，须臾即可安卧，不作呻吟，继将汤药服下，竟周身发热，汗出如洗。病家疑药不对证，愚思之，恍悟其故，因谓病家曰：此方与此证诚有龃龉，然所不对者几微之间耳。盖肝为将军之官，中寄相火，骤用药敛之、镇之、泻之，而不能将顺其性，其内郁之热转挟所寄之相火起反动力也。即原方再加药一味，自无斯弊。遂为加茵陈二钱。服后遂不出汗，头疼亦大轻减。又即原方略为加减，连服数剂全愈。

夫茵陈原非止汗之品（后世本草且有谓其能发汗者），而于药中加之，汗即不再出者，诚以茵陈为青蒿之嫩者，采于孟春，得少阳发生之气最早，与肝胆有同气相求之妙，虽其性凉能泻肝胆，而实善调和肝胆，不复使起反动力也。（《医学衷中参西录·论脑充血之原因及治法》）

案3

一高等检察厅科员，近年五旬，因处境不顺，兼办稿件劳碌，渐觉头疼，日浸加剧，服药无效，遂入西人医院。治旬日，头疼不减，转添目疼。又越数日，两目生翳，视物不明，来院求为诊治。其脉左部洪长有力，自言脑疼彻目，目疼彻脑，且时觉眩晕，难堪之情莫可名状。脉证合参，知系肝胆之火挟气血上冲脑部，脑中血管因受冲激而膨胀，故作疼；目系连脑，脑中血管膨胀不已，故目疼生翳，目眩晕也。因晓之曰："此脑充血证也。深考此证之原因，脑疼为目疼之根；而肝胆之火挟气血上冲，又为脑疼之根。欲治此证，当清火、平肝、引血下行，头疼愈而目疼、生翳及眩晕自不难调治矣。"

遂为疏方，用怀牛膝一两，生杭芍、生龙骨、生牡蛎、生赭石各六钱，玄参、川楝子各四钱，龙胆草三钱，甘草二钱，磨取铁锈浓水煎药。服一剂，觉头目之疼顿减，眩晕已无。即方略为加减，又服两剂，头疼、目疼全愈，视物亦较真。其目翳原系外障，须兼外治之法，为制磨翳药水一瓶，日点眼上五六

次，徐徐将翳尽消。(《医学衷中参西录·论脑充血之原因及治法》)

案4

见一两医案·头痛·代赭石·案2。

案5

见一两医案·头痛·代赭石·案3。

案6

见一两医案·头痛·代赭石·案1。

◆ 代赭石一两

案1

崔华林，天津金钢桥旁德兴木厂理事，年三十八岁，得脑充血兼两腿痿弱证。

病因：出门采买木料，数日始归，劳心劳力过度，遂得斯证。

证候：其初常觉头疼，时或眩晕，心中发热，饮食停滞，大便燥结，延医治疗无效。一日早起下床，觉痿弱无力，痿坐于地，人扶起坐床沿休息移时，自扶杖起立，犹可徐步，然时恐颠仆。其脉左部弦而甚硬，右部弦硬且长。

诊断：其左脉弦硬者，肝气挟火上升也。右脉弦硬且长者，胃气上逆更兼冲气上冲也。因其脏腑间之气化有升无降，是以血随气升充塞于脑部作疼作眩晕。其脑部充血过甚，或自微细血管溢血于外，或隔血管之壁，些些渗血于外，其所出之血，若着于司运动之神经，其重者可使肢体痿废，其轻者亦可使肢体软弱无力。若此证之忽然痿坐于地者是也。至其心中之发热，饮食之停滞，大便之燥结，亦皆其气化有升无降之故，此宜平肝清热，降胃安冲，不使脏腑之气化过升，且导引其脑中过充之血使之下行，则诸证自愈矣。

处方：生赭石一两(轧细)，怀牛膝一两，生怀地黄一两，生珍珠母六钱(捣碎)，生石决明六钱(捣碎)，生杭芍五钱，当归四钱，龙胆草二钱，茵陈钱半，甘草钱半；共煎汤一大盅，温服。

复诊：将药连服七剂，诸病皆大见愈，脉象亦大见缓和，惟其步履之间，仍须用杖，未能复常，心中仍间有发热之时。拟即原方略为加减，再佐以通活血脉之品。

处方：生赭石一两(轧细)，怀牛膝一两，生怀地黄一两，生杭芍五钱，生珍珠母四钱(捣碎)，生石决明四钱(捣碎)，丹参四钱，生麦芽三钱，土鳖虫五个，甘草一钱；共煎汤一大盅，温服。

效果：将药连服八剂，步履复常，病遂全愈。（《医学衷中参西录·脑充血门》）

案2

天津北马路西首，于氏妇，年二十二岁，得脑充血头疼证。

病因：其月信素日短少不调，大便燥结，非服降药不下行，浸至脏腑气化有升无降，因成斯证。

证候：头疼甚剧，恒至夜不能眠，心中常觉发热，偶动肝火即发眩晕，胃中饮食恒停滞不消，大便六七日不行，必须服通下药始行。其脉弦细有力而长，左右皆然，每分钟八十至，延医诊治历久无效。

诊断：此因阴分亏损，下焦气化不能固摄，冲气遂挟胃气上逆，而肝脏亦因阴分亏损，水不滋木，致所寄之相火妄动，恒助肝气上冲。由斯脏腑之气化有升无降，而自心注脑之血为上升之气化所迫，遂至充塞于脑中血管而作疼作晕也。其饮食不消、大便不行者，因冲胃之气皆逆也。其月信不调且短少者，因冲为血海，肝为冲任行气，脾胃又为生血之源，诸经皆失其常司，是以月信不调且少也。《内经》谓："血菀（同郁）于上，使人薄厥。"言为上升之气血逼薄而厥也。此证不急治则薄厥将成，宜急治以降胃镇冲平肝之剂，再以滋补真阴之药辅之。庶可转上升之气血下行不成薄厥也。

处方：生赭石一两（轧细），怀牛膝一两，生怀地黄一两，大甘枸杞八钱，生怀山药六钱，生杭芍五钱，生龙齿五钱（捣碎），生石决明五钱（捣碎），天冬五钱，生鸡内金二钱（黄色的，捣），苏子二钱（炒捣），茵陈钱半，甘草钱半；共煎汤一大盅，温服。

复诊：将药连服四剂，诸病皆见轻，脉象亦稍见柔和。惟大便六日仍未通行，因思此证必先使其大便如常，则病始可愈，拟将赭石加重，再将余药略为加减以通其大便。

处方：生赭石两半（轧细），怀牛膝一两，天冬一两，黑芝麻八钱（炒捣），大甘枸杞八钱，生杭芍五钱，生龙齿五钱（捣碎），生石决明五钱（捣碎），苏子三钱（炒捣），生鸡内金一钱半（黄色的，捣），甘草钱半，净柿霜五钱；药共十二味，将前十一味煎汤一大盅，入柿霜融化温服。

三诊：将药连服五剂，大便间日一行，诸证皆愈十之八九，月信适来，仍不甚多，脉象仍有弦硬之意，知其真阴犹未充足也。当即原方略为加减，再加滋阴生血之品。

处方：生赭石一两（轧细），怀牛膝八钱，大甘枸杞八钱，龙眼肉六钱，生怀地黄六钱，当归五钱，玄参四钱，沙参四钱，生怀山药四钱，生杭芍四钱，生鸡内金一钱（黄色的，捣），甘草二钱，生姜三钱，大枣三枚（掰开）；共煎汤一大盅，温服。

效果：将药连服四剂后，心中已分毫不觉热，脉象亦大见和平，大便日行一次，遂去方中玄参、沙参，生赭石改用八钱、生怀山药改用六钱，俾多服数剂，以善其后。（《医学衷中参西录·脑充血门》）

案3

天津一区，李氏妇，年过三旬，得脑充血头疼证。

病因：禀性褊急，家务劳心，常起暗火，因得斯证。

证候：其头疼或左或右，或左右皆疼，剧时至作呻吟。心中常常发热，时或烦躁，间有眩晕之时，其大便燥结非服通下药不行。其脉左右皆弦硬而长，重诊甚实，经中西医延医二年，毫无功效。

诊断：其左脉弦硬而长者，肝胆之火上升也；其右脉弦硬而长者，胃气不降而逆行，又兼冲气上冲也。究之，左右脉皆弦硬，实亦阴分有亏损也。因其脏腑之气化有升无降，则血随气升者过多，遂至充塞于脑部，排挤其脑中之血管而作疼，此《内经》所谓血之与气并走于上之厥证也。亦即西人所谓脑充血之证也。其大便燥结不行者，因胃气不降，失其传送之职也。其心中发烦躁者，因肝胃之火上升也。其头部间或眩晕者，因脑部充血过甚，有碍于神经也。此宜清其脏腑之热，滋其脏腑之阴，更降其脏腑之气，以引脑部所充之血下行，方能治愈。

处方：生赭石两半（轧细），怀牛膝一两，生怀山药六钱，生怀地黄六钱，天冬六钱，玄参五钱，生杭芍五钱，生龙齿五钱（捣碎），生石决明五钱（捣碎），茵陈钱半，甘草钱半；共煎汤一大盅，温服。

方解：赭石为铁氧化合，其质重坠下行，能降胃平肝、镇安冲气；其下行之力，又善通大便燥结而毫无开破之弊。方中重用两半者，因此证大便燥结过甚，非服药不能通下也。盖大便不通，是以胃气不下降，而肝火之上升、冲气之上冲，又多因胃气不降而增剧。是治此证者，当以通其大便为要务，迨服药至大便自然通顺时，则病愈过半矣。牛膝为治腿疾要药，以其能引气血下行也。而《名医别录》及《千金翼方》，皆谓其除脑中痛，盖以其能引气血下行，即可轻减脑中之充血也。愚生平治此等证必此二药并用，而又皆重用之。用玄参、天冬、芍药者，取其既善退热兼能滋阴也。用龙齿、石决明者，以其皆为肝家之药，其性皆能敛戢肝火，镇熄肝风，以缓其上升之势也。用山药、甘草者，以二药皆善和胃，能调和金石之药与胃相宜，犹白虎汤用甘草、粳米之义，而山药且善滋阴，甘草亦善缓肝也。用茵陈者，因肝为将军之官，其性刚果，且中寄相火，若但用药平之镇之，恒至起反动之力，茵陈为青蒿之嫩者，禀少阳初生之气（春日发生最早），与肝木同气相求，最能将顺肝木之性，且又善泻肝热，李氏《纲目》谓善治头痛，是不但将顺肝木之性使不至反动，且又为清凉脑部之要药也。诸药汇集为方，久服之自有殊效。

复诊：将药连服二十余剂，其中随时略有加减，头已不疼，惟夜失眠时则仍疼，心中发热烦躁皆无，亦不复作眩晕，大便届时自行，无须再服通药，脉象较前和平而仍有弦硬之意。此宜注意滋其真阴，以除病根。

处方：生赭石一两（轧细），怀牛膝八钱，生怀山药八钱，生怀地黄八钱，玄参六钱，大甘枸杞六钱，净萸肉五钱，生杭芍四钱，柏子仁四钱，生麦芽三钱，甘草二钱；共煎汤一大盅，温服。方中用麦芽者，借以宣通诸药之滞腻也。且麦芽生用原善调和肝气，亦犹前方用茵陈之义也。

效果：将药又连服二十余剂，亦随时略有加减，病遂全愈，脉象亦和平如常矣。(《医学衷中参西录·脑充血门》)

案4

天津于氏所娶新妇，过门旬余，忽然头疼。医者疑其受风，投以发表之剂，其疼陡剧，号呼不止。延愚为之诊视。其脉弦硬而长，左部尤甚。知其肝胆之火上冲过甚也。遂投以镇肝熄风汤（见于一两医案·头痛·牛膝·案1），加龙胆草三钱，以泻其肝胆之火。一剂病愈强半，又服两剂，头已不疼，而脉象仍然有力。遂去龙胆草，加生地黄六钱，又服数剂，脉象如常，遂将药停服。(《医学衷中参西录·治内外中风方》)

◆ 地黄一两

案1

一人，年三十余，头疼数年，服药或愈，仍然反复，其脉弦而有力，左关尤甚，知其肝血亏损，肝火炽盛也。

投以熟地、柏实各一两，生龙骨、生牡蛎、龙胆草、生杭芍、枸杞各四钱，甘草、川芎各二钱。一剂疼止，又服数剂永不反复。(《医学衷中参西录·芎䓖解》)

案2

见一两医案·头痛·代赭石·案1。

案3

见一两医案·头痛·代赭石·案2。

◆ 柏子仁一两

见一两医案·头痛·熟地黄案。

◆ 天门冬一两

见一两医案·头痛·代赭石·案2。

二十七、眩　晕

◆ 代赭石一两

案1

骆义波，住天津东门里谦益里，年四十九岁，业商，得脑充血兼痰厥证。

病因：平素常患头晕，间有疼时，久则精神渐似短少，言语渐形謇涩，一日外出会友，饮食过度，归家因事有拂意，怒动肝火，陡然昏厥。

证候：闭目昏昏，呼之不应，喉间痰涎杜塞，气息微通。诊其脉左右皆弦硬而长，重按有力，知其证不但痰厥，实素有脑充血病也。

诊断：其平素头晕作疼，即脑充血之现证也。其司知觉之神经为脑充血所伤，是以精神短少。其司运动之神经为脑充血所伤，是以言语謇涩。又凡脑充血之人，其脏腑之气多上逆，胃气逆则饮食停积不能下行，肝气逆则痰火相并易于上干，此所以因饱食动怒而陡成痰厥也。此其危险即在目前，取药无及，当先以手术治之。

手术：治痰厥之手术，当以手指点其天突穴处，如此近八分钟许，即咳嗽呕吐。约吐出痰涎饮食三碗许，豁然顿醒，自言心中发热，头目胀疼，此当继治其脑部充血以求全愈。拟用建瓴汤方（见于一两医案·中风·牛膝·案2）治之，因病脉之所宜而略为加减。

处方：生赭石一两（轧细），怀牛膝一两，生怀地黄一两，天花粉六钱，生杭芍六钱，生龙骨五钱（捣碎），生牡蛎五钱（捣碎），生麦芽三钱，茵陈钱半，甘草钱半；磨取生铁锈浓水以之煎药，煎汤一盅，温服下。

复诊：将药服三剂，心中已不发热，头疼目胀皆愈，惟步履之时觉头重足轻，脚底如踏棉絮。其脉象较前和缓似有上盛下虚之象，爰即原方略为加减，再添滋补之品。

处方：生赭石一两（轧细），怀牛膝一两，生怀地黄一两，大甘枸杞八钱，生杭芍六钱，净萸肉六钱，生龙骨五钱（捣碎），生牡蛎五钱（捣碎），柏子仁五钱（炒捣），茵陈钱半，甘草钱半；磨取生铁锈浓水以之煎药，煎汤一大盅，温服。

效果：将药连服五剂，病遂脱然全愈。

将赭石、牛膝、地黄皆改用八钱，俾多服数剂，以善其后。（《医学衷中参西录·脑充血门》）

案2

见一两医案·眩晕·地黄·案1。

◆ 地黄一两

案1

刘铁珊将军丁卯来津后，其脑中常觉发热，时或眩晕，心中烦躁不宁，脉象弦长有力，左右皆然，知系脑充血证。盖其愤激填胸，焦思积虑者已久，是以有斯证也。为其脑中觉热，俾用绿豆实于囊中作枕，为外治之法。又治以镇肝熄风汤（见于一两医案·头痛·牛膝·案1），于方中加地黄一两，连服数剂，脑中已不觉热。遂去川楝子，又将生地黄改用六钱，服过旬日，脉象和平，心中亦不烦躁，遂将药停服。（《医学衷中参西录·治内外中风方·镇肝熄风汤》）

案2

见一两医案·眩晕·地黄·案1。

◆ 牛膝一两

见一两医案·眩晕·地黄·案1。

◆ 黄芪一两

邻村龙潭庄高姓叟，年过六旬，渐觉两腿乏力，浸至时欲眩仆，神昏健忘。恐成痿废，求为诊治。其脉微弱无力。为制此方（加味补血汤）服之，连进十剂，两腿较前有力，健忘亦见愈，而仍有眩晕之时。再诊其脉，虽有起色，而仍不任重按。遂于方中加野台参、天门冬各五钱，威灵仙一钱，连服二十余剂始愈。用威灵仙者，欲其运化参、芪之补力，使之灵活也。（《医学衷中参西录·治内外中风方》）

●加味补血汤：生黄芪一两，当归五钱，龙眼肉五钱，鹿角胶三钱，丹参三钱，乳香三钱，没药三钱，甘松二钱。主治身形软弱，肢体渐觉不遂，或头重目眩，或神昏健忘，或觉脑际紧缩作疼，甚或昏仆移时苏醒，致成偏枯；或全身痿废，脉象迟弱，内中风证之偏虚寒即肝过盛生风、肝虚极生风。

◆ 山药一两

奉天缉私督察处调查员罗荫华，年三十许，虚弱不能饮食，时觉眩晕，步履恒仆，自觉精神常欲涣散，其脉浮数细弱，知仓猝不能治愈。俾用生怀山药（细末）一两，煮作粥，调入白布圣五分服之，日两次，半月之后病大轻减，月余全愈。（《医学衷中参西录·山药解》）

◆ 山茱萸一两

邻村李子勋，年五旬，偶相值，求为诊脉，言前月有病，服药已愈，近觉身体清爽，未知脉象何如。诊之，其脉尺部无根，寸部摇摇有将脱之势，因其自谓病愈，若遽悚以危语，彼必不信，姑以脉象平和答之。遂秘谓其侄曰："令叔之脉甚危险，当服补敛之药，以防元气之暴脱。"其侄向彼述之，果不相信。后二日，忽遣人迎愚，言其骤然眩晕不起，求为诊治。既至见其周身颤动，头上汗出，言语错乱，自言心怔忡不能支持，其脉上盛下虚之象较前益甚。急投以净萸肉两半，生龙骨、生牡蛎、野台参、生赭石各五钱，一剂即愈。

继将萸肉改用一两，加生山药八钱，连服数剂，脉亦复常。（《医学衷中参西录·山萸肉解》）

二十八、中　　风

◆ 牛膝一两

案1

一媪，年过七旬，陡然左半身痿废。其左脉弦硬而大，有外越欲散之势。投以镇肝熄风汤（见于一两医案·头痛·牛膝·案1），又加净萸肉一两，一剂而愈。（《医学衷中参西录·治内外中风方·镇肝熄风汤》）

案2

直隶商品陈列所长王仲泉，其口眼略有歪斜，左半身微有不利，时作头疼，间或眩晕。其脉象洪实，右部尤甚。知其系脑部充血。问其心中，时觉发

热。治以建瓴汤，连服二十余剂全愈。(《医学衷中参西录·论治偏枯者不可轻用王勋臣补阳还五汤》)

●建瓴汤：生怀山药一两，怀牛膝一两，生赭石八钱，生龙骨六钱，生牡蛎六钱，生地黄六钱，生杭芍四钱，柏子仁四钱。可预防脑充血证。

案3

见一两医案·中风·山药·案2。

◆ **山药一两**

案1

孙聘卿，住天津东门里季家大院，年四十六岁，业商，得脑充血证，遂至偏枯。

病因：禀性褊急，又兼处境不顺，恒触动肝火，致得斯证。

证候：未病之先，恒觉头疼，时常眩晕。一日又遇事有拂意，遂忽然昏倒，移时醒后，左手足皆不能动，并其半身皆麻木，言语謇涩。延医服药十阅月，手略能动，其五指则握而不伸，足可任地而不能行步，言语仍然謇涩，又服药数月，病仍如故。诊其脉左右皆弦硬，右部似尤甚，知虽服药年余，脑充血之病犹未除也。问其心中发热乎？脑中有时觉疼乎？

答曰：心中有时觉有热上冲胃口，其热再上升则脑中可作疼，然不若病初得时脑疼之剧也。问其大便两三日一行，证脉相参，其脑中犹病充血无疑。

诊断：按此证初得，不但脑充血实兼脑溢血也。其溢出之血，着于左边司运动之神经则右半身痿废，着于右边司运动之神经则左半身痿废，此乃交叉神经以互司其身之左右也。想其得病之初，脉象之弦硬，此时尤剧，是以头疼眩晕由充血之极而至于溢血，因溢血而至于残废也。即现时之证脉详参，其脑中溢血之病想早就愈，而脑充血之病根确未除也。宜注意治其脑充血，而以通活经络之药辅之。

处方：生怀山药一两，生怀地黄一两，生赭石八钱（研细），怀牛膝八钱，生杭芍六钱，柏子仁四钱（炒捣），白术三钱（炒），滴乳香三钱，明没药三钱，土鳖虫四大个（捣），生鸡内金钱半（黄色的，捣），茵陈一钱；共煎汤一大盅，温服。

复诊：将药连服七剂，脑中已不作疼，心中间有微热之时，其左半身自觉肌肉松活，不若从前之麻木，言语之謇涩稍愈，大便较前通顺，脉之弦硬已愈十之七八，拟再注意治其左手足之痿废。

处方：生箭芪五钱，天花粉八钱，生赭石六钱（轧细），怀牛膝五钱，滴乳香四钱，明没药四钱，当归三钱，丝瓜络三钱，土鳖虫四大个（捣），地龙二钱（去土）；共煎汤一大盅，温服。

三诊：将药连服三十余剂，随时略有加喊，其左手之不伸者已能伸，左足之不能迈步者今已举足能行矣。病人问从此再多多服药可能复原否？

答曰：此病若初得即治，服药四十余剂即能脱然，今已迟延年余，虽服数百剂亦不能保全愈，因关节经络之间瘀滞已久也。然再多服数十剂，仍可见愈，遂即原方略为加减，再设法以瞤动其神经，补助其神经当更有效。

处方：生箭芪六钱，天花粉八钱，生赭石六钱（轧细），怀牛膝五钱，滴乳香四钱，明没药四钱，当归三钱，土鳖虫四大个（捣），地龙二钱（去土），真鹿角胶二钱（轧细），广三七二钱（轧细），制马钱子末三分；药共十二味，先将前九味共煎汤一大盅，送服后三味各一半，至煎渣再服时，仍送服其余一半。

方解：方中用鹿角胶者，因其可为左半身引经（理详三期四卷，活络效灵丹后），且其角为督脉所生，是以其性善补益脑髓以滋养脑髓神经也；用三七者，关节经络间积久之瘀滞，三七能融化之也；用制马钱子者，以其能瞤动神经使灵活也（制马钱子法，详三期七卷振颓丸下）。

效果：将药又连服三十余剂，手足之举动皆较前便利，言语之謇涩亦大见愈，可勉强出门作事矣。遂俾停服汤药，日用生怀山药细末煮作茶汤，调以白糖令适口，送服黄色生鸡内金（细末）三分许，当点心用之，以善其后。此欲用山药以补益气血，少加鸡内金以化瘀滞也。（《医学衷中参西录·脑充血门》）

案2

在津曾治东门里友人迟华章之令堂，年七旬有四，时觉头目眩晕，脑中作疼，心中烦躁，恒觉发热，两臂觉撑胀不舒，脉象弦硬而大，知系为脑充血之朕兆，治以建瓴汤（见于一两医案·中风·牛膝·案2）。连服数剂，诸病皆愈，惟脉象虽不若从前之大，而仍然弦硬。因苦于吃药，遂停服。

后月余，病骤反复。又用建瓴汤加减，连服数剂，诸病又愈。脉象仍未和平，又将药停服。

后月余，病又反复，亦仍用建瓴汤加减，连服三十余剂，脉象和平如常，遂停药勿服，病亦不再反复矣。（《医学衷中参西录·论脑充血证可预防及其证误名中风之由》）

案3

直隶商品陈列所长王仰泉，其口眼略有歪斜，左半身微有不利，时作头疼，间或眩晕。其脉象洪实，右部尤甚。知其系脑部充血。问其心中，时觉发热。治以建瓴汤（见于一两医案·中风·牛膝·案2），连服二十余剂全愈。（《医学衷中参西录·论治偏枯者不可轻用王勋臣补阳还五汤》）

案4

见一两医案·中风·代赭石·案1。

◆ 山茱萸一两

案1

见一两医案·中风·牛膝·案3。

案2

见一两医案·中风·代赭石·案3。

案3

见四两医案·中风·黄芪案。

◆ 代赭石一两

案1

谈丹崖，北平大陆银行总理，年五十二岁，得脑充血头疼证。

病因：禀性强干精明，分行十余处多经其手设立，因劳心过度，遂得脑充血头疼证。

证候：脏腑之间恒觉有气上冲，头即作疼，甚或至于眩晕，其夜间头疼益甚，恒至疼不能寐。医治二年无效，浸至言语謇涩，肢体渐觉不利，饮食停滞胃口不下行，心中时常发热，大便干燥。其脉左右皆弦硬，关前有力，两尺重按不实。

诊断：弦为肝脉，至弦硬有力无论见于何部，皆系有肝火过升之弊。因肝火过升，恒引动冲气胃气相并上升，是以其脏腑之间恒觉有气上冲也。人之血随气行，气上升不已，血即随之上升不已，以致脑中血管充血过甚，是以作疼。其夜间疼益剧者，因其脉上盛下虚，阴分原不充足，是以夜则加剧，其偶作眩晕亦职此也。至其心常发热，肝火炽其心火亦炽也。其饮食不下行，大便多干燥者，又皆因其冲气挟胃气上升，胃即不能传送饮食以速达于大肠也。其言语、肢体謇涩不利者，因脑中血管充血过甚，有妨碍于司运动之神经也。此宜治以镇肝降胃安冲之剂，而以引血下行兼清热滋阴之药辅之。又须知肝为将军之官，中藏相火，强镇之恒起其反动力，又宜兼用舒肝之药，将顺其性之作引也。

处方：生赭石（轧细）一两，生怀地黄一两，怀牛膝六钱，大甘枸杞六钱，生龙骨六钱（捣碎），生牡蛎六钱（捣碎），净萸肉五钱，生杭芍五钱，茵陈二钱，甘草二钱；共煎汤一大盅，温服。

复诊：将药连服四剂，头疼已愈强半，夜间可睡四五点钟，诸病亦皆见愈，脉象之弦硬已减，两尺重诊有根。拟即原方略为加减，俾再服之。

处方：生赭石一两（轧细），生怀地黄一两，生怀山药八钱，怀牛膝六钱，生龙骨六钱（捣碎），生牡蛎六钱（捣碎），净萸肉五钱，生杭芍五钱，生鸡内金钱半（黄色的，捣），茵陈钱半，甘草二钱；共煎汤一大盅，温服。

三诊：将药连服五剂，头已不疼，能彻夜安睡，诸病皆愈。惟经理行中事务，略觉操劳过度，头仍作疼，脉象犹微有弦硬之意，其心中仍间有觉热之时，拟再治以滋阴清热之剂。

处方：生怀山药一两，生怀地黄八钱，玄参四钱，北沙参四钱，生杭芍四钱，净萸肉四钱，生珍珠母四钱（捣碎），生石决明四钱（捣碎），生赭石四钱（轧细），怀牛膝三钱，生鸡内金钱半（黄色的，捣），甘草二钱；共煎汤一大盅，温饮下。

效果：将药连服六剂，至经理事务时，头亦不疼，脉象已和平如常。遂停服汤药，俾日用生山药细末，煮作茶汤，调以白糖令适口，送服生赭石（细末）钱许，当点心服之，以善其后。（《医学衷中参西录·脑充血门》）

案2

奉天大北关开醋房者杜正卿，忽然头目眩晕，口眼歪邪，舌强直不能发言，脉象弦长有力，左右皆然，视其舌苔白厚微黄，且大便数日不行，知其证兼内外中风也。俾先用阿斯必林瓦半，白糖水送下以发其汗，再用赭石、生龙骨、生牡蛎、蒌仁各一两，生石膏两半，菊花、连翘各二钱，煎汤，趁其正出汗时服之，一剂病愈强半，大便亦通。又按其方加减，连服数剂全愈。（《医学衷中参西录·赭石解》）

案3

见一两医案·中风·牛膝·案1。

◆ **地黄一两**

案1

见一两医案·中风·山药·案1。

案2

见一两医案·中风·代赭石·案1。

◆ 黄芪一两

案1

一媪年过七旬，陡然左半身痿废，其左脉弦硬而大，有外越欲散之势，投以此汤（指补偏汤）加萸肉一两，一剂而愈。(《医学衷中参西录·治肢体痿废方·补偏汤》)

●补偏汤：生黄芪一两五钱，当归五钱，天花粉四钱，天冬四钱，甘松三钱，生乳香三钱，没药三钱。主治偏枯。

案2

一叟年近六旬，忽得痿废证。两手脉皆弦硬，心中骚扰不安，夜不能寐。每于方中（指补偏汤）重用龙骨、牡蛎，再加降胃之药，脉始柔和，诸病皆减，二十剂外，渐能步履。(《医学衷中参西录·治肢体痿废方·补偏汤》)

◆ 当归一两

见四两医案·中风·黄芪案。

◆ 枸杞子一两

见四两医案·中风·黄芪案。

◆ 瓜蒌仁一两

见一两医案·中风·代赭石·案2。

◆ 龙骨一两

见一两医案·中风·代赭石·案2。

◆ 牡蛎一两

见一两医案·中风·代赭石·案2。

◆ 石膏一两

见一两医案·中风·代赭石·案2。

二十九、水　肿

◆ 地黄一两

案1

一媪，年六十余，得水肿证，延医治不效。时有专以治水肿名者，其方秘而不传。服其药自大便泻水数桶，一身肿尽消。言忌咸百日，可保永愈。数日又见肿，旋复如故。服其药三次皆然，而病人益衰惫矣。盖未服其药时，即艰于小便，既服药后，小便滴沥全无，所以旋消而旋肿也。再延他医，皆言服此药，愈后复发者，断乎不能调治。后愚诊视，其脉数而无力。愚曰：脉数者阴分虚也，无力者阳分虚也。膀胱之腑，有下口无上口，水饮必随气血流行，而后能达于膀胱，出为小便。《内经》所谓"州都之官，津液存焉，气化则能出"者是也。此脉阴阳俱虚，致气化伤损，不能运化水饮以达膀胱，此小便所以滴沥全无也。《易·系辞》曰："日往则月来，月往则日来，日月相推，而明生焉。寒往则暑来，暑往则寒来，寒暑相推，而岁成焉。往者屈也，来者信（伸音）也，屈信相感，而利生焉。"此天地之气化，即人身之气化也。爰立两方，一方以人参为君，辅以麦冬以济参之热，灵仙以行参之滞，少加地肤子为向导药，名之曰宣阳汤，以象日象暑；一方以熟地为君，辅以龟板以助熟地之润，芍药以行熟地之滞（芍药善利小便，故能行熟地之泥），亦少加地肤子为向导药，名之济阴汤，以象月象寒。二方轮流服之，以象日月寒暑相推、往来屈伸相感之义。俾先服济阴汤，取其贞下起元也。服至三剂，小便稍利。再服宣阳汤，亦三剂小便大利。又再服济阴汤，小便直如泉涌，肿遂尽消。病家疑而问曰："前服济阴汤，小便微通，此时又服之，何其功效百倍于从前？"

答曰：善哉问也。前服济阴汤，似于冬令，培草木之根荄，以厚其生长之基也。于服宣阳汤数剂后，再服济阴汤，如纯阳月后，一阴二阴甫生，时当五六月大雨沛行，万卉之畅茂，有迥异寻常者矣。（《医学衷中参西录·治癃闭方》）

● 济阴汤：怀熟地一两，生龟板五钱，生白芍五钱，地肤子一钱。主治阴分虚损，血亏不能濡润，致小便不利。

● 宣阳汤：野台参四钱，威灵仙一钱半，麦门冬六五钱，地肤子一钱。主治阳分虚损，气虚不能宣通，致小便不利。

案 2

见一两医案·水肿·山药案。

◆ 滑石一两

案 1

一叟年六十五,得风温证。六七日间,周身悉肿,肾囊肿大似西瓜,屡次服药无效。旬日之外,求为诊视。脉洪滑微浮,心中热渴,小便涩热,痰涎上泛,微兼喘息,舌苔白厚。投以此汤(指宣解汤),加生石膏一两,周身微汗,小便通利,肿消其半,犹觉热渴。遂将方中生石膏加倍,服后又得微汗,肿遂尽消,诸病皆愈。(《医学衷中参西录·治温病方》)

●宣解汤:滑石一两,甘草二钱,连翘三钱,蝉蜕三钱,生白芍四钱。主治感冒久在太阳,致热蓄膀胱,小便赤涩;或因小便秘而大便滑泻;兼治湿温初得,憎寒壮热,舌苔灰色滑腻者。

案 2

见四两医案·水肿·石膏案。

◆ 白茅根一两

见一两医案·水肿·石膏案。

◆ 山药一两

邻村霍氏妇,年二十余,因阴虚得水肿证。

病因:因阴分虚损,常作灼热,浸至小便不利,积成水肿。

证候:头面周身皆肿,以手按其肿处成凹,移时始能复原。日晡潮热,心中亦恒觉发热。小便赤涩,一日夜间不过通下一次。其脉左部弦细,右部弦而微硬,其数六至。

诊断:此证因阴分虚损,肾脏为虚热所伤而生炎,是以不能漉水以利小便。且其左脉弦细,则肝之疏泄力减,可致小便不利,右脉弦硬,胃之蕴热下溜,亦可使小便不利,是以积成水肿也。宜治以大滋真阴之品,俾其阴足自能退热,则肾炎可愈,胃热可清。肝木得肾水之涵濡,而其疏泄之力亦自充足,再辅以利小便之品作向导,其小便必然通利,所积之水肿亦不难徐消矣。

处方:生怀山药一两,生怀地黄六钱,生杭芍六钱,玄参五钱,大甘枸杞五钱,沙参四钱,滑石三钱;共煎汤一大盅,温服。

复诊：将药连服四剂，小便已利，头面周身之肿已消弱半，日晡之热已无，心中仍有发热之时，惟其脉仍数逾五至，知其阴分犹未充足也。仍宜注重补其真阴而少辅以利水之品。

处方：熟怀地黄一两，生杭芍六钱，生怀山药五钱，大甘枸杞五钱，柏子仁四钱，玄参四钱，沙参三钱，生车前子三钱（装袋），大云苓片二钱，鲜白茅根五钱；药共十味，先将前九味水煎十余沸，再入鲜白茅根，煎四五沸，取汤一大盅，温服。若无鲜白茅根，可代以鲜芦根。至两方皆重用芍药者，因芍药性善滋阴，而又善利小便，原为阴虚小便不利者之主药也。

效果：将药连服六剂，肿遂尽消，脉已复常，遂停服汤药，俾日用生怀山药（细末）两许，熬作粥，少兑以鲜梨自然汁，当点心服之，以善其后。（《医学衷中参西录·肿胀门》）

◆ **石膏一两**

邑北境常庄刘氏妇，年过三旬，因受风得水肿证。

病因：时当孟夏，农家忙甚，将饭炊熟，复自馌田间，因作饭时受热出汗，出门时途间受风，此后即得水肿证。

证候：腹中胀甚，头面周身皆肿，两目之肿不能开视，心中发热，周身汗闭不出，大便干燥，小便短赤。其两腕肿甚不能诊脉，按之移时，水气四开，始能见脉。其左部弦而兼硬，右部滑而颇实，一息近五至。

诊断：《金匮》辨水证之脉，谓风水脉浮，此证脉之部位肿甚，原无从辨其脉之浮沉，然即其自述，谓于有汗受风之后，其为风水无疑也。其左脉弦硬者，肝胆有郁热也；其右脉滑而实者，外为风束，胃中亦浸生热也。至于大便干燥，小便短赤，皆肝胃有热之所致也。当用《金匮》越婢汤加减治之。

处方：生石膏一两（捣细），滑石四钱，生杭芍四钱，麻黄三钱，甘草二钱，大枣四枚（掰开），生姜二钱，西药阿斯必林一瓦；中药七味，共煎汤一大盅，当煎汤将成之时，先用白糖水将西药阿斯必林送下，候周身出汗，若不出汗仍可再服一瓦，将所煎之汤药温服下，其汗出必益多，其小便当利，肿即可消矣。

复诊：如法将药服完，果周身皆得透汗，心中已不发热，小便遂利，腹胀身肿皆愈强半，脉象已近和平，拟再治以滋阴利水之剂，以消其余肿。

处方：生杭芍六钱，生薏米六钱（捣碎），鲜白茅根一两；药共三味，先将前二味水煎十余沸，加入白茅根，再煎四五沸，取汤一大盅，温服。

效果：将药连服十剂，其肿全消，俾每日但用鲜白茅根一两，煎数沸当茶饮之，以善其后。（《医学衷中参西录·肿胀门》）

三十、淋　　证

◆ 山药一两

案1

一人从前患毒淋，服各种西药两月余，淋已不疼，白浊亦大见轻，然两日不服药，白浊仍然反复。愚俾用膏淋汤，送服秘真丹，两次而愈。（《医学衷中参西录·治淋浊方》）

● 膏淋汤：生山药一两，生芡实六钱，生龙骨六钱，生牡蛎六钱，生地黄六钱，潞党参三钱，生白芍三钱。主治膏淋。

● 秘真丹：五倍子一两，甘草八钱。上二味共轧细，每服一钱，竹叶煎汤送下，日再服。主治诸淋证已愈，因淋久气化不固，遗精白浊者。

案2

张灼芳，年二十八岁，小学教员，于去岁冬月初，得膏淋，继之血淋。所便者，或血条，或血块，后则继以鲜血，溺频茎疼。屡经医者调治，病转加剧。其气色青黑，六脉坚数，肝脉尤甚。与以淋浊门理血汤，俾连服三剂，血止，脉稍平，他证仍旧。继按淋浊门诸方加减治之，十余剂全愈。灼芳谢曰："予得此证，食少不寐，肌肉消瘦，一月有余，屡治不效，病势日增。不意先生用药如此神妙，竟能挽回垂危之命。"（《医学衷中参西录·张让轩来函》）

● 理血汤：生山药一两，生龙骨六钱，生牡蛎六钱，海螵蛸四钱，茜草二钱，生白芍三钱，白头翁三钱，阿胶三钱；溺血加龙胆草三钱，大便下血去阿胶，加龙眼肉五钱。主治血淋及溺血，大便下血属于热者。

◆ 五倍子一两

见一两医案·淋证·山药·案1。

三十一、癃　　闭

◆ 滑石一两

案1

邻村刘叟，年六旬，先小便带血数日，忽小便不通，以手揉挤小腹，流血水少许，数次揉挤，疼痛不堪，求为诊治。其脉沉而有力，时当仲夏，覆厚被犹觉寒凉，知其实热郁于下焦，溺管因热而肿胀也。为疏方滑石、生杭芍各一两，知母、黄柏各八钱。煎一剂，小便通利。又加木通、海金沙各二钱，服两剂全愈。（《医学衷中参西录·论水臌气臌治法》）

案2

一人年六十余，溺血数日，小便忽然不通，两日之间滴沥全无。病人不能支持，自以手揉挤，流出血水少许，稍较轻松。揉挤数次，疼痛不堪揉挤。彷徨无措，求为诊治。其脉沉而有力，时当仲夏，身覆厚被，犹觉寒凉，知其实热郁于下焦，溺管因热而肿胀不通也。为拟此汤（指寒通汤），一剂稍通，又加木通、海金沙各二钱，服两剂全愈。（《医学衷中参西录·治癃闭方·寒通汤》）

● 寒通汤：滑石一两，生白芍一两，知母八钱，黄柏八钱。主治下焦蕴蓄实热，膀胱肿胀，溺管闭塞，小便滴沥不通。

◆ 白芍一两

案1

见一两医案·癃闭·滑石·案2。

案2

见一两医案·癃闭·滑石·案1。

三十二、血 证

◆ 山药一两

案1

沧州北关赵姓，年过四旬，患吐血证，从前治愈，屡次反复，已历三年，有一年重于一年之势。其脉濡而迟，气息虚，常觉呼气不能上达，且少腹间时觉有气下堕，此胸中宗气（亦名大气）下陷也。《内经》谓宗气积于胸中，以贯心脉而行呼吸。是宗气不但能统摄气分，并能主宰血分，因其下陷，则血分失其统摄，所以妄行也。遂投以拙拟升陷汤（见于四两医案·中风·黄芪案），加生龙骨、生牡蛎各六钱。服两剂后，气息即顺，少腹亦不下堕。遂将升麻减去，加生怀山药一两，又服数剂，其吐血证自此除根。（《医学衷中参西录·论吐血衄血之原因及治法》）

案2

邻村曾氏叟，年六十四岁，素有劳疾。因劳嗽过甚，呕血数碗，其脉摇摇无根，或一动一止，或两三动一止，此气血亏极将脱之候也。诊脉时，见其所咳吐者痰血相杂，询其从前呕吐之时，先觉心中发热。为疏方，用野台参三钱，生山药一两，生赭石（细末）八钱，知母六钱，生杭芍、牛蒡子各四钱，三七（细末）二钱，煎服一剂而血止，又服数剂，脉亦调匀。（《医学衷中参西录·人参解》）

案3

王宝森，天津裕大纺纱厂理事，年二十四岁，得咳嗽吐血证。

病因：禀赋素弱，略有外感，即发咳嗽，偶因咳嗽未愈，继又劳心过度，心中发热，遂至吐血。

证候：先时咳嗽犹轻，失血之后则嗽益加剧。初则痰中带血，继则大口吐血，心中发热，气息微喘，胁下作疼，大便干燥。其脉关前浮弦，两尺重按不实，左右皆然，数逾五至。

诊断：此证乃肺金伤损，肝木横恣，又兼胃气不降，肾气不摄也。为其肺金受伤，是以咳嗽痰中带血；为胃气不降，是以血随气升，致胃中血管破裂而大口吐血；至胁下作疼，乃肝木横恣之明证；其脉上盛下虚，气息微喘，又肾气不摄之明征也。治之者，宜平肝降胃，润肺补肾，以培养调剂其脏腑，则病自愈矣。

处方：生怀山药一两，生赭石（轧细）六钱，生怀地黄一两，生杭芍五钱，天冬五钱，大甘枸杞五钱，川贝母四钱，生麦芽三钱，牛蒡子（捣碎）三钱，射干二钱，广三七（细末）三钱，粉甘草（细末）二钱；药共十二味，将前十味煎汤一大盅，送服三七、甘草末各一半，至煎渣再服，仍送服其余一半。

效果：服药一剂，吐血即愈，诸病亦轻减。后即原方随时为之加减，连服三十余剂，其嗽始除根，身体亦渐壮健。（《医学衷中参西录·血病门》）

案4

一少妇，大便下血月余，屡次服药不效。愚为诊视，用理血汤（见于一两医案·淋证·山药案）去阿胶，加龙眼肉五钱治之。而僻处药坊无白头翁。权服一剂，病稍见愈。翌日至他处药坊，按方取药服之，病遂全愈。（《医学衷中参西录·治淋浊方》）

案5

一叟年六十四，素有劳疾，因劳嗽太甚，呕血数碗。其脉摇摇无根，或一动一止，或两三动一止。此气血虚极，将脱之候也。诊脉时见其所嗽吐者，痰血相杂。询其从前呕吐之时心中发热。为制此汤（指保元寒降汤，见于一两医案·咳嗽·山药·案8），一剂而血止，又服数剂，脉亦调匀。（《医学衷中参西录·治吐衄方》）

案6

袁镜如，住天津河东，年三十二岁，为天津统税局科员，得大便下血证。

病因：先因劳心过度，心中时觉发热，继又因朋友宴会，饮酒过度，遂得斯证。

证候：自孟夏下血，历六月不止，每日六七次，腹中觉疼即须入厕，心中时或发热，懒于饮食。其脉浮而不实，有似芤脉，而不若芤脉之硬，两尺沉分尤虚，至数微数。

诊断：此证临便时腹疼者，肠中有溃烂处也。心中时或发热者，阴虚之热上浮也。其脉近芤者，失血过多也。其两尺尤虚者，下血久而阴亏，更兼下焦气化不固摄也。此宜用化腐生肌之药治其肠中溃烂，滋阴固气之药固其下焦气化，则大便下血可愈矣。

处方：生怀山药两半，熟地黄一两，龙眼肉一两，净萸肉六钱，樗白皮五钱，金银花四钱，赤石脂（研细）四钱，甘草二钱，鸦胆子仁八十粒（成实者），生硫黄八分（细末）；药共十味，将前八味煎汤，送服鸦胆子、硫黄各一半，至煎渣再服时，仍送服其余一半。

方解：方中鸦胆子、硫黄并用者，因鸦胆子善治下血，而此证之脉两尺过弱，又恐单用之失于寒凉，故少加硫黄辅之，况其肠中脂膜，因下血日久易至腐败酿毒，二药之性皆善消除毒菌也。又其腹疼下血，已历半载不愈，有似东人志贺洁所谓阿米巴赤痢，硫黄实又为治阿米巴赤痢之要药也。

复诊：前药连服三剂，下血已愈，心中亦不发热，脉不若从前之浮，至数如常。而其大便犹一日溏泻四五次，此宜投以健胃固肠之剂。

处方：炙箭芪三钱，炒白术三钱，生怀山药一两，龙眼肉一两，生麦芽三钱，建神曲三钱，大云苓片二钱；共煎汤一大盅，温服。

效果：将药连服五剂，大便已不溏泻，日下一次，遂停服汤药。俾用生怀山药细末煮作粥，调以白糖，当点心服之，以善其后。（《医学衷中参西录·血病门》）

案7

张姓年过三旬，寓居天津南门西沈家台，业商，偶患吐血证。

病因：其人性嗜酒，每日必饮，且不知节。初则饮酒过量即觉胸间烦热，后则不饮酒时亦觉烦热，遂至吐血。

证候：其初吐血之时，原不甚剧，始则痰血相杂，因咳吐出。即或纯吐鲜血，亦不过一日数口，继复因延医服药，方中有柴胡三钱，服药半点钟后，遂大吐不止，仓猝迎愚往视。及至则所吐之血已盈痰盂，又复连连呕吐，若不立为止住，实有危在目前之惧。幸所携药囊中有生赭石（细末）一包，俾先用温水送下五钱，其吐少缓，须臾又再送下五钱，遂止住不吐。诊其脉弦而芤，数逾五至，其左寸摇摇有动意，问其心中觉怔忡乎？

答曰：怔忡殊甚，几若不能支持。

诊断：此证初伤于酒，继伤于药，脏腑之血几于倾囊而出。犹幸速为立止，宜急服汤药以养其血，降其胃气保其心气，育其真阴，连服数剂，庶其血不至再吐。

处方：生怀山药一两，生赭石（轧细）六钱，玄参六钱，生地黄六钱，生龙骨（捣碎）六钱，生牡蛎（捣碎）六钱，生杭芍五钱，酸枣仁（炒捣）四钱，柏子仁四钱，甘草钱半，广三七（细末）三钱；此方将前十味煎汤，三七分两次用，头煎及二煎之汤送服。

效果：每日服药一剂，连服三日，血已不吐，心中不复怔忡。再诊其脉芤动皆无，至数仍略数，遂将生地黄易作熟地黄，俾再服数剂，以善其后。（《医学衷中参西录·血病门》）

案8

见一两医案·血证·地黄·案1。

案9

见一两医案·血证·代赭石·案2。

案10

见一两医案·血证·地黄·案2。

案11

见四两医案·血证·石膏案。

案12

见二两医案·血证·地黄·案2。

案13

见一两医案·血证·代赭石·案1。

案14

见二两医案·血证·地黄·案1。

◆ 地黄一两

案1

杜澧苣，年四十五岁，阜城建桥镇人，湖北督署秘书，得大便下血证。

病因：向因办公劳心过度，每大便时下血，服药治愈。因有事还籍，值夏季暑热过甚，又复劳心过度，旧证复发，屡治不愈。遂来津入西医院治疗，西医为其血在便后，谓系内痔，服药血仍不止，因转而求治于愚。

证候：血随便下，且所下甚多，然不觉疼坠，心中发热懒食，其脉左部弦长，右部洪滑。

诊断：此因劳心生内热，因牵动肝经所寄相火，致肝不藏血而兼与溽暑之热相并，所以血妄行也。宜治以清心凉肝兼消暑热之剂，而少以培补脾胃之药佐之。

处方：生怀地黄一两，白头翁五钱，龙眼肉五钱，生怀山药五钱，知母四钱，秦皮三钱，黄柏二钱，龙胆草二钱，甘草二钱；共煎汤一大盅，温服。

复诊：上方煎服一剂，血已不见，服至两剂，少腹觉微凉。再诊其脉，弦长与洪滑之象皆减退，遂为开半清半补之方，以善其后。

处方：生怀山药一两，熟怀地黄八钱，净萸肉五钱，龙眼肉五钱，白头翁五钱，秦皮三钱，生杭芍三钱，地骨皮三钱，甘草二钱；共煎汤一大盅，温服。

效果：将药煎服一剂后，食欲顿开，腹已不疼，俾即原方多服数剂，下血病当可除根。(《医学衷中参西录·血病门》)

案2

孙星桥，天津南开义聚成铁工厂理事，年二十八岁，得吐血兼咳嗽证。

病因：因天津南小站分有支厂，彼在其中经理，因有官活若干，工人短少，恐误日期，心中着急起火，遂致吐血咳嗽。

证候：其吐血之始，至今已二年矣。经医治愈，屡次反复，少有操劳，心中发热即复吐血。又频作咳嗽，嗽时吐痰亦恒带血。肋下恒作刺疼，嗽时其疼益甚，口中发干，身中亦间有灼热，大便干燥。其脉左部弦硬，右部弦长，皆重按不实，一息搏近五至。

诊断：此证左脉弦硬者，阴分亏损而肝胆有热也。右部弦长者，因冲气上冲并致胃气上逆也。为其冲胃气逆，是以胃壁血管破裂以至于吐血、咳血也。其脉重按不实者，血亏而气亦亏也。至于口无津液，身或灼热，大便干燥，无非血少阴亏之现象。拟治以清肝降胃，滋阴化瘀之剂。

处方：生赭石（轧细）八钱，生怀地黄一两，生怀山药一两，生杭芍六钱，玄参五钱，川楝子四钱（捣碎），生麦芽三钱，川贝母三钱，甘草钱半，广三七（细末）二钱；药共十味，将前九味煎汤一大盅，送服三七末一半，至煎渣重服时，再送服其余一半。

方解：愚治吐血，凡重用生地黄，必用三七辅之，因生地黄最善凉血，以治血热妄行，犹恐妄行之血因凉而凝，瘀塞于经络中也。三七善化瘀血，与生地黄并用，血止后自无他虞；且此证肋下作疼，原有瘀血，则三七尤在所必需也。

复诊：将药连服三剂，吐血全愈，咳嗽吐痰亦不见血，肋疼亦愈强半，灼热已无，惟口中仍发干，脉仍有弦象。知其真阴犹亏也，拟再治以滋补真阴之剂。

处方：生怀山药一两，生怀地黄六钱，大甘枸杞六钱，生杭芍四钱，玄参四钱，生赭石（轧细）四钱，生麦芽二钱，甘草二钱，广三七（细末）二钱。服法如前。

效果：将药连服五剂，病全愈，脉亦复常，遂去三七，以熟地黄易生地黄，俾多服数剂，以善其后。（《医学衷中参西录·血病门》）

案3

见一两医案·血证·山药·案3。

案4

见一两医案·血证·山药·案6。

案5

见一两医案·血证·代赭石·案2。

◆ 山茱萸一两

案1

沧州路家庄马氏少妇，咳血三年，百药不效，即有愈时，旋复如故。后愚为诊视，其夜间多汗，遂用净萸肉、生龙骨、生牡蛎各一两，俾煎服，拟先止其汗，果一剂汗止，又服一剂咳血亦愈。盖从前之咳血久不愈者，因其肺中之络，或胃中血管有破裂处，萸肉与龙骨、牡蛎同用，以涩之、敛之，故咳血亦随之愈也（《医学衷中参西录·山萸肉解》也录有本案）。（《医学衷中参西录·治吐衄方·补络补管汤》）

案2

又治本村表弟张印权，年三十许，或旬日，或浃辰之间，必吐血数口，浸至每日必吐，亦屡治无效。其脉近和平，微有芤象，亦冶以此方（净萸肉、生龙骨、生牡蛎各一两），三剂全愈。后又将此方加三七（细末）三钱，煎药汤送服，以治咳血吐血久不愈者，约皆随手奏效（《医学衷中参西录·论吐血衄血之原因及治法》也录有本案）。（《医学衷中参西录·治吐衄方·补络补管汤》）

案3

见二两医案·血证·地黄·案1。

◆ **代赭石一两**

案1

冯松庆，年三十二岁，原籍浙江，在津充北宁铁路稽查，得吐血证久不愈。

病因：处境多有拂意，继因办公劳心劳力过度，遂得此证。

证候：吐血已逾二年，治愈，屡次反复。病将发时，觉胃中气化不通，满闷发热，大便滞塞，旋即吐血，兼咳嗽多吐痰涎。其脉左部弦长，右部长而兼硬，一息五至。

诊断：此证当系肝火挟冲胃之气上冲，血亦随之上逆，又兼失血，久而阴分亏也。为其肝火炽盛，是以左脉弦长；为其肝火挟冲胃之气上冲，是以右脉长而兼硬；为其失血久而真阴亏损，是以其脉既弦硬（弦硬即有阴亏之象）而又兼数也。此宜治以泻肝降胃之剂，而以大滋真阴之药佐之。

处方：生赭石（轧细）一两，玄参八钱，大生地八钱，生怀山药六钱，栝蒌仁（炒捣）六钱，生杭芍四钱，龙胆草三钱，川贝母三钱，甘草钱半，广三七（细末）二钱；药共十味，先将前九味煎汤一大盅，送服三七（细末）一半，至煎渣重服时，再送服其余一半。

效果：每日煎服一剂，初服后血即不吐，服至三剂，咳嗽亦愈，大便顺利。再诊其脉，左右皆有和柔之象，问其心中闷热全无。

遂去蒌仁、龙胆草，生山药改用一两，俾多服数剂，吐血之病可从此永远除根矣。（《医学衷中参西录·血病门》）

案2

近治奉天商埠警察局长张厚生，年近四旬，陡然鼻中衄血甚剧，脉象关前洪滑，两尺不任重按，知系上盛下虚之证，自言头目恒不清爽，每睡醒舌干无津，大便甚燥，数日一行。为疏方赭石、生地黄、生山药各一两，当归、白芍、生龙骨、生牡蛎、怀牛膝各五钱，煎汤送服旱三七（细末）二钱，一剂血顿止。后将生地减去四钱，加熟地、枸杞各五钱，连服数剂，脉亦平和。（《医学衷中参西录·赭石解》）

案 3

见二两医案·血证·地黄·案1。

◆ 滑石一两

见四两医案·血证·石膏案。

◆ 龙骨一两

案 1

见一两医案·血证·山茱萸·案1。

案 2

见一两医案·血证·山茱萸·案2。

◆ 牡蛎一两

案 1

见一两医案·血证·山茱萸·案1。

案 2

见一两医案·血证·山茱萸·案2。

◆ 当归一两

友人王鄂庭曾小便溺血，用黄酒煮当归一两，饮之而愈。后其证反复，再服原方不效，问治于仆，俾用鸦胆子（去皮）五十粒，白糖水送服而愈。继其证又反复，用鸦胆子又不效，仍用酒煎当归法治愈。

又傅青主治老妇血崩，用黄芪、当归各一两，桑叶十四片，煎汤送服三七（细末）三钱，甚效。又单用醋炒当归一两煎服，治血崩亦恒有效。是当归可用以活血，亦可用以止血，故其药原名"文无"，为其能使气血各有所归，而又名当归也。产后血脉淆乱，且兼有瘀血，故可谓产后良药。至川芎其香窜之性，虽甚于当归，然善升清阳之气。凡清阳下陷作寒热者，用川芎治之甚效，而产后又恒有此证。同邑赵姓之妇，因临盆用力过甚，产后得寒热证，其家人为购生化汤二剂服之，病顿愈。盖其临盆努力之时，致上焦清阳下陷，故产后遂发寒热，至服生化汤而愈者，全赖川芎升举清阳之力也。旬余寒热又作，其叔父景山知医，往省视之，谓系产后瘀血为恙，又兼受寒，于活血化瘀药中，重加干姜。数剂后，寒热益甚，连连饮水，不能解渴。当时仲夏，身热如炙，又复严裹厚被，略以展动即觉冷气侵肤。后仆诊视，左脉沉细欲无，右脉沉紧皆有数象，知其上焦清阳之气下陷，又为热药所伤也。从前服生化汤，借川芎升举之力而暂愈，然川芎能升举清阳，实不能补助清阳之气使之充盛，是以愈而又反复也。为疏方黄芪、玄参各六钱，知母八钱，时已弥月，故可重用凉药，柴胡、桔梗各钱半，升麻一钱，一剂而寒热已，又少为加减，服数剂全愈。由是观之，川芎亦产后之要药也。吴鞠通、王士雄之言皆不可奉为定论。惟发热汗多者，不宜用耳。至包氏所定生化汤，大致亦顺适。惟限于四点钟内服完三剂，未免服药过多。每次冲入绍酒一两，其性过热，又能醉人，必多有不能任受者。仆于妇人产后用生化汤原方，加生怀山药数钱，其大便难者，加阿胶数钱，俾日服一剂，连服三日停止，亦必不至有产后病也（《医学衷中参西录·当归解》也录有本案：一人年四十余，得溺血证，自用当归一两酒煮饮之而愈。后病又反复，再用原方不效，求为诊治，愚俾单用去皮鸦胆子五十粒，冰糖化水送下而愈。后其病又反复，再服鸦胆子方两次无效，仍用酒煮当归饮之而愈）。（《医学衷中参西录·医话拾零》）

◆ 赤石脂一两

见二两医案·血证·地黄·案2。

◆ 桂圆肉一两

见一两医案·血证·山药·案6。

三十三、痰　　饮

◆ 莱菔子一两

一人年二十五六，素多痰饮，受外感。三四日间觉痰涎凝结于上脘，阻隔饮食不能下行，须臾仍复吐出。俾用莱菔子一两，生熟各半，捣碎煮汤一大盅，送服生赭石（细末）三钱，迟点半钟，再将其渣重煎汤一大盅，仍送服生赭石（细末）三钱，其上脘顿觉开通，可进饮食，又为开辛凉清解之剂，

连服两剂全愈。（《医学衷中参西录·莱菔子解》）

三十四、消　渴

◆ **山药一两**

邑人某，年二十余，贸易津门，得消渴证。求津门医者，调治三阅月，更医十余人不效。归家就医于愚，诊其脉甚微细。旋饮水旋即小便，须臾数次。投以此汤（指玉液汤）加野台参四钱，数剂渴见止，而小便仍数。又加萸肉五钱，连服十剂而愈。（《医学衷中参西录·治消渴方》）

● 玉液汤：生山药一两，生黄芪五钱，知母六钱，鸡内金二钱，葛根一钱半，五味子三钱，天花粉三钱。主治消渴。

◆ **石膏一两**

李景文，年二十六岁，北平大学肄业生，得大气下陷兼消食证。

病因：其未病之前二年，常觉呼吸短气，初未注意。继因校中功课劳心，短气益剧，且觉食量倍增，因成消食之证。

证候：呼吸之间，觉吸气稍易而呼气费力，夜睡一点钟许，即觉气不上达，须得披衣起坐，迟移时，气息稍顺，始能再睡。一日之间，进食四次犹饥，饥时若不急食，即觉怔忡。且心中常觉发热，大便干燥，小便短赤，其脉浮分无力，沉分稍实，至数略迟。

诊断：此乃胸中大气下陷，兼有伏气化热，因之成消食也。为其大气下陷，是以脉象浮分无力；为其有伏气化热，是以其沉分犹实。既有伏气化热矣，而脉象转稍迟者，因大气下陷之脉原多迟也。盖胃中有热者，恒多化食，而大气下陷其胃气因之下降甚速者，亦恒能多食。今既病大气下陷，又兼伏气化热侵入胃中，是以日食四次犹饥也。此宜升补其胸中大气，再兼用寒凉之品，以清其伏气所化之热，则短气与消食原不难并愈也。

处方：生箭芪六钱，生石膏（捣细）一两，天花粉五钱，知母五钱，玄参四钱，升麻钱半，柴胡钱半，甘草钱半；共煎汤一大盅，温服。

复诊：将药连服四剂，短气已愈强半，发热与消食亦大见愈。遂即原方略为加减，俾再服之。

处方：生箭芪六钱，天花粉六钱，知母六钱，玄参六钱，净萸肉三钱，升麻钱半，柴胡钱半，甘草钱半；共煎汤一大盅，温服。

方解：方中去石膏者，以伏气所化之热所余无多也。既去石膏而又将花粉、知母诸凉药加重者，因花粉诸药原用以调剂黄之温补生热，而今则兼用之以清伏气所化之余热，是以又加重也。至于前方之外，又加萸肉者，欲以收敛大气之涣散，俾大气之已升者不至复陷，且又以萸肉得木气最浓，酸敛之中大具条畅之性，虽伏气之热犹未尽消，而亦不妨用之也。

效果：将药又连服四剂，病遂全愈。俾停服汤药，再用生箭芪、天花粉等分轧为细末，每服三钱，日服两次，以善其后。（《医学衷中参西录·气病门》）

三十五、汗　　证

◆ 黄芪一两

案1

沧州程家林董氏女，年二十余。胸胁满闷，心中怔忡，动则自汗，其脉沉迟微弱，右部尤甚，为其脉迟，疑是心肺阳虚，询之不觉寒凉，知其为胸中大气下陷也。其家适有预购黄芪一包，俾用一两煎汤服之。其族兄捷亭在座，其人颇知医学，疑药不对证。愚曰："勿多疑，倘有差错，余职其咎。"服后，果诸病皆愈。

捷亭疑而问曰："《本经》黄芪原主大风，有透表之力，生用则透表之力益大，与自汗证不宜，其性升而能补，有澎涨之力，与满闷证不宜，今单用生黄芪两许，而两证皆愈，并心中怔忡亦愈，其义何居？"

答曰："黄芪诚有透表之力，气虚不能逐邪外出者，用于发表药中，即能得汗，若其阳强阴虚者，误用之则大汗如雨不可遏抑。惟胸中大气下陷，致外卫之气无所统摄而自汗者，投以黄芪则其效如神。至于证兼满闷而亦用之者，确知其为大气下陷，呼吸不利而作闷，非气郁而作闷也。至于心与肺同悬胸中，皆大气之所包举，大气升则心有所依，故怔忡自止也。"董生闻之，欣喜异常曰："先生真我师也。"继加桔梗二钱、知母三钱，又服两剂以善其后。（《医学衷中参西录·黄芪解》）

案2

见二两医案·汗证·山茱萸·案2。

◆ 龙骨一两

见二两医案·汗证·山茱萸·案1。

◆ 牡蛎一两

见二两医案·汗证·山茱萸·案1。

◆ 山茱萸一两

案1
邑进士张日睿之公子，年十八九，因伤寒服表药太过，汗出不止，心中怔忡，脉洪数不实，大便数日未行。为疏方用净萸肉、生山药、生石膏各一两，知母、生龙骨、生牡蛎各六钱，甘草二钱，煎服两剂全愈。（《医学衷中参西录·山萸肉解》）

案2
见一两医案·汗证·地黄案。

◆ 地黄一两

一人年二十余，禀资素羸弱，又耽烟色，于秋初患疟，两旬始愈。一日大便滑泻数次，头面汗出如洗，精神颓溃，昏昏似睡。其脉上盛下虚，两寸摇摇，两尺欲无，数至七至。延医二人，皆不疏方。愚后至为拟此汤（指既济汤，笔者注）。一剂而醒，又服两剂，遂复初。（《医学衷中参西录·治阴虚劳热方》）

●既济汤：大熟地一两，山茱萸一两，生山药六钱，生龙骨六钱，生牡蛎六钱，茯苓三钱，生白芍三钱，附子一钱。主治大病后阴阳不相维系。

◆ 山药一两

见一两医案·汗证·山茱萸·案1。

◆ 石膏一两

见一两医案·汗证·山茱萸·案1。

三十六、虚　劳

◆ 山药一两

案1
陈禹廷，天津东四里沽人，年三十五岁，在天津业商，于孟冬得大气下陷兼小便不禁证。

病因：禀赋素弱，恒觉呼吸之气不能上达，屡次来社求诊，投以拙拟升陷汤（见于四两医案·中风·黄芪案）即愈。后以出外劳碌过度，又兼受凉，陡然反复甚剧，不但大气下陷，且又小便不禁。

证候：自觉胸中之气息息下坠，努力呼之犹难上达，其下坠之气行至少腹，小便即不能禁，且觉下焦凉甚，肢体无力，其脉左右皆沉濡，而右部寸关之沉濡尤甚。

诊断：此胸中大气下陷之剧者也。按胸中大气，一名宗气，《内经》谓其积于胸中，以贯心脉，而行呼吸。盖心肺均在膈上，原在大气包举之内，是以心血之循环，肺气之呼吸，皆大气主之。此证因大气虚陷，心血之循环无力，是以脉象沉濡而迟，肺气之呼吸将停，是以努力呼气外出而犹难上达。不但此也，大气虽在膈上，实能斡旋全身，统摄三焦，今因下陷而失位无权，是以全身失其斡旋，肢体遂酸软无力，三焦失其统摄，小便遂泄泻不禁。其下焦凉甚者，外受之寒凉随大气下陷至下焦也。此证之危已至极点，当用重剂升举其下陷之大气，使复本位，更兼用温暖下焦之药，祛其寒凉，庶能治愈。

处方：野台参五钱，乌附子四钱，生怀山药一两；煎汤一盅，温服，此为第一方。

又方：生箭芪一两，生怀山药一两，白术四钱（炒），净萸肉四钱，萆薢二钱，升麻钱半，柴胡钱半；共煎药一大盅，温服。此为第二方。先服第一方，后迟一点半钟即服第二方。

效果：将药如法各服两剂，下焦之凉与小便之不禁皆愈，惟呼吸犹觉气分不足，肢体虽不酸软，仍觉无力。遂但用第二方，将方中柴胡减去，加桂枝尖钱半，连服数剂，气息已顺。又将方中升麻、桂枝皆改用一钱，服至五剂，身体健康如常，遂停药勿服。（《医学衷中参西录·气病门》）

案2

二区宁氏妇，年近四旬，素病虚劳，偶因劳碌过甚益增剧。

病因：处境不顺，家务劳心，饮食减少，浸成虚劳，已病倒卧懒起床矣。又因讼事，强令公堂对质，劳苦半日，归家病大加剧。

证候：卧床闭目，昏昏似睡，呼之眼微开，不发言语，有若能言而甚懒于言者。其面色似有浮热，身间温度三十八度八分。问其心中发热乎？觉怔忡乎？皆颔之。其左脉浮而弦硬，右脉浮而芤，皆不任重按，一息六至。两日之间，惟少饮米汤，大便数日未行，小便亦甚短少。

诊断：即其脉之左弦右芤，且又浮数无根，知系气血亏极有阴阳不相维系之象。是以阳气上浮而面热，阳气外越而身热，此乃虚劳中极危险之证也。所幸气息似稍促而不至于喘，虽有咳嗽亦不甚剧，知尤可治。斯当培养其气血，更以收敛气血之药佐之，俾其阴阳互相维系，即可安然无虞矣。

处方：野台参四钱，生怀山药八钱，净萸肉八钱，生龙骨（捣碎）八钱，大甘枸杞六钱，甘草二钱，生怀地黄六钱，玄参五钱，沙参五钱，生赭石（轧细）五钱，生杭芍四钱；共煎汤一大盅，分两次温饮下。

复诊：将药连服三剂，已能言语，可进饮食，浮越之热已敛，温度下降至三十七度六分，心中已不发热，有时微觉怔忡，大便通下一次，小便亦利。遂即原方略为加减，俾再服之。

处方：野台参四钱，生怀山药一两，大甘枸杞八钱，净萸肉六钱，生怀地黄五钱，甘草二钱，玄参五钱，沙参五钱，生赭石（轧细）四钱，生杭芍三钱，生鸡内金（黄色的，捣）钱半；共煎汤一大盅，温服。

方解：方中加鸡内金者，因虚劳之证，脉络多瘀，《金匮》所谓血痹虚劳也。用鸡内金以化其血痹，虚劳可以除根，且与台参并用，又能运化参之补力不使作胀满也。

效果：将药连服四剂，新得之病全愈，其素日虚劳未能尽愈。俾停服汤药，日用生怀山药细末煮粥，少加白糖当点心服之。每服时送服生鸡内金细末少许，以善其后。（《医学衷中参西录·虚劳喘嗽门》）

案 3

天津南门外升安大街张媪，年九十二岁，得上焦烦热病。

病因：平素身体康强，所禀元阳独旺，是以能享高年。至八旬后阴分浸衰，阳分偏盛，胸间恒觉烦热，延医服药多用滋阴之品始愈。迨至年过九旬，阴愈衰而阳愈亢，仲春阳气发生烦热，旧病反复甚剧。其哲嗣馨山君，原任哈尔滨税捐局局长，因慈亲年高，于民纪十年辞差归侍温清。见愚所著《衷中参西录》深相推许，延为诊视。

证候：胸中烦热异常，剧时若屋中莫能容，恒至堂中，当户久坐以禽收庭中空气。有时，觉心为热迫，怔忡不宁。大便干燥，四五日一行，甚或服药始通。其脉左右皆弦硬，间现结脉，至数如常。

诊断：即此证脉细参，纯系阳分偏盛、阴分不足之象。然所以享此大年，实赖元阳充足。此时阳虽偏盛，当大滋真阴以潜其阳，实不可以苦寒泻之。至脉有结象，高年者虽在所不忌，而究系气分有不足之处，宜以大滋真阴之药为主，而少加补气之品以调其脉。

处方：生怀山药一两，玄参一两，熟怀地黄一两，生怀地黄八钱，天冬八钱，甘草二钱，大甘枸杞八钱，生杭芍五钱，野台参三钱，赭石（轧细）六钱，生鸡内金（黄色的，捣）二钱；共煎三大盅，为一日之量，徐徐分多次温饮下。

方解：方中之义，重用凉润之品以滋真阴，少用野台参三钱以调其脉。犹恐参性温升不宜于上焦之烦热，又倍用生赭石以引之下行，且此证原艰于大便，赭石又能降胃气以通大便也。用鸡内金者，欲其助胃气以运化药力也；用甘草者，以其能缓脉象之弦硬，且以调和诸凉药之性也。

效果：每日服药一剂至三剂，烦热大减，脉已不结，且较前柔和。遂将方中玄参、生地黄皆改用六钱，又加龙眼肉五钱，连服五剂，诸病皆愈。（《医学衷中参西录·虚劳喘嗽门》）

案4

一人年二十余，素劳力太过，即觉气分下陷。一岁之间，为治愈三次。至秋杪感冒时气，胸中烦热满闷，燥渴引饮，滑泻不止，微兼喘促。舌上无苔，其色鲜红，兼有砂粒。延医调治，投以半补半破之剂。意欲止其滑泻，兼治其满闷也。服药二剂，滑泻不止。后愚为诊视，其脉似有实热，重按无力。遂先用拙拟加味天水散止其滑泻。方中生山药用两半、滑石用一两，一剂泻止。

继服滋阴清火之剂，数剂喘促亦愈，火亦见退。唯舌干连喉，几不能言，频频饮水，不少濡润，胸中仍觉满闷。愚恍悟曰：此乃外感时气，挟旧病复发，故其脉象虽热，按之不实。其舌干如斯者，津液因气分下陷而不上潮也。其胸中满闷者，气分下陷，胸中必觉短气，病患不善言病情，故漫言满闷也。此时大便不行已五日。遂投以白虎加人参以山药代粳米汤（见于三两医案·温病·石膏·案5），一剂病愈十之七八，而舌之干亦减半。又服一剂，大便得通，病觉全愈。舌上仍无津液，又用潞参一两、玄参两半，日服一剂，三日后舌上津液滋润矣。（《医学衷中参西录·治伤寒温病同用方·白虎加人参以山药代粳米汤》）

◆ 黄芪一两

案1

奉天大东关于氏女，年近三旬，出嫁而孀，依于娘门。其人善英文英语，英商之在奉者，延之教其眷属。因病还家，夜中忽不能言，并不能息。其同院住者王子岗系愚门生，急来院扣门求为挽救。因向曾为诊脉，方知其气分甚弱，故此次直断为胸中大气下陷，不能司肺脏之呼吸，是以气息将停而言不能出也。急为疏方，用生箭芪一两，当归四钱，升麻二钱，煎服，须臾即能言语。翌晨，昇至院中，诊其脉沉迟微弱，其呼吸仍觉气短，遂原方减升麻之半，又加山药、知母各三钱，柴胡、桔梗各钱半，连服数剂全愈（《医学衷中参西录·黄芪解》也录有本案）。（《医学衷中参西录·大气诠》）

案2

一人年二十余。因力田劳苦过度，致胸中大气下陷。四肢懒动，饮食减少，自言胸中满闷。其实非满闷，乃短气也。粗人不善述病情，往往如此。医者不能自审病因，投以开胸理气之剂，服后增重。又改用半补半破之剂，两剂后，病又见重。又延他医，投以桔梗、当归、木香各数钱，病大见愈，盖全赖桔梗升提气分之力也。医者不知病愈之由，再服时，竟将桔梗易为苏梗，升降异性，病骤反复。自此不敢服药，迟延二十余日，病势垂危，喘不能卧，昼夜倚壁而坐，假寐片时，气息即停，心下突然胀起，急呼醒之，连连喘息数口，始觉气息稍续，倦极偶卧片时，觉腹中重千斤，不能转侧，且不敢仰卧。延愚诊视，其脉乍有乍无，寸关尺三部，或一部独见，或两部同见，又皆一再动而止。此病之危，已至极点。因确知其为大气下陷，遂放胆投以生箭芪一两，柴胡、升麻，萸肉（去净核）各二钱。煎服片时，腹中大响一阵，有似昏愦，苏息须臾，恍然醒悟。自此呼吸复常，可以安卧，转侧轻松。其六脉皆见，仍有雀啄之象。自言百病皆除，惟觉胸中烦热。遂将方中升麻、柴胡皆改用钱半，又加知母、玄参各六钱，服后脉遂复常。惟左关参伍不调，知其气分之根柢犹未实也。遂改用野台参一两，玄参、天冬、麦冬各三钱，两剂全愈。（《医学衷中参西录·治大气下陷方》）

案3

见一两医案·虚劳·山药·案1。

◆ 党参一两

案1

一人年四十许，于季春得温证。延医调治不愈，留连两旬，病益沉重。后愚诊视，其两目清白无火，竟昏愦不醒人事，舌干如磋，却无舌苔。问之亦不能言语，周身皆凉。其五六呼吸之顷，必长出气一口。其脉左右皆微弱，至数稍迟。此亦胸中大气下陷也。盖大气不达于脑中则神昏，大气不潮于舌本则舌干，神昏舌干，故问之不能言也。其周身皆凉者，大气陷后不能宣布于营卫也。其五六呼吸之顷必长出气者，大气陷后胸中必觉短气，故太息以舒其气也。遂用野台参一两、柴胡二钱，煎汤灌之。一剂见轻，两剂痊愈。（《医学衷中参西录·治大气下陷方·升陷汤》也录有本案）。（《医学衷中参西录·治伤寒温病同用方》）

案2

邑中泊庄高某，年四十许，于季春得温病。屡经医者调治，大热已退，精神益惫，医者诿为不治。病家亦以为气息奄奄，待时而已。乃迟旬日而病状如故，始转念或可挽回。迎愚诊视，其两目清白无火，竟昏愦不省人事，舌干如磋，却无舌苔，问之亦不能言，抚其周身皆凉，其五六呼吸之顷，必长出气一口，其脉左右皆微弱，至数稍迟，知其胸中大气因服开破降下药太过而下陷也。盖大气不达于脑中则神昏，大气不潮于舌本则舌干，神昏舌干，故问之不能言也。其周身皆凉者，大气陷后不能宣布营卫也。其五六呼吸之顷必长出气者，大气陷后胸中必觉短气，故太息以舒其气也。遂用野台参一两、柴胡二钱，煎汤灌之，一剂见轻，两剂全愈。（《医学衷中参西录·人参解》）

案3

见一两医案·虚劳·山药·案4。

案4

见一两医案·虚劳·黄芪·案4。

◆ **玄参一两**

案1

见一两医案·虚劳·山药·案3。

案2

见一两医案·虚劳·黄芪·案2。

案3

见一两医案·虚劳·山药·案4。

◆ **地黄一两**

见一两医案·虚劳·山药·案3。

◆ **人参一两**

外甥王竹孙，年二十时，卧病数月不愈，精神昏愦，肢体疲懒，微似短气，屡次延医服药莫审病因，用药亦无效验。一日忽然不能喘息，张口呼气外出而气不上达，其气蓄极下迫肛门突出，约二十呼吸之顷，气息方通，一昼夜间如是者八九次。诊其脉关前微弱不起，知其胸中大气下陷，不能司肺脏呼吸之枢机也。遂投以人参一两、柴胡三钱、知母二钱，一剂而呼吸顺；又将柴胡改用二钱，知母改用四钱，再服数剂，宿病亦愈。（《医学衷中参西录·人参解》）

三十七、痿　　证

◆ 黄芪一两

一媪年过六旬，其素日气虚，呼吸常觉短气。偶因劳力过度，忽然四肢痿废，卧不能起，呼吸益形短气，其脉两寸甚微弱，两尺重按仍有根柢。知其胸中大气下陷，不能斡旋全身也。为疏方用生箭芪一两，当归、知母各六钱，升麻、柴胡、桔梗各钱半，乳香、没药各三钱，煎服一剂，呼吸即不短气，手足略能屈伸。又即原方略为加减，连服数剂全愈，此气虚成痿废之明征也。（《医学衷中参西录·论肢体痿废之原因及治法》）

三十八、肌肉消瘦

◆ 黄芪一两

奉天铁岭傅光德夫人，年二十余。夏日当窗寝而受风，觉半身麻木，其麻木之边，肌肉消瘦，浸至其边手足若不随用。诊其脉，左部如常，右部似有郁象，而其麻木之边适在右，知其经络为风所袭不能宣通也。

为疏方用生黄芪一两，当归八钱，羌活、知母、乳香、没药各四钱，全蝎二钱，全蜈蚣三条，煎汤服一剂见轻，又服两剂全愈。（《医学衷中参西录·黄芪解》）

三十九、左臂发热酸软

◆ 山药一两

安东友人刘仲友，年五十许。其左臂常觉发热，且有酸软之意。医者屡次投以凉剂，发热如故，转觉脾胃消化力减。后愚诊之，右脉如常，左脉微弱，较差于右脉一倍。询其心中，不觉凉热。知其肝木之气虚弱，不能条畅敷荣，其中所寄之相火，郁于左臂之经络，而作热也。遂治以曲直汤（见于一两医案·腿痛·山药·案2）加生黄芪八钱，佐萸肉以壮旺肝气，赤芍药三钱，佐当归、丹参诸药以流通经络，服两剂，左脉即见起，又服十剂全愈（《医学衷中参西录·黄芪解》也录有本案）。（《医学衷中参西录·治气血郁滞肢体疼痛方》）

四十、腰　痛

◆ 山药一两

天津保安队长李雨霖，辽阳人，年三十四岁，得腰疼证。

病因：公事劳心过度，数日懒食，又勉强远出操办要务，因得斯证。

证候：其疼剧时不能动转，轻时则似疼非疼，绵绵不已，亦恒数日不疼，或动气或劳力时则疼剧。心中非常发闷，其脉左部沉弦，右部沉牢，一息四至强。观其从前所服之方，虽不一致，大抵不外补肝肾、强筋骨诸药，间有杂似祛风药者，自谓得病之初，至今已三年，服药数百剂，其疼卒未轻减。

诊断：《内经》谓通则不痛。此证乃痛则不通也。肝肾果系虚弱，其脉必细数，今左部沉弦，右部沉牢，其为腰际关节经络有瘀而不通之气无疑，拟治以利关节、通经络之剂。

处方：生怀山药一两，大甘枸杞八钱，当归四钱，丹参四钱，生明没药四钱，生五灵脂四钱，穿山甲二钱（炒捣），桃仁（去皮，捣碎）二钱，红花钱半，土鳖虫五枚（捣碎），广三七二钱（轧细）；药共十一味，先将前十味煎汤一大盅，送服三七（细末）一半，至煎渣重服时，再送其余一半。

效果：将药连服三剂，腰已不疼，心中亦不发闷，脉象虽有起色，仍未复常，遂即原方去山甲，加川续断、生杭芍各三钱，连服数剂，脉已复常，自此病遂除根（《医学衷中参西录·论腰疼治法》也录有本案）。（《医学衷中参西录·肢体疼痛门》）

四十一、腿　痛

◆ 山茱萸一两

案 1

奉天西塔邮务局局长佟世恒之令堂，年五十七岁，于仲冬渐觉四肢作疼，延医服药三十余剂，浸至卧床不能转侧，昼夜疼痛不休。至正月初旬，求为诊视，其脉左右皆浮而有力，舌上微有白苔，知其兼有外感之热也。西药阿斯必林善发外感之汗，又善治肢体疼痛。俾用一瓦半，白糖水送下，以发其汗。翌日视之，自言汗后疼稍愈，能自转侧，而其脉仍然有力。遂投以连翘、花粉、当归、丹参、白芍、乳香、没药诸药，两臂疼愈强半，而腿疼则加剧。自言两腿得热则疼减，若服热药其疼当愈。于斯又改用当归、牛膝、续断、狗脊、骨碎补、没药、五加皮诸药，服两剂后腿疼见愈，而臂疼又加剧。是一人之身，腿畏凉、臂畏热也。夫腿既畏凉，其疼也必因有凝结之凉；臂既畏热，其疼也必因有凝结之热。筹思再三，实难疏方。细诊其脉，从前之热象已无，其左关不任重按。恍悟其上热下凉者，因肝木稍虚，或肝气兼有郁滞，其肝中所寄之相火不能下达，所以两腿畏凉；其火郁于上焦，因肝虚不能敷布，所以两臂畏热。向曾治友人刘仲友左臂常常发热，其肝脉虚而且郁，投以补肝兼舒肝之剂而愈，以彼例此，知旋转上热下凉之机关，在调补其肝木而已。

遂又为疏方用净萸肉一两，当归、白芍各五钱，乳香、没药、续断各四钱，连翘、甘草各三钱，每日煎服一剂。又俾于每日用阿斯必林一瓦，分三次服下，数日全愈。方中重用萸肉者，因萸肉得木气最全，酸敛之中大具条畅之性，是以善补肝又善舒肝。《本经》谓其逐寒湿痹，四肢之作疼，亦必有痹而不通之处也。况又有当归、白芍、乳香、没药以为之佐使，故能奏效甚捷也。（《医学衷中参西录·论四肢疼痛其病因凉热各异之治法》）

案2

邻村黄龙井庄周某，年三十许。当大怒之后，渐觉腿疼，日甚一日，两月之后，卧床不能转侧。医者因其得之恼怒之余，皆用舒肝理气之药，病转加剧。诊其脉左部微弱异常，自言凡疼甚之处皆热，恍悟《内经》谓过怒则伤肝，所谓伤肝者，乃伤肝经之气血，非必郁肝经之气血也。气血伤则虚弱随之，故其脉象如是也。其所以腿疼且觉热者，因肝主疏泄，中藏相火，肝虚不能疏泄相火，即不能逍遥流行于周身，以致郁于经络之间，与气血凝滞而作热作疼，所以热剧之处疼亦剧也。投以净萸肉一两，知母六钱，当归、丹参、乳香、没药各三钱（即曲直汤），连服十剂，热消疼止，步履如常。（《医学衷中参西录·山萸肉解》）

●曲直汤：山茱萸一两，知母六钱，生乳香三钱，生没药三钱，当归三钱，丹参三钱。主治肝虚腿痛，左部脉微弱。

案3

一人年三十许，当大怒之后，渐觉腿疼，日甚一日，两月后，卧床不能转侧。医者因其得之恼怒之余，皆用舒肝理气之药，病转加剧。后愚诊视，其左脉甚微弱，自言凡疼甚之处皆热。因恍悟《内经》谓"过怒则伤肝"，所谓伤肝者，乃伤肝经之气血，非必郁肝经之气血也。气血伤则虚弱随之，故其脉象如斯也。其所以腿疼且觉热者，因肝主疏泄，中藏相火（相火生于命门，寄于肝胆），肝虚不能疏泄，相火即不能逍遥流行于周身，以致郁于经络之间，与气血凝滞，而作热作疼，所以热剧之处，疼亦剧也。为制此汤（指曲直汤，见于一两医案·腿痛·山药·案2），以萸肉补肝，以知母泻热，更以当归、乳香诸流通血气之药佐之，连服十剂，热愈疼止，步履如常。（《医学衷中参西录·治气血郁滞肢体疼痛方·曲直汤》）

四十二、霍乱/呕吐泄泻

◆ 山药一两

案1

丁酉八、九月间，吾杭盛行霍乱转筋之证。有沈氏妇者，夜深患此，继即音哑肢寒。比晓，其夫皇皇然为救治。诊其脉弦细以涩，两尺如无，口极渴而沾饮即吐不已，腓坚硬如石，其时疼楚异常。因拟此方（指急救回阳汤）治之，徐徐凉饮，药入口竟得不吐。外以好烧酒令人用力摩擦转筋坚硬之处，擦将一时许，其硬块始渐软散，而筋不转，吐泻亦减。甫时复与前药半剂，夜间居然安寐矣。后治相类者多人，悉以是法获效。（《医学衷中参西录·治霍乱方·急救回阳汤》）

● 急救回阳汤：潞党参八钱，生山药一两，生白芍五钱，山茱萸八钱，炙甘草三钱，代赭石四钱，朱砂五分；先用童便炖热送下朱砂，继服汤药。主治霍乱吐泻已极，精神昏昏，气息奄奄，至危之候。

案2

辽宁小南关，寇姓媪，年过六旬，得霍乱脱证。

病因：孟秋下旬染霍乱，经医数人调治两日，病势垂危。医者辞不治，其家人来院恳求往为之诊治。

证候：其证从前吐泻交作，至此吐泻全无。奄奄一息，昏昏似睡，肢体甚凉，六脉全无。询之犹略能言语，惟觉心中发热难受。

诊断：此证虽身凉脉闭，而心中自觉发热，仍当以热论。其所以身凉脉闭者，因霍乱之毒菌窜入心脏，致心脏行血之机关将停，血脉不达于周身，所以内虽蕴热而仍身凉脉闭也。此当用药消其毒菌，清其内热，并以助心房之跳动，虽危险仍可挽回。

处方：镜面朱砂钱半，粉甘草细面一钱，冰片三分，薄荷冰二分；共研细末，分作三次服，病急者四十分钟服一次，病缓者一点钟服一次，开水送下。

复诊：将药末分三次服完，心热与难受皆愈强半。而脉犹不出，身仍发凉，知其年过花甲，吐泻两日，未进饮食，其血衰惫已极，所以不能鼓脉外出以温暖于周身。

处方：野台参一两，生怀地黄一两，生怀山药一两，净萸肉八钱，甘草三钱（蜜炙）；煎汤两大盅，分两次温服。

方解：方中之义，用台参以回阳，生怀地黄以滋阴，萸肉以敛肝之脱（此证吐泻之始，肝木助邪侮土，至吐泻之极，而肝气转先脱），炙甘草以和中气之漓。至于生山药其味甘性温，可助台参回阳，其汁浆稠润又可助地黄滋阴。且此证胃中毫无谷气，又可藉之以培养脾胃，俾脾胃运化诸药有力也。

效果：将药两次服完，脉出周身亦热，惟自觉心中余火未清，知其阴分犹亏不能潜阳也。又用玄参、沙参、生山药各六钱，煎汤服下，病遂全愈。（《医学衷中参西录·霍乱门》）

案3

见三两医案·霍乱/呕吐泄泻·石膏案。

◆ **地黄一两**

见一两医案·霍乱/呕吐泄泻·党参·案2。

◆ **枸杞子一两**

见三两医案·霍乱/呕吐泄泻·石膏案。

◆ **沙参一两**

见三两医案·霍乱/呕吐泄泻·石膏案。

▣ 第二节 妇 科 ▣

一、月 经 未 通

◆ **山药一两**

沧州城东，曹庄子曹姓女，年十六岁，天癸犹未至。饮食减少，身体羸瘦，渐觉灼热。其脉五至，细而无力。治以资生通脉汤，服至五剂，灼热已退，饮食加多。遂将方中玄参、芍药各减一钱，又加当归、怀牛膝各三钱。服至十剂，身体较前胖壮，脉象亦大有起色。又于方中加樗鸡（俗名红娘虫）十枚，服至七八剂，天癸遂至。遂减去樗鸡，再服数剂，以善其后。（《医学衷中参西录·治女科方·资生通脉汤》）

●资生通脉汤：白术三钱，生怀山药一两，生鸡内金二钱，龙眼肉六钱，山茱萸四钱，枸杞子四钱，玄参三钱，生白芍三钱，桃仁二钱，红花一钱半，甘草二钱。灼热不退，加生地黄六钱或至一两；咳嗽，加川贝母三钱、罂粟壳二钱；泄泻，去玄参，加熟地黄一两、茯苓二钱，或重用白术；大便干燥，加当归、阿胶各数钱；小便不利，加生车前子三钱、地肤子二钱，或将芍药加量；肝气郁，加生麦芽三钱、川芎与莪术各一钱；汗多，将山茱萸改为六钱，再加生龙骨与生牡蛎各六钱；服后泻仍不止，可于服药之外，用生怀山药细末煮粥，搀入捻碎熟鸡子黄数枚，用作点心，日服两次，泻止后停服。主治室女月闭血枯，饮食减少，灼热咳嗽。

二、月经量多

◆ 白术一两

一妇人年三十余。夫妻反目，恼怒之余，经行不止，且又甚多。医者用十灰散加减，连服四剂不效。后愚诊视，其右脉弱而且濡。询其饮食多寡，言分毫不敢多食，多即泄泻。遂投以此汤（指安冲汤），去黄芪，将白术改用一两。一剂血止，而泻亦愈。又服一剂，以善其后。（《医学衷中参西录·治女科方·安冲汤》）

●安冲汤：白术六钱，生黄芪六钱，生龙骨六钱，生牡蛎六钱，生地黄六钱，生白芍三钱，海螵蛸四钱，茜草三钱，续断四钱。主治妇女经水行时多而且久，过期不止或不时漏下。

三、闭　　经

◆ 山药一两

案1

奉天大南关马氏女，自十四岁，月事已通，至十五岁秋际，因食瓜果过多，泄泻月余方愈，从此月事遂闭。延医诊治，至十六岁季夏，病浸增剧。其父原籍辽阳，时任奉天兵工厂科长。见愚《衷中参西录》，因求为诊治。其身形瘦弱异常，气息微喘，干嗽无痰，过午潮热，夜间尤甚，饮食减少，大便泄泻。其脉数近六至，微细无力。俾先用生怀山药（细末）八钱，水调煮作粥，又将熟鸡子黄四枚,捻碎搀粥中,再煮一两沸,空心时服。服后须臾,又服西药百布圣二瓦,以助其消化。每日如此两次,用作点心,服至四日,其泻已止。又服数日,诸病亦稍见轻。遂投以资生通脉汤(见于一两医案·月经未通·山药案),去玄参,加生地黄五钱,川贝三钱,连服十余剂,灼热减十分之八,饮食加多,喘嗽亦渐愈。遂将生地黄换作熟地黄,又加怀牛膝五钱,服至十剂,自觉身体爽健,诸病皆无,惟月事犹未见。又于方中加䗪虫(即土鳖虫,背多横纹者真,背光滑者非是)五枚、樗鸡十枚,服至四剂,月事已通。遂去䗪虫、樗鸡,俾再服数剂,以善其后。(《医学衷中参西录·治女科方·资生通脉汤》)

案2

甘肃马姓,寓天津英租界安居里,有女十七岁。自十六岁秋,因患右目生内障,服药不愈,忧思过度,以致月闭。自腊月服药,直至次年孟秋月底不愈,求为延医。其人体质瘦弱,五心烦热,过午两颧色红,灼热益甚,心中满闷,饮食少许,即停滞不下,夜不能寐。脉搏五至,弦细无力。为其饮食停滞,夜不能寐,投以资生通脉汤(见于一两医案·月经未通·山药案),加生赭石(研细)四钱、熟枣仁三钱,服至四剂,饮食加多,夜已能寐,灼热稍退,遂去枣仁,减赭石一钱,又加地黄五钱、丹皮三钱,服约十剂,灼热大减。又去丹皮,将龙眼肉改用八钱,再加怀牛膝五钱,连服十余剂,身体浸壮健。因其月事犹未通下,又加䗪虫五枚、樗鸡十枚,服至五剂,月事已通。然下者不多,遂去樗鸡、地黄,加当归五钱,俾服数剂,以善其后。(《医学衷中参西录·治女科方》)

案3

邻庄李边务,刘氏妇,年二十五岁,经血不行,结成癥瘕。

病因:处境不顺,心多抑郁,以致月信渐闭,结成癥瘕。

证候:癥瘕初结时,大如核桃,屡治不消,渐至经闭后则癥瘕浸长。三年之后大如覆盂,按之甚硬。渐至饮食减少,寒热往来,咳嗽吐痰,身体羸弱,亦以为无可医治,待时而已。后忽闻愚善治此证,求为诊视。其脉左右皆弦细无力,一息近六至。

诊断:此乃由经闭而积成癥瘕,由癥瘕而浸成虚劳之证也。此宜先注意治其虚劳,而以消癥瘕之品辅之。

处方:生怀山药一两,大甘枸杞一两,生怀地黄五钱,玄参四钱,沙参四钱,生箭芪三钱,天冬三钱,三棱钱半,莪术钱半,生鸡内金钱半(黄色的,捣);共煎汤一大盅,温服。

方解:方中用三棱、莪术,非但以之消癥瘕也。诚以此证廉于饮食,方中鸡内金固能消食，而三棱、莪术与黄芪并用，更有开胃健脾之功。脾胃健壮，不但善消饮食，兼能运化药力，使病速愈也。

复诊：将药连服六剂，寒热已愈，饮食加多，咳嗽吐痰亦大轻减。癥瘕虽未见消，然从前时或作疼，今则不复疼矣。其脉亦较前颇有起色。拟再治以半补虚劳半消癥瘕之方。

处方：生怀山药一两，大甘枸杞一两，生怀地黄八钱，生箭芪四钱，沙参四钱，生杭芍四钱，天冬四钱，三棱二钱，莪术二钱，桃仁二钱（去皮），生鸡内金钱半（黄色的，捣）；共煎一大盅，温服。

三诊：将药连服六剂，咳嗽吐痰皆愈。身形已渐强壮，脉象又较前有力，至数复常。至此虚劳已愈，无庸再治。其癥瘕虽未见消，而较前颇软。拟再专用药消之。

处方：生箭芪六钱，天花粉五钱，生怀山药五钱，三棱三钱，莪术三钱，怀牛膝三钱，潞党参三钱，知母三钱，桃仁二钱（去皮），生鸡内金二钱（黄色的，捣），生水蛭二钱（捣碎）；共煎汤一大盅，温服。

效果：将药连服十二剂，其瘀血忽然降下若干，紫黑成块，杂以脂膜，癥瘕全消。为其病积太久，恐未除根，俾日用山楂片两许，煮汤冲红蔗糖，当茶饮之，以善其后。(《医学衷中参西录·妇女科》)

案4

一室女，劳瘵年余，月信不见，羸弱不起。询方于愚，为拟此汤（指资生汤）。连服数剂，饮食增多，身犹发热，加生地黄五钱，五六剂后，热退渐能起床，而腿疼不能行动。又加丹参、当归各三钱，服至十剂，腿愈，月信亦见。又言有白带甚剧，向忘言及。遂去丹参，加生牡蛎六钱，又将於术加倍，连服十剂，带证亦愈。(《医学衷中参西录·治阴虚劳热方》)

●资生汤：生山药一两，玄参五钱，於术三钱，生鸡内金二钱，牛蒡子三钱。主治劳瘵羸弱已甚，饮食减少，喘促咳嗽，身热脉虚数者。若热甚者，加生地黄五六钱。

案5

见二两医案·闭经·石膏案。

◆ 枸杞子一两

案1

见一两医案·闭经·山药·案3。

案 2

见二两医案·闭经·石膏案。

◆ 玄参一两

见二两医案·闭经·石膏案。

◆ 牛膝一两

沧县东门里李氏妇，年近三旬，月事五月未行，目胀头疼甚剧，诊其脉近五至，左右皆有力，而左脉又弦硬而长，心中时觉发热，周身亦有热时，知其脑部充血过度，是以目胀头疼也。盖月事不行，由于血室，而血室为肾之副脏，实借肝气之疏泄以为流通，方书所谓肝行肾之气也。今因月事久瘀，肝气不能由下疏泄而专于上行，矧因心肝积有内热，气火相并，迫心中上输之血液迅速过甚，脑中遂受充血之病。惟重用牛膝，佐以凉泻之品，化血室之瘀血以下应月事，此一举两得之法也。遂为疏方：怀牛膝一两，生杭芍六钱，玄参六钱，龙胆草二钱，丹皮二钱，生桃仁二钱，红花二钱。

一剂目胀头疼皆愈强半，心身之热已轻减。又按其方略为加减，连服数剂，诸病皆愈，月事亦通下。（《医学衷中参西录·临证随笔》）

四、痛　　经

◆ 黄芪一两

一人年过三旬，居恒呼吸恒觉短气，饮食似畏寒凉。当行经时觉腰际下坠作疼。其脉象无力，至数稍迟。知其胸中大气虚而欲陷，是以呼吸气短，至行经时因气血下注，大气亦随之下陷，是以腰际觉下坠作疼也。为疏方用生箭芪一两，桂枝尖、当归、生明没药各三钱。连服七八剂，其病遂愈。（《医学衷中参西录·论腰疼治法》）

五、崩　　漏

◆ 白术一两

案 1

沧州董姓妇人，患血崩甚剧。其脉象虚而无力，遂重用黄芪、白术，辅以龙骨、牡蛎、萸肉诸收涩之品，服后病稍见愈，遂即原方加海螵蛸四钱、茜草二钱，服后其病顿愈，而分毫不见血矣。愚于斯深知二药止血之能力，遂拟得安冲汤（见于一两医案·月经量多·白术·案1）、固冲汤二方，于方中皆用此二药，登于处方编中以公诸医界。（《医学衷中参西录·海螵蛸茜草解》）

案2

一妇人，因行经下血不止，经医多人，诊治逾两旬，所下之血益多，已昏厥数次矣。及愚诊视，奄奄一息，已不言语，其脉如水上浮麻，不分至数。遂急用麦角寸长者一枚，和乳糖研粉，又将拙拟固冲汤煎汤一大钟送服，其血顿止，由此知麦角之能力。（《医学衷中参西录·麦角》）

案3

一妇人年三十余。陡然下血，两日不止。及愚诊视，已昏愦不语，周身皆凉，其脉微弱而迟。知其气血将脱，而元阳亦脱也。遂急用此汤（指固冲汤），去白芍，加野台参八钱、乌附子三钱。一剂血止，周身皆热，精神亦复。仍将白芍加入，再服一剂，以善其后。（《医学衷中参西录·治女科方》）

案4

一妇人因行经下血不止，服药旬余无效，势极危殆。诊其脉象浮缓，按之即无，问其饮食不消，大便滑泻。知其脾胃虚甚，中焦之气化不能健运统摄，下焦之气化因之不固也。遂于治下血药中，加白术一两、生鸡内金一两，服一剂血即止，又服数剂以善其后。（《医学衷中参西录·白术解》）

◆ 黄芪一两

案1

沈阳县尹朱公之哲嗣际生，愚之门生也。黎明时来院扣门，言其夫人因行经下血不止，精神昏愦，气息若无。急往诊视，六脉不全，仿佛微动。急用生黄芪、野台参、净萸肉各一两，煅龙骨、煅牡蛎各八钱，煎汤灌下，血止强半，精神见复。过数点钟将药剂减半，又加生怀山药一两，煎服全愈。（《医学衷中参西录·黄芪解》）

案2

天津二区，徐姓妇人，年十八岁，得血崩证。

病因：家庭不和，激动肝火，因致下血不止。

证候：初时下血甚多，屡经医治，月余血虽见少，而终不能止。脉象濡弱，而搏近五至。呼吸短气，自觉当呼气外出之时，稍须努力，不能顺呼吸之自然。过午潮热，然不甚剧。

诊断：此胸中大气下陷，其阴分兼亏损也。为其大气下陷，所以呼气努力，下血不止；为其阴分亏损，所以过午潮热。宜补其大气，滋其真阴，而兼用升举固涩之品，方能治愈。

处方：生箭芪一两，白术五钱（炒），大生地一两，龙骨一两（捣），牡蛎一两（捣），天花粉六钱，苦参四钱，黄柏四钱，柴胡三钱，海螵蛸三钱（去甲），茜草二钱；西药麦角（中者）一个，搀乳糖五分，共研细，将中药煎汤两大盅，分两次服，麦角末亦分两次送服。

效果：煎服一剂，其血顿止，分毫皆无，短气与潮热皆愈。再为开调补气血之剂，俾服数剂，以善其后。(《医学衷中参西录·妇女科》)

◆ 地黄一两

案 1
见一两医案·崩漏·黄芪·案 2。
案 2
见三两医案·崩漏·石膏案。

◆ 党参一两

见一两医案·崩漏·黄芪·案 1。

◆ 鸡内金一两

见一两医案·崩漏·白术·案 4。

◆ 龙骨一两

见一两医案·崩漏·黄芪·案 2。

◆ 牡蛎一两

见一两医案·崩漏·黄芪·案 2。

◆ 山药一两

见一两医案·崩漏·黄芪·案 1。

◆ 山茱萸一两

见一两医案·崩漏·黄芪·案 1。

◆ 知母一两

见三两医案·崩漏·石膏案。

六、带 下 病

◆ 山药一两

案1

一媪年六旬。患赤白带下，而赤带多于白带，亦医治年余不愈。诊其脉甚洪滑，自言心热头昏，时觉眩晕，已半载未起床矣。遂用此方（指清带汤）加白芍六钱，数剂白带不见，而赤带如故，心热、头眩晕亦如故。又加苦参、龙胆草、白头翁各数钱，连服七八剂，赤带亦愈，而诸疾亦遂全愈。自拟此方以来，用治带下，愈者不可胜数（《医学衷中参西录·海螵蛸茜草解》也录有本案）。（《医学衷中参西录·治女科方》）

● 清带汤：生山药一两，生龙骨六钱，生牡蛎六钱，海螵蛸四钱，茜草三钱；单赤带加白芍、苦参各二钱，单白带加鹿角霜、白术各三钱。主治妇女赤白带下。

案2

一妇人，年二十余，患白带甚剧，医治年余不愈。后愚诊视，脉甚微弱。自言下焦凉甚，遂用此方（清带汤）加干姜六钱、鹿角霜三钱，连服十剂全愈。（《医学衷中参西录·治女科方》）

七、妊 娠 恶 阻

◆ 代赭石一两

天津一区王氏妇，年二十六岁，受妊后，呕吐不止。

病因：素有肝气病，偶有拂意，激动肝气，恒作呕吐。至受妊后，则呕吐连连不止。

证候：受妊至四十日时，每日必吐，然犹可受饮食，后则吐浸加重，迨至两月以后勺水不存。及愚诊视时，不能食者已数日矣。困顿已极，不能起床。诊其脉虽甚虚弱，仍现滑象，至数未改，惟左关微浮，稍似有力。

诊断：恶阻呕吐，原妊妇之常，兹因左关独浮而有力，知系肝气胆火上冲，是以呕吐特甚。有谓恶阻呕吐虽甚剧无碍者，此未有阅历之言。愚自行道以来，耳闻目睹，因此证偾事者已有多人，甚勿忽视。此宜急治以镇肝降胃之品，不可因其受妊而不敢放胆用药也。

处方：生赭石两半（轧细），党参三钱，生怀山药一两，生怀地黄八钱，生杭芍六钱，大甘枸杞五钱，净萸肉四钱，青黛三钱，清半夏六钱；药共九味，先将半夏用温水淘三次，将矾味淘净，用做饭小锅煮取清汤一盅，调以面粉煮作茶汤，和以白糖令其适口，服下其吐可止。再将余药八味煎汤一大盅，分三次温服。

复诊：将药连服两剂，呕吐即止。精神气力稍振，可以起坐，其脉左关之浮已去，六部皆近和平。惟仍有恶心之时，懒于饮食，拟再治以开胃、理肝、滋阴、清热之剂。

处方：生怀山药一两，生杭芍五钱，冬瓜仁四钱（捣碎），北沙参四钱，碎竹茹三钱，净青黛二钱，甘草二钱；共煎汤一大盅，分两次温服下。

效果：将药连服三剂，病遂全愈，体渐复原，能起床矣。或问赭石《别录》称其能坠胎，原为催生要药，今重用之以治恶阻呕吐，独不虑去有坠胎之弊乎？

答曰：《别录》谓其能坠胎者，为赭石之质重坠，可坠已成形之胎也。若胎至五六月时诚然忌之。若在三月以前之胎，虽名为胎不过血脉一团凝聚耳。此时惟忌用破血之品，而赭石毫无破血之性。且《本经》谓之赤沃漏下，李氏《纲目》谓治妇人血崩，则其性可知。且其质量虽重坠，不过镇降其肝胃上逆之气使归于平，是重坠之力上逆之气当之，即病当之，非人当之也。况又与潞参、萸肉、山药诸补益之药并用，此所谓节制之师，是以战则必胜也。（《医学衷中参西录·妇女科》）

◆ 山药一两

见一两医案·妊娠恶阻·代赭石案。

◆ 石膏一两

见四两医案·妊娠恶阻·代赭石·案2。

八、胎　漏

◆ 白术一两

见二两医案·胎漏·黄芪案。

◆ 龙骨一两

见二两医案·胎漏·黄芪案。

◆ 牡蛎一两

见二两医案·胎漏·黄芪案。

◆ 山茱萸一两

见二两医案·胎漏·黄芪案。

九、子　　痫

◆ 山药一两

一娠妇，日发痫风。其脉无受娠滑象，微似弦而兼数。知阴分亏损，血液短少也。亦俾煮山药粥（即薯蓣粥，见于一两医案·泄泻·山药·案1），服之即愈（《医学衷中参西录·山药解》也录有本案）。又服数次，永不再发。（《医学衷中参西录·治泄泻方·薯蓣粥》）

十、妊娠伤寒

◆ 石膏一两

一妊妇，伤寒两三日。脉洪滑异常，精神昏愦，间作谵语，舌苔白而甚厚。为开寒解汤方（见于一两医案·感冒·石膏·案1），有一医者在座，问方中之意何居？愚曰：欲汗解耳。曰：此方能汗解乎？愚曰：此方遇此证，服之自能出汗，若泛作汗解之药服之，不能汗也。饮下须臾，汗出而愈（《医学衷中参西录·伤寒风温始终皆宜汗解说》也录有本案）。（《医学衷中参西录·治温病方·寒解汤》）

十一、妊娠温病

◆ 地黄一两

案1
见三两医案·妊娠温病·石膏·案1。

案 2

见六两医案·妊娠温病·山药案。

◆ 玄参一两

案 1

见三两医案·妊娠温病·石膏·案1。

案 2

见六两医案·妊娠温病·山药案。

◆ 白芍一两

见三两医案·妊娠温病·石膏·案2。

◆ 龙骨一两

见六两医案·妊娠温病·山药案。

◆ 牡蛎一两

见六两医案·妊娠温病·山药案。

◆ 山药一两

见三两医案·妊娠温病·石膏·案1。

◆ 山茱萸一两

见六两医案·妊娠温病·山药案。

十二、产后恶露不绝

◆ 黄芪一两

天津河东十字街东，李氏妇，年近四旬，得产后下血证。

病因：身形素弱，临盆时又劳碌过甚，遂得斯证。

证候：产后未见恶露，纯下鲜血。屡次延医服药，血终不止。及愚诊视，已二十八日矣。其精神衰惫，身体羸弱，周身时或发灼，自觉心中怔忡莫支。其下血剧时腰际疼甚，呼吸常觉短气，其脉左部弦细，右部沉虚，一分钟八十二至。

诊断：即此脉证细参，当系血下陷，气亦下陷。从前所服之药，但知治血，不知治气，是以屡次服药无效。此当培补其气血，而以收敛固涩之药佐之。

处方：生箭芪一两，当归身一两，生怀地黄一两，净萸肉八钱，生龙骨八钱（捣碎），桑叶十四片，广三七三钱（细末）；药共七味，将前六味煎汤一大盅，送服三七末一半，至煎渣再服时，仍送服其余一半。

方解：此乃傅青主治老妇血崩之方。愚又为之加生地黄、萸肉、龙骨也。其方不但善治老妇血崩，即用以治少年者亦效。初但用其原方，后因治一壮年妇人患血崩甚剧，投以原方不效，且服药后心中觉热，遂即原方为加生地黄一两则效。从此愚再用其方时，必加生地黄一两以济黄芪之热，皆可随手奏效。今此方中又加萸肉、龙骨者，因其下血既久，下焦之气化不能固摄，加萸肉、龙骨所以固摄下焦之气化也。

复诊：服药两剂，下血与短气皆愈强半，诸病亦皆见愈，脉象亦有起色。而起坐片时自觉筋骨酸软，此仍宜治以培补气血，固摄下焦气化，兼壮筋骨之剂。

处方：生箭芪一两，龙眼肉八钱，生怀地黄八钱，净萸肉八钱，胡桃肉五钱，北沙参五钱，升麻一钱，鹿角胶三钱；药共八味，将前七味煎汤一大盅，鹿角胶另炖化兑服。方中加升麻者，欲以助黄芪升补气分使之上达，兼以升提血分使不下陷也。

三诊：将药连服三剂，呼吸已不短气，而血分则犹见少许，然非鲜血而为从前未下之恶露，此吉兆也。若此恶露不下，后必为恙。且又必须下净方妥，此当兼用化瘀之药以催之速下。

处方：生箭芪一两，龙眼肉八钱，生怀地黄八钱，生怀山药六钱，胡桃肉五钱，当归四钱，北沙参三钱，鹿角胶四钱，广三七三钱（细末）；药共九味，先将前七味煎汤一大盅，鹿角胶另炖化兑汤药中，送服三七末一半，至煎渣再服时，仍将所余之鹿角胶炖化兑汤药中，送服所余之三七末。

方解：按此方欲用以化瘀血，而不用桃仁、红花诸药者，恐有妨于从前之下血也。且此方中原有善化瘀血之品，鹿角胶、三七是也。盖鹿角之性原善化瘀生新，熬之成胶其性仍在。前此之恶露自下，实多赖鹿角胶之力，今又助之以三七，亦化瘀血不伤新血之品。连服数剂，自不难将恶露尽化也。

效果：将药连服五剂，恶露下尽，病遂全愈。（《医学衷中参西录·妇

女科》)

◆ 当归一两

见一两医案·产后恶露不绝·黄芪案。

◆ 地黄一两

见一两医案·产后恶露不绝·黄芪案。

十三、产后温病

◆ 玄参一两

见三两医案·产后温病·石膏案。

十四、产后喘证

◆ 山药一两

奉天大东关关氏少妇，素有劳疾，因产后暴虚，喘嗽大作。治以此粥（指薯蓣粥，见于一两医案·泄泻·山药·案1），日服两次，服至四五日，喘嗽皆愈。又服数日，其劳疾自此除根（《医学衷中参西录·山药解》中也录有本案）。(《医学衷中参西录·治泄泻方》)

十五、产后心悸

◆ 山药一两

一妇人，产后发汗过多，覆被三层皆湿透，因致心中怔忡，精神恍惚，时觉身飘飘上至屋顶，此虚极将脱，而神魂飞越也。延愚诊视，见其汗出犹不止，六脉皆虚浮，按之即无。急用生山药、净萸肉各一两，生杭芍四钱，煎服。汗止，精神亦定。

翌日药力歇，又病而反复。时愚已旋里，病家复持方来询，为添龙骨、牡蛎（皆不用煅）各八钱，且嘱其服药数剂，其病必愈。

孰意药坊中，竟谓方中药性过凉，产后断不宜用，且言此证系产后风，彼有治产后风成方，屡试屡验，怂恿病家用之。病家竟误用其方，汗出不止而脱。夫其证原属过汗所致，而再以治产后风发表之药，何异鸩毒。斯可为发汗

不审虚实者之炯戒矣。(《医学衷中参西录·治女科方》)

◆ 山茱萸一两

见一两医案·产后心悸·山药案。

十六、产后抽搐

◆ 阿胶一两

一妇人，产后七八日发搐，服发汗之药数剂不效。询方于愚，因思其屡次发汗不效，似不宜再发其汗，以伤其津液。遂单用阿胶一两，水融化，服之而愈。(《医学衷中参西录·治女科方》)

◆ 牛膝一两

天津大伙巷，于氏妇，年过三旬，于产后得四肢抽掣病。

病因：产时所下恶露甚少，至两日又分毫恶露不见，迟半日遂发抽掣。

证候：心中发热，有时觉气血上涌，即昏然身躯后挺，四肢抽掣。其腹中有时作疼，令人揉之则少瘥，其脉左部沉弦，右部沉涩，一息四至强。

诊断：此乃肝气胆火，挟败血上冲以瘀塞经络，而其气火相并上冲不已，兼能妨碍神经，是以昏然后挺而四肢作抽掣也。当降其败血，使之还为恶露泻出，其病自愈。

处方：怀牛膝一两，生杭芍六钱，丹参五钱，玄参五钱，苏木三钱，桃仁三钱(去皮)，红花二钱，土鳖虫五大个(捣)，红娘虫(即樗鸡)六大个(捣)；共煎汤一盅，温服。

效果：此药煎服两剂，败血尽下，病若失。(《医学衷中参西录·妇女科》)

◆ 山茱萸一两

一妇人，产后十余日，周身汗出不止，且发搐。治以山萸肉(去净核)、生山药各一两，煎服两剂，汗止而搐亦愈。(《医学衷中参西录·治女科方》)

◆ 山药一两

见一两医案·产后抽搐·山茱萸案。

十七、产后恶心呕吐

◆ 代赭石一两

奉天大东关安靴铺，安显之夫人，年四十许。临产双生，异常劳顿。恶心呕吐，数日不能饮食，精神昏愦，形势垂危。群医辞不治，延为诊视。其脉洪实，面有火色，舌苔厚而微黄。愚曰：此产后温也。其呕吐若是者，乃阳明热实，胃腑之气上逆也。投以生赭石、玄参各一两，一剂而呕吐止，可进饮食。继仍用玄参同白芍、连翘以清其余热，遂全愈（《医学衷中参西录·赭石解》也录有本案）。（《医学衷中参西录·治伤寒温病同用方》）

◆ 玄参一两

见一两医案·产后恶心呕吐·代赭石案。

十八、产后痞满

◆ 山药一两

案1

一妇人，年三十许。胸中满闷，时或作疼，鼻息发热，常常作渴。自言得之产后数日，劳力过度。其脉迟而无力，筹思再三，莫得病之端绪。姑以生山药一两，滋其津液，鸡内金二钱、陈皮一钱，理其疼闷，服后忽发寒热。再诊其脉，无力更甚，知其气分郁结，又下陷也。遂为制此汤（指理郁升陷汤），一剂诸病皆觉轻，又服四剂全愈。（《医学衷中参西录·治大气下陷方》）

● 理郁升陷汤：生黄芪六钱，知母三钱，当归三钱，桂枝一钱半，柴胡一钱半，乳香三钱，没药三钱；胁下撑胀或兼疼者，加龙骨、牡蛎各五钱；少腹下坠，加升麻一钱。主治胸中大气下陷，又兼气分郁结，经络湮淤。

案2

见一两医案·产后痞满·代赭石案。

◆ 代赭石一两

天津一区，张氏妇，年二十六岁，流产之后胃脘满闷，不能进食。

病因：孕已四月，自觉胃口满闷，倩人以手为之下推，因用力下推至脐，遂至流产。

证候：流产之后，忽觉气血上涌，充塞胃口，三日之间分毫不能进食。动则作喘，头目眩晕，心中怔忡，脉象微弱，两尺无根。其夫张耀华，曾受肺病吐脓血，经愚治愈，因相信复急延为诊治。

诊断：此证因流产后下焦暴虚，肾气不能固摄冲气，遂因之上冲。夫冲脉原上隶阳明胃府，其气上冲，胃气即不能下降（胃气以息息下行为顺），是以胃中胀满，不能进食。治此等证者，若用开破之药开之，胀满去而其人或至于虚脱。宜投以峻补之剂，更用重镇之药辅之以引之下行，则上之郁开而下焦之虚亦即受此补剂之培养矣。

处方：大潞参四钱，生赭石一两（轧细），生怀山药一两，熟怀地黄一两，玄参八钱，净萸肉八钱，紫苏子三钱（炒捣），生麦芽三钱；共煎汤一大盅，分两次温服下。

方解：按方中用生麦芽，非取其化食消胀也。诚以人之肝气宜升，胃气宜降，凡用重剂降胃，必须少用升肝之药佐之，以防其肝气不舒。麦芽生用原善舒肝，况其性能补益胃中酸汁，兼为化食消胀之妙品乎。

效果：将药煎服一剂，胃中豁然顿开，能进饮食，又连服两剂，喘与怔忡皆愈。(《医学衷中参西录·妇女科》)

◆ 地黄一两

见一两医案·产后痞满·代赭石案。

十九、产后泄泻

◆ 滑石一两

见二两医案·产后泄泻·山药案。

二十、产后头痛

◆ 当归一两

友人郭省三夫人，产后头疼，或与一方当归、芎䓖各一两，煎服即愈。此盖产后血虚兼受风也。愚生平用芎䓖治头疼不过二三钱。(《医学衷中参西录·芎䓖解》)

◆ 川芎一两

见一两医案·产后头痛·当归案。

二十一、难 产

◆ 当归一两

案 1
见二两医案·难产·代赭石·案 1。
案 2
见二两医案·难产·代赭石·案 2。
案 3
见二两医案·难产·代赭石·案 3。
案 4
见二两医案·难产·代赭石·案 4。

◆ 党参一两

案 1
见二两医案·难产·代赭石·案 1。
案 2
见二两医案·难产·代赭石·案 2。
案 3
见二两医案·难产·代赭石·案 3。
案 4
见二两医案·难产·代赭石·案 4。

二十二、乳 痈

◆ 丹参一两

见四两医案·乳痈·黄芪案。

◆ 没药一两

见四两医案·乳痈·黄芪案。

◆ 乳香一两

见四两医案·乳痈·黄芪案。

▣ 第三节 儿 科 ▣

一、感 冒

◆ 玄参一两

李姓童子，年十四岁，天津河北耀华织布工厂学徒，得伤寒脉闭证。

病因：其左肋下素有郁气，发动时辄作疼，一日发动疼剧，头上汗出，其汗未解，出冒风寒，遂得斯证。

证候：头疼、身冷、恶寒、无汗、心中发热，六脉皆闭。

诊断：因其素有肋下作疼之病，身形羸弱；又当汗出之时感冒风寒，则风寒之入者必深，是以脉闭身寒；又肋下素有郁气，其肝胆之火必然郁滞，因外感所束激动其素郁之火，所以心中觉热。法当以发表之药为主，而以清热理郁兼补正之药佐之。

处方：麻黄二钱，玄参六钱，生怀山药六钱，野台参二钱，生鸡内金二钱，天花粉五钱，甘草钱半；先煎麻黄数沸，吹去浮沫，再入诸药同煎一大盅，温服取汗，若不出汗时，宜再服西药阿斯必林一瓦以助其汗。

效果：服药两点钟，周身微发热，汗欲出不出，遂将阿斯必林服下，须臾汗出遍体。

翌日复诊：其脉已出，五至无力，已不恶寒，心中仍觉发热，遂去麻黄，将玄参、山药皆改用一两；服至三剂后，心中已不发热，遂将玄参、天花粉各减半，再服数剂以善其后。(《医学衷中参西录·伤寒门》)

◆ 山药一两

见一两医案·儿科·感冒·玄参案。

二、伤 寒

◆ 知母一两

见三两医案·儿科·伤寒·石膏案。

三、温 病

◆ 山药一两

案1

天津估衣街西头万全堂药局，侯姓学徒，年十三岁，得暑温兼泄泻。

病因：季夏天气暑热，出门送药受暑，表里俱觉发热，兼头目眩晕。服药失宜，又兼患泄泻。

证候：每日泄泻十余次，已逾两旬，而心中仍觉发热懒食，周身酸软无力，时或怔忡，小便赤涩发热，其脉左部微弱，右部重按颇实，搏近六至。

诊断：此暑热郁于阳明之腑，是以发热懒食，而肝肾气化不舒，是以小便不利致大便泄泻也。当清泻胃腑，调补肝肾，病当自愈。

处方：生怀山药两半，滑石一两，生杭芍六钱，净萸肉四钱，生麦芽三钱，甘草三钱；共煎汤一大盅，温服。

复诊：服药一剂泻即止，小便通畅，惟心中犹觉发热，又间有怔忡之时，遂即原方略为加减，俾再服之。

处方：生怀山药一两，生怀地黄一两，净萸肉八钱，生杭芍六钱，生麦芽二钱，甘草二钱；共煎汤一大盅，温服。

效果：将药连服两剂，其病霍然全愈。（《医学衷中参西录·温病门》）

案2

天津一区钱姓幼男，年四岁，于孟秋得温热兼泄泻，病久不愈。

病因：季夏感受暑温，服药失宜，热留阳明之腑，久则灼耗胃阴，嗜凉且多嗜饮水，延至孟秋，上热未清，而下焦又添泄泻。

证候：形状瘦弱已极，周身灼热，饮食少许则恶心欲呕吐。小便不利，大便一昼夜十余次，多系稀水，卧不能动，哭泣无声，脉数十至且无力（四岁时，当以七至为正脉），指纹现淡红色，已透气关。

诊断：此因外感之热久留耗阴，气化伤损，是以上焦发热懒食，下焦小便不利而大便泄泻也。宜治以滋阴、清热、利小便，兼固大便之剂。

处方：生怀山药一两五钱，滑石一两，生杭芍六钱，甘草三钱；煎汤一大盅，分数次徐徐温服下。

方解：此方即拙拟滋阴清燥汤也。原方生山药是一两，今用两半者，因此幼童瘦弱已极，气化太虚也。方中之义，山药与滑石同用，一利小便，一固大便，一滋阴以退虚热，一泻火以除实热。芍药与甘草同用，甘苦化合，味近人参，能补益气化之虚损。而芍药又善滋肝肾以利小便，甘草又善调脾胃以固大便，是以汇集而为一方也。

效果：将药连服两剂，热退泻止，小便亦利，可进饮食，惟身体羸瘦不能遽复。俾用生怀山药（细末）七八钱许，煮作粥，调以白糖，作点心服之。且每次送西药百布圣一瓦，如此将养月余始胖壮。（《医学衷中参西录·温病门》）

案3

见一两医案·儿科·温病·滑石·案1。

案4

见一两医案·儿科·温病·滑石案。

案5

见二两医案·儿科·温病·石膏·案3。

案6

见一两医案·儿科·温病·山药·案1。

◆ 滑石一两

案1

奉天大东关，旗人号崧宅者，有孺子年四岁，得温病，邪犹在表，医者不知为之清解，遽投以苦寒之剂，服后滑泻，四五日不止。上焦燥热，闭目而喘，精神昏愦。延为诊治，病虽危险，其脉尚有根柢，知可挽回。俾用滋阴清燥汤原方（见于一两医案·温病·滑石·案1），煎汁一大茶杯，为其幼小，俾徐徐温饮下，尽剂而愈。然下久亡阴，余有虚热，继用生山药、玄参各一两以清之，两剂热尽除。大抵医者遇此等证，清其燥热，则滑泻愈甚，补其滑泻，其燥热亦必愈甚。惟此方，用山药以止滑泻，而山药实能滋阴退热，滑石以清燥热，而滑石实能利水止泻，二药之功用，相得益彰。又佐以芍药之滋阴血、利小便，甘草之燮阴阳、和中宫，亦为清热止泻之要品。汇集成方，所以效验异常。愚用此方，救人多矣，即势至垂危，投之亦能奏效（《医学衷中参西录·山药解》也录有本案）。（《医学衷中参西录·治温病方》）

案2

见一两医案·儿科·温病·山药·案1。

案3

见一两医案·儿科·温病·山药·案2。

◆ 代赭石一两

见二两医案·儿科·温病·石膏·案2

◆ 石膏一两

奉天南关马姓幼女，于端午节前得温病，医治旬日病益增剧，周身灼热，精神恍惚，烦躁不安，形势危殆，其脉确有实热，而至数嫌其过数。盖因久经外感灼热而阴分亏损也。遂用生石膏两半、生山药一两。单用此二味，取其易服，煮浓汁两茶盅，徐徐与之。连进两剂，灼热已退，从前两日未大便，至此大便亦通，而仍有烦躁不安之意，遂用阿斯必林二分，同白糖钱许，开水冲化服之，周身微汗，透出白痧满身而愈。（《医学衷中参西录·临证随笔》）

◆ 地黄一两

案1
见四两医案·儿科·温病·石膏案。
案2
见二两医案·儿科·温病·石膏·案3。
案3
见一两医案·儿科·温病·山药·案1。

◆ 党参一两

见三两医案·儿科·温病·石膏案。

◆ 枸杞子一两

见二两医案·儿科·温病·石膏·案3。

◆ 麦门冬一两

见三两医案·儿科·温病·石膏案。

◆ 沙参一两

见二两医案·儿科·温病·石膏·案3。

◆ 山茱萸一两

见二两医案·儿科·温病·石膏·案3。

◆ 玄参一两

见一两医案·儿科·温病·滑石·案1。

◆ 知母一两

见四两医案·儿科·温病·石膏案。

四、发　　热

◆ 地黄一两

案1

一三岁幼童，因失乳羸弱发热，后又薄受外感，其热益甚。为近在此邻，先与以安知歇貌林十分瓦之一弱，俾和以白糖一次服下。至一点钟许，周身微似有汗，其热顿解，迟半日其热又作，又与以前药，服后仍如旧。翌日又与以安知歇貌林十分瓦之一弱，仍和白糖服下，迨微汗热退后，急用生怀地黄一两，煎汤一大钟，俾分两次温服下，其热从此不再反复。（《医学衷中参西录·安知歇貌林》）

案2

见二两医案·儿科·温病·石膏·案4。

◆ 枸杞子一两

见二两医案·儿科·温病·石膏·案4。

◆ 山药一两

见二两医案·儿科·温病·石膏·案4。

◆ 山茱萸一两

见二两医案·儿科·温病·石膏·案4。

◆ 玄参一两

见四两医案·儿科·发热·石膏案。

五、咳　嗽

◆ 石膏一两

抚顺姚旅长公子，年九岁，因有外感实热久留不去，变为虚劳咳嗽证。

病因：从前曾受外感，热入阳明。医者纯用甘寒之药清之，致病愈之后，犹有些些余热稽留脏腑，久之阴分亏耗，浸成虚劳咳嗽证。

证候：心中常常发热，有时身亦觉热，懒于饮食，咳嗽频吐痰涎，身体瘦弱。屡服清热宁嗽之药，即稍效，病仍反复，其脉象弦数，右部尤弦而兼硬。

诊断：其脉象弦数者，热久涸阴，血液亏损也。其右部弦而兼硬者，从前外感之余热，犹留滞于阳明之腑也。至其咳嗽吐痰，亦热久伤肺之现象也。欲治此证，当以清其阳明余热为初步，热清之后，再用药滋养其真阴，病根自不难除矣。

处方：生石膏（捣细）两半，大潞参三钱，玄参五钱，生怀山药五钱，鲜茅根三钱，甘草二钱；共煎汤一盅半，分两次温饮下。若无鲜茅根时，可用鲜芦根代之。

方解：此方即白虎加人参汤以玄参代知母，生山药代粳米，而又加鲜茅根也。盖阳明久郁之邪热，非白虎加人参汤不能清之，为其病久阴亏，故又将原方少为变通，使之兼能滋阴也。加鲜茅根者，取其具有升发透达之性，与石膏并用，能清热兼能散热也。

复诊：将药煎服两剂，身心之热大减，咳嗽吐痰已愈强半，脉象亦较前和平。知外邪之热已清，宜再用药专滋其阴分，俾阴分充足自能尽消其余热也。

处方：生怀山药一两，大甘枸杞八钱，生怀地黄五钱，玄参四钱，沙参四钱，生杭芍三钱，生远志二钱，白术二钱，生鸡内金（黄色的，捣）二钱，甘草钱半；共煎汤一盅，温服。

效果：将药连服三剂，饮食加多，诸病皆愈。

方解：陆九芝谓："凡外感实热之证，最忌但用甘寒滞泥之药治之。其病纵治愈，亦恒稽留余热，永锢闭于脏腑之中，不能消散，致热久耗阴，浸成虚劳，不能救药者多矣。"此诚见道之言也。而愚遇此等证，其虚劳不至过甚，且脉象仍有力者，恒治以白虎加人参汤，复略为变通，使之退实热兼能退虚热，约皆可随手奏效也。（《医学衷中参西录·虚劳喘嗽门》）

◆ 山药一两

见一两医案·儿科·咳嗽·石膏案。

六、喘　证

◆ 山药一两

案1

见二两医案·儿科·喘证·石膏案。

案2

见四两医案·儿科·喘证·石膏案。

◆ 党参一两

见四两医案·儿科·喘证·石膏案。

◆ 知母一两

见四两医案·儿科·喘证·石膏案。

七、泄　泻

◆ 山药一两

案1

奉天大东关学校教员郑子绰之女，年五岁。秋日为风寒所束，心中发热。医者不知用辛凉表散，而纯投以苦寒之药，连服十余剂，致脾胃受伤，大便滑泻，月余不止，而上焦之热益炽。医者皆辞不治，始求愚为诊视，其形状羸弱已甚，脉象细微浮数，表里俱热，时时恶心，不能饮食，昼夜犹泻十余次。治以此粥（指薯蓣粥，见于一两医案·泄泻·山药·案1），俾随便饮之，日四五次，一次不过数羹匙，旬日全愈（《医学衷中参西录·山药解》也录有本案）。（《医学衷中参西录·治泄泻方·薯蓣粥》）

案2

邻村赵姓幼男，年八岁，脾胃受伤，将成慢脾风证。

病因：本系农家，田园种瓜看守其间，至秋日瓜熟，饥恒食瓜当饭，因之脾胃受伤，显露慢脾风朕兆。

证候：食后，饮食不化恒有吐时，其大便一日三四次，多带完谷，其腿有时不能行步，恒当行走之时委坐于地，其周身偶有灼热之时，其脉左部弦细，右部虚濡，且至数兼迟。

诊断：此证之吐而且泻及偶痿废不能行步，皆慢脾风朕兆也。况其周身偶或灼热，而脉转弦细虚濡，至数且迟，此显系内有真寒、外有假热之象。宜治以大剂温补脾胃之药，俾脾胃健旺，自能消化饮食，不复作吐作泻，久之则中焦气化舒畅，周身血脉贯通，余病自愈。

处方：生怀山药一两，白术四钱（炒），熟怀地黄四钱，龙眼肉四钱，干姜三钱，生鸡内金二钱（黄色的，捣），生杭芍二钱，甘草二钱；共煎汤一大盅，分两次温服下。

复诊：将药煎服两剂，吐泻灼热皆愈，惟行走时犹偶觉腿有不利，因即原方略为加减，俾多服数剂当全愈。

处方：生怀山药一两，熟怀地黄四钱，龙眼肉四钱，胡桃仁四钱，白术三钱（炒），川续断三钱，干姜二钱，生鸡内金二钱（黄色的，捣），生杭芍钱半，甘草钱半；共煎汤一大盅，分两次温服。

效果：将药煎服两剂，病遂全愈，因切戒其勿再食生冷之物，以防病之反复。（《医学衷中参西录·痫痉颠狂门》）

案3

见一两医案·儿科·泄泻·地黄案

◆ 白芍药一两

见一两医案·儿科·泄泻·地黄案

◆ 地黄一两

一童子，年十四五。伤寒已过旬日，大便滑泻不止，心中怔忡异常，似有不能支持之状。脉至七至，按之不实。医者辞不治。投以熟地、生山药、生杭芍各一两，滑石八钱，甘草五钱。煎汤一大碗，徐徐温饮下，亦尽剂而愈。（《医学衷中参西录·治疗伤寒温病同用方·白虎加人参以山药代粳米汤》）

八、结 胸

◆ 代赭石一两

愚在籍时，有姻家刘姓童子，年逾十龄，咽喉肿疼，心中满闷杜塞，剧时呼吸顿停，两目上翻，身躯后挺。然其所以呼吸顿停者，非咽喉杜塞，实觉胸膈杜塞也。诊其脉微细而迟，其胸膈常觉发凉，有时其凉上冲即不能息，而现目翻身挺之象。即脉审证，知系寒痰结胸无疑。其咽喉肿疼者，寒痰充溢于上焦，迫其心肺之阳上浮也。

为拟方生赭石（细末）一两，干姜、乌附子各三钱，厚朴、陈皮各钱半。煎服一剂，胸次顿觉开通，咽喉肿疼亦愈强半，又服两剂全愈。（《医学衷中参西录·论喉证治法》）

九、惊　风

◆ 石膏一两

案1

沧州河务局科员赵春山之幼子，年五岁，因感受温病发痉，昏昏似睡，呼之不应，举家惧甚，恐不能救。其脉甚有力，肌肤发热。因晓之曰："此证因温病之气循督脉上行，伤其脑部，是以发痉，昏昏若睡，即西人所谓脑脊髓炎也。病状虽危，易治也。"遂单用羚羊角二钱，煎汤一盏，连次灌下，发痉遂愈，而精神亦明了矣。

继用生石膏、玄参各一两，薄荷叶、连翘各一钱，煎汤一大钟，分数次温饮下，一剂而脉静身凉矣。盖痉之发由于督脉，因督脉上统脑髓神经也（督脉实为脑髓神经之根本）。羚羊之角乃其督脉所生，是以善清督脉与神经之热也。（《医学衷中参西录·羚羊角辨》）

案2

奉天小西边门外，烟卷公司司账陈秀山之幼子，年五岁，周身壮热，四肢拘挛，有抽掣之状，渴嗜饮水，大便干燥，知系外感之热，引动其肝经风火上冲脑部，致脑气筋妄行，失其主宰之常也。

投以白虎汤，方中生石膏用一两，又加薄荷叶一钱，钩藤勾二钱，全蜈蚣二条，煎汤一盏，分两次温饮下，一剂而抽掣止，拘挛舒，遂去蜈蚣，又服一剂，热亦退净。（《医学衷中参西录·蜈蚣解》）

◆ 玄参一两

见一两医案·儿科·惊风·石膏·案1。

十、慢　惊　风

◆ 赤石脂一两

辽宁测量局长张孝孺君之幼孙，年四岁，得慢脾风证。

病因：秋初恣食瓜果，久则损伤脾胃，消化力减犹不知戒，中秋节后遂成慢脾风证。

证候：食欲大减，强食少许犹不能消化，医者犹投以消食开瘀之剂，脾胃益弱，浸至吐泻交作，间发抽掣，始求愚为诊视，周身肌肤灼热，其脉则微细欲无，昏睡露睛，神气虚弱。

诊断：此证因脾胃虚寒，不能熟腐水谷、消化饮食，所以作吐泻。且所食之物不能融化精微以生气血，惟多成寒饮，积于胃中，溢于膈上，排挤心肺之阳外出，是以周身灼热而脉转微细，此里有真寒、外作假热也。其昏睡露睛者，因眼胞属脾胃，其脾胃如此虚寒，眼胞必然紧缩，是以虽睡时而眼犹微睁也。其肢体抽掣者，因气血亏损，不能上达于脑以濡润斡旋其脑髓神经（《内经》谓上气不足则脑为之不满。盖血随气升，气之上升者少，血之上升亦少。可知观囟门未合之小儿，患此证者，其囟门必然下陷，此实脑为不满之明证，亦即气血不能上达之明征也），是以神经失其常司而肢体有时抽掣也。此当投以温暖之剂，健补脾胃以消其寒饮，诸病当自愈。

处方：赤石脂一两（研细），生怀山药六钱，熟怀地黄六钱，焦白术三钱，乌附子二钱，广肉桂二钱（去粗皮，后入），干姜钱半，大云苓片钱半，炙甘草二钱，高丽参钱半（捣为粗末）；药共十味，将前九味煎汤一大盅，分多次徐徐温服，每次皆送服参末少许。

方解：方中重用赤石脂者，为其在上能镇呕吐，在下能止泄泻也。人参为末送服者，因以治吐泻丸散优于汤剂，盖因丸散之渣滓能留恋于肠胃也。

效果：将药服完一剂，呕吐已止，泻愈强半，抽掣不复作，灼热亦大轻减，遂将干姜减去，白术改用四钱，再服一剂，其泻亦止。又即原方将附子减半，再加大甘枸杞五钱，服两剂，病遂全愈。（《医学衷中参西录·痫痉癫狂门》）

◆ 山药一两

见二两医案·儿科·慢惊风·地黄案。

十一、痫　证

◆ 干姜一两

一童子年十一二，咽喉溃烂。医者用吹喉药吹之，数日就愈。忽然身挺，四肢搐搦，不省人事，移时始醒，一日数次。诊其脉甚迟濡。询其心中，虽不觉凉，实畏食凉物。其呼吸似觉短气。时当仲夏，以童子而畏食凉，且征以脉象病情，其为寒痰凝结，瘀塞经络无疑。投以《伤寒论》白通汤，一剂全愈。（《医学衷中参西录·治小儿风证方》）

● 白通汤方：干姜一两，附子一枚，葱白四茎。

◆ 山药一两

天津北门西白家胡同，董氏幼女，年三岁，患瘛疭病。

病因：暮春气暖，着衣过厚，在院中嬉戏，出汗受风，至夜间遂发瘛疭。

证候：剧时闭目昏昏，身躯后挺，两手紧握，轻时亦能明了，而舌肿不能吮乳，惟饮茶汤及代乳粉。大便每日溏泻两三次，如此三昼夜不愈，精神渐似不支，皮肤发热，诊其脉亦有热象。

诊断：此因春暖衣厚，肝有郁热，因外感激发其热上冲脑部，排挤脑髓神经失其运动之常度，是以发搐。法当清其肝热，散其外感，兼治以镇安神经之药，其病自愈。

处方：生怀山药一两，滑石八钱，生杭芍六钱，连翘三钱，甘草三钱，全蜈蚣（大者）两条，朱砂（细末）二分；药共七味，将前六味煎汤一盅，分数次将朱砂徐徐温送下。

效果：将药煎服一剂，瘛疭已愈，其头仍向后仰，左手仍拳曲不舒，舌肿已消强半，可以吮乳，大便之溏已愈。遂即原方减滑石之半，加玄参六钱。煎服后左手已不拳曲，其头有后仰之意，遂减去方中滑石，加全蝎三个，服一剂全愈。盖蜈蚣之为物，节节有脑，原善理神经以愈瘛疭，而蝎之为物，腹有八星，列作两行，实为木之成数，故能直入肝经以理肝舒筋（肝主筋），项间之筋则无拘挛，头自不向后仰矣。（《医学衷中参西录·痫痉颠狂门》）

十二、血 证

◆ 三七一两

本邑留坛庄高姓童子，年十四五岁，吐血甚剧，医治旬日无效，势甚危急。仓猝遣人询方，俾单用三七末一两，分三次服下，当日服完，其血立止。（《医学衷中参西录·三七解》）

◆ 山药一两

天津公安局，崔姓工友之子，年十三岁，得大便下血证。

121

病因：仲夏天热，赛球竞走，劳力过度，又兼受热，遂患大便下血。

证候：每日大便必然下血，便时腹中作疼，或轻或剧，若疼剧时，则血之下者必多，已年余矣。饮食减少，身体羸弱，面目黄白无血色，脉搏六至，左部弦而微硬，右部濡而无力。

诊断：此证当因脾虚不能统血，是以其血下陷至其腹，所以作疼，其肠中必有损伤溃烂处也。当用药健补其脾胃，兼调养其肠中溃烂。

处方：生怀山药一两，龙眼肉一两，金银花四钱，甘草三钱，鸦胆子（去皮，拣其仁之成实者）八十粒，广三七二钱半（轧细末）；共药六味，将前四味煎汤，送服三七、鸦胆子各一半，至煎渣再服时，仍送服其余一半。

效果：将药如法服两次，下血病即除根矣。（《医学衷中参西录·血病门》）

◆ 桂圆肉一两

见一两医案·儿科·血证·山药案。

十三、麻　疹

◆ 石膏一两

案1

奉天中学教员马凌霄之幼子，年四岁，因出疹靥急，来院求为诊治。其状闭目喘促，精神昏昏，呼之不应，周身壮热，大便数日未行。断为疹毒内攻，其神明所以若斯昏沉，非羚羊角、生石膏并用不可。

遂为疏方：生石膏一两，玄参、花粉各六钱，连翘、金银花各三钱，甘草二钱，煎汤一大盅，又用羚羊角二钱煎汤半钟，混合，三次温服下，尽剂而愈。（《医学衷中参西录·羚羊角辨》）

案2

见一两医案·儿科·麻疹·山药案。

◆ 山药一两

天津南门西沈家台，杨姓幼子，年四岁，于季春发生温疹。

病因：春暖时气流行，比户多有发生此病者，因受传染。

证候：周身出疹甚密，且灼热异常。闭目昏昏，时作谵语。气息迫促，其唇干裂紫黑，上多凝血。脉象数而有力。大便不实，每日溏泻两三次。

诊断：凡上焦有热之证，最忌下焦滑泻。此证上焦之热已极，而其大便又复溏泻，欲清其热，又恐其溏泻益甚，且在发疹，更虞其因溏泻毒内陷也。是以治此证者，当上清其热、下止其泻，兼托疹毒外出。证候虽险，自能治愈。

处方：生怀山药一两，滑石一两，生石膏一两（捣细），生杭芍六钱，甘草三钱，连翘三钱，蝉蜕（去土）钱半；共煎一大盅，分多次徐徐温饮下。

效果：分七八次将药服完。翌日视之，其热大减，诸病皆见愈。惟不能稳睡，心中似骚扰不安，其脉象仍似有力。遂将方中滑石、石膏皆减半，煎汤送安宫牛黄丸半丸，至煎渣再服时，又送服半丸，病遂全愈。（《医学衷中参西录·温病门》）

◆ 滑石一两

见一两医案·儿科·麻疹·山药案。

十四、疹

◆ 山药一两

奉天大南关烧锅胡同刘世忱之幼女，年五岁，周身发热，上焦燥渴，下焦滑泻，迁延日久，精神昏愦，危至极点，脉象数而无力，重诊即无。

为疏方用生怀山药一两，滑石八钱，连翘、生杭芍、甘草各三钱，蝉蜕、羚羊角各一钱半，煎汤一盅半，分三次温服下，周身发出白痧，上焦烦渴、下焦滑泻皆愈。（《医学衷中参西录·治幼年温热证宜预防其出痧疹》）

十五、瘰 疬

◆ 半夏一两

友人之女，年五岁。项间起瘰疬数个，年幼不能服药，为制此药（消瘰膏），贴之全愈。（《医学衷中参西录·治疮科方》）

●消瘰膏：生半夏一两，生穿山甲三钱，生甘遂一钱，生马钱子四钱（剪碎），皂角三钱，血竭二钱；上药前五味，用香油煎枯去渣，加黄丹收膏，火候到时将血竭研细掺膏中熔化和匀，随疮大小摊作膏药；临用时每药一帖加麝香少许。消瘰疬。

第四节 外 科

疮 疡

◆ 大黄一两

愚堂侄女于口角生疗，疼痛异常，心中忙乱。投以清热解毒药不效，脉象沉紧，大便三日未行。恍悟寒温之证，若脉象沉洪者，可用药下之，以其热在里也。今脉象沉紧，夫紧为有毒，紧而且沉，其毒在里可知。律以寒温脉之沉洪者可下其热，则疗毒脉之沉紧者当亦可下其毒也，况其大便三日未行乎。

遂为疏方：大黄、天花粉各一两，皂刺四钱，穿山甲、乳香、没药（皆不去油）各三钱，薄荷叶一钱，全蜈蚣三大条。煎服一剂，大便通下，疼减心安。遂去大黄，又服一剂全愈。（《医学衷中参西录·论治疗宜重用大黄》）

◆ 黄芪一两

奉天高等师范书记张纪三，年三十余。因受时气之毒，医者不善为之清解，转引毒下行，自脐下皆肿，继又溃烂，睾丸露出，少腹出孔五处，小便时五孔皆出尿。中西医者皆以为不可治，遂舁之至院中求为治疗，惴惴惟恐不愈。愚晓之曰："此证尚可为，非多服汤药，俾其自内长肉以排脓外出不可。"

为疏：黄芪、花粉各一两，乳香、没药、银花、甘草各三钱。煎汤连服二十余剂，溃烂之处，皆生肌排脓外出，结疤而愈，始终亦未用外敷生肌之药。（《医学衷中参西录·黄芪解》）

◆ 芡实一两

邻村迟某，年四十许，当上脘处发疮，大如核桃，破后调治三年不愈。疮口大如钱，自内溃烂，循胁渐至背后，每日自背后排挤至疮口流出脓水若干。求治于愚，自言患此疮后三年未尝安枕，强卧片时，即觉有气起自下焦，上逆冲心。愚曰："此即子疮之病根也。"俾用生芡实一两煮浓汁，送服生赭石（细末）五钱，遂可安卧。又服数次，彻夜稳睡。盖气上逆者乃冲气之上冲，用赭石以镇之，芡实以敛之，冲气自安其宅也。

继用活络效灵丹加生黄芪、生赭石各三钱，煎服，日进一剂，半月全愈（《医学衷中参西录·治喘息方》也录有本案）。（《医学衷中参西录·赭石解》）

●活络效灵丹：当归、丹参、乳香、没药各五钱。主治气血凝滞，癥瘕癥痕，心腹疼痛，腿疼臂疼，内外疮疡，一切脏腑积聚，经络湮淤。

◆ 天花粉一两

案1
见一两医案·疮疡·黄芪案。

案2
见一两医案·疮疡·大黄案。

◆ 滑石一两

一室女，感冒风热，遍身瘾疹，烦渴滑泻，又兼喘促。其脉浮数无力。愚踌躇再四，亦投以滋阴宣解汤（见于三两医案·温病·石膏·案13），两剂诸病皆愈。

按：服滋阴宣解汤，皆不能出大汗，且不宜出大汗，为其阴分虚也。间有不出汗者，病亦可愈。（《医学衷中参西录·治温病方》）

▣ 第五节 五 官 科 ▣

一、胬 肉 攀 睛

◆ 石膏一两

愚在奉时，有高等检查厅书记官徐华亭，年逾四旬，其左目红胀肿疼，入西人所设施医院中治数日，疼胀益甚。其疼连脑，彻夜不眠。翌晨视之，目上已生肉螺，严遮目睛。其脉沉部有力，而浮部似欠舒畅，自言胸中满闷且甚热。投以调味承气汤加生石膏两半、柴胡二钱，下燥粪若干，闷热顿除，而目之胀疼如故。

再诊：其脉变为洪长，仍然有力。恍悟其目之胀疼连其脑中亦觉胀疼者，必系脑部充血，因脑而病及于目也。急投以拙拟建瓴汤（见于一两医案·中风·牛膝·案2），服一剂，目脑之疼胀顿愈强半。

又服二剂，全愈。至其目中所生肉螺，非但服药所能愈。点以拙拟磨翳药水，月余其肉螺消无芥蒂。（《医学衷中参西录·论目疾由于脑充血者治法》）

●磨翳水：生炉甘石一两，硼砂八钱，胆矾二钱，薄荷叶三钱，蝉蜕三钱。主治目翳遮睛。

◆ **牛膝一两**

见一两医案·胬肉攀睛·石膏·愚在奉时，有高等检查厅书记官徐华亭，年逾四旬，其左目红胀肿疼，入西人所设施医院中治数日，疼胀益甚。其疼连脑，彻夜不眠。翌晨视之，目上已生肉螺，严遮目睛案。

◆ **山药一两**

见一两医案·胬肉攀睛·石膏·愚在奉时，有高等检查厅书记官徐华亭，年逾四旬，其左目红胀肿疼，入西人所设施医院中治数日，疼胀益甚。其疼连脑，彻夜不眠。翌晨视之，目上已生肉螺，严遮目睛案。

二、牙　　痛

◆ **代赭石一两**

案1

王姓年三十余，住天津东门里二道街，业商，得牙疼病。

病因：商务劳心，又兼连日与友宴饮，遂得斯证。

证候：其牙疼甚剧，有碍饮食，夜不能寐，服一切治牙疼之药不效，已迁延二十余日矣。其脉左部如常，而右部弦长，按之有力。

诊断：此阳明胃气不降也。上牙龈属足阳明胃，下牙龈属手阳明大肠。究之胃气不降，肠中之气亦必不降，火随气升，血亦因之随气上升，并于牙龈而作疼，是以牙疼者牙龈之肉多肿热也。宜降其胃气兼引其上逆之血下行，更以清热之药辅之。

处方：生赭石一两（轧细），怀牛膝一两，滑石六钱，甘草一钱；煎汤服。

效果：将药煎服一剂，牙疼立愈，俾按原方再服一剂，以善其后。

说明：方书治牙疼未见有用赭石、牛膝者，因愚曾病牙疼以二药治愈（指张锡纯自患牙痛治愈案），后凡遇胃气不降致牙疼者，方中必用此二药。其阳明胃腑有实热者，又恒加生石膏数钱。（《医学衷中参西录·头部病门》）

案2

见一两医案·牙痛·牛膝·案1。

案 3

见四两医案·牙痛·石膏案。

◆ 牛膝一两

案 1

友人袁霖普君,素知医,时当季春,牙疼久不愈,屡次服药无效。其脉两寸甚实,俾用怀牛膝、生赭石各一两,煎服后,疼愈强半,又为加生地黄一两,又服两剂,遂霍然全愈。(《医学衷中参西录·牛膝解》)

案 2

见四两医案·牙痛·石膏案。

案 3

见一两医案·牙痛·代赭石·案 1。

◆ 地黄一两

见一两医案·牙痛·牛膝·案 1。

◆ 知母一两

见三两医案·牙痛·石膏·案 2。

第二章 二两医案

▣ 第一节 内　科 ▣

一、伤　寒

◆ 石膏二两

一农业学校朱姓学生，患伤寒三四日，倦卧昏昏似睡，间作谵语，呼之眼微开，舌上似无苔，而舌皮甚干，且有黑斑，咽喉疼痛，小便赤而热，大便数日未行，脉微细兼沉，心中时觉发热，而肌肤之热度如常。此乃少阴伤寒之热证，因先有伏气化热，乘肾脏虚损而窜入少阴，遏抑肾气不能上达，是以上焦燥热而舌斑咽痛也；其舌上有黑斑者，亦为肾虚之现象。至其病既属热而脉微细者，诚以脉发于心，肾气因病不能上达与心相济，其心之跳动即无力，此所以少阴伤寒无论或凉或热其脉皆微细也。

遂为疏方：生石膏（细末）二两，生怀山药一两，大潞参六钱，知母六钱，甘草二钱。先用鲜茅根二两煮水，以之煎药，取清汤三盅，每温服一盅调入生鸡子黄一枚。服药一次后，六脉即起；服至二次，脉转洪大；服至三次，脉象又渐和平，精神亦复，舌干咽痛亦见愈。翌日即原方略为加减，再服一剂，诸病全愈。（《医学衷中参西录·详论咽喉证治法》）

◆ 地黄二两

案1
见三两医案·伤寒·石膏·案3。
案2
见五两医案·伤寒·石膏案。

128

◆ 白茅根二两

见二两医案·伤寒·石膏案。

二、温 病

◆ 石膏二两

案 1

李镜波律师，寓天津河北三马路颐寿里，年三十八岁，于孟冬上旬得温病。

病因：其妻于秋间病故，子女皆幼，处处须自经管，伤心又兼劳心，遂致暗生内热，薄受外感，遂成温病。

证候：初得时，即表里俱热，医者治以薄荷、连翘、菊花诸药，服后微见汗，病稍见轻。至再诊时，病患自觉呼吸短气，此气郁不舒也，医者误以为气虚，遂于清热药中加党参以补其气，服后右胁下陡然作疼，彻夜不能卧，亦不能眠，心中发热，舌苔白厚，大便四日未行，其左右脉皆弦，右部尤弦而有力，一分钟八十二至。

诊断：凡脉象弦者主疼，又主血液短少。此证之右胁非常疼痛，原为证脉相符，而其伤心劳心以致暗生内热者，其血液必然伤损，此亦证脉相符也。其右脉弦而有力者，外感之热已入阳明之府也。拟治以白虎汤而辅以开郁滋阴之品。

处方：生石膏二两（轧细），知母八钱，玄参八钱，天冬八钱，川楝子五钱（捣碎），生莱菔子五钱（捣碎），连翘三钱，甘草二钱，粳米三钱；共煎汤两大盅，分两次温服下。

复诊：将药服完，热退强半，胁疼已愈三分之二，脉象变为浮弦，惟胸膈似觉郁闷，大便犹未通下。再治以宽胸清热润燥之剂，为其脉浮有还表之象，宜再少加透表之药以引之外出，其病当由汗而解。

处方：糖栝蒌二两（切碎），生石膏一两（捣细），知母五钱，玄参五钱，连翘三钱，川楝子四钱（捣碎），甘草二钱；共煎汤两盅，分二次温服下。其服完两次之后，迟一点钟再服西药阿斯必林一瓦。温覆以取微汗。

效果：如法将药服完，果周身皆得微汗，病若失，其大便亦通下矣。（《医学衷中参西录·温病门》）

案2

刘秀岩，年三十二岁，住天津城北金钢桥西，小学教员，于季夏得温热病，兼呕吐不受饮食。

病因：学校与住宅相隔甚近，暑假放学，至晚仍在校中宿卧，一日因校中无人，其衾褥被人窃去，追之不及，因努力奔跑，周身出汗，乘凉歇息，遂得斯病。

证候：心中烦热，周身时时汗出，自第二日，呕吐不受饮食。今已四日，屡次服药亦皆吐出，即渴时饮水亦恒吐出。舌苔白厚，大便四日未行。其脉左部弦硬，右部弦长有力，一息五至。

诊断：其脉左部弦硬者，肝胆之火炽盛也。右部弦长者，冲气挟胃气上冲也。弦长而兼有力者，外感之热已入阳明之府也。此证因被盗怒动肝气，肝火上冲，并激动冲气挟胃气亦上冲，而外感之热又复炽盛于胃中以相助为虐，是以烦热汗出不受饮食而吐药吐水也。此当投以清热镇逆之剂。

处方：生石膏二两（细末），生赭石六钱（细末），镜面朱砂五钱（细末）；和匀分作五包，先送服一包，过两点钟再送服一包，病愈即停服，不必尽剂。方用散剂不用汤剂者，止呕吐之药丸散优于汤剂也。

效果：服至两包，呕吐已愈，心中犹觉烦热；服至四包，烦热全愈，大便亦通下矣。（《医学衷中参西录·温病门》）

案3

马心琢，天津城里乡祠前皮局工人，年二十八岁，于季秋得温病兼喉痧痰喘证。

病因：初因外出受风感冒甚微，医者用热药发之，陡成温病，而喉病喘病遂同时发现。

证候：表里俱壮热，喘逆咳嗽，时吐痰涎，咽喉左边红肿作疼（即西人所谓扁桃体炎）。其外边项左侧亦肿胀，呼吸皆有窒碍。为其病喉且兼喘逆，则吸气尤形困难，必十分努力始能将气吸入。其舌苔白而薄，中心微黄。小便赤涩，大便四日未行。其脉左右皆弦长，右部重诊有力，一分钟九十六至。

诊断：此乃外感之热已入阳明之府，而冲气又挟胃气肝火上冲也。为其外感之热已入阳明之府，是以右脉之力胜于左脉，为其冲气挟胃气肝火上冲，是以左右脉皆弦长。病现喘逆及咽喉肿疼，其肿疼偏左者，正当肝火上升之路也。拟治以麻杏甘石汤，兼加镇冲降胃、纳气利痰之品以辅之，又宜兼用针刺放血以救目前之急。

处方：麻黄一钱，生石膏二两（捣细），生赭石一两（轧细），生怀山药八钱，杏仁三钱（去皮，炒捣），连翘三钱，牛蒡子三钱（捣碎），射干二钱，甘草一钱；共煎汤两盅，分两次温服。又于未服药之前，用三棱针刺其两手少商出血，用有尖小刀刺其咽喉肿处，开两小口令其出血，且用硼砂、西药盐酸盖理，融以三十倍之水，俾其含漱。又于两手合谷处为之行针。其咽喉肿处骤然轻减，然后服药。

复诊：将药服后，其喘顿愈强半，呼吸似无妨碍，表里之热亦愈强半。脉象亦较前平和，其右部仍然有力。胸膈似觉郁闷，有时觉气上冲，仍然咳嗽，大便犹未通下。拟再治以开郁降气、清热理嗽之剂。

处方：糖栝蒌二两（切碎），生石膏（捣细）一两，生赭石五钱（轧细），生杭芍三钱，川贝母三钱，碎竹茹三钱，生蒡子三钱（捣碎）；共煎汤一大盅，温服。

效果：将药煎服一剂，大便通下，诸病皆愈。唯一日之间犹偶有咳嗽之时，俾用川贝母细末和梨蒸食之，以善其后。（《医学衷中参西录·温病门》）

案4

天津鼓楼东，徐姓媪，年五十九岁，于中秋上旬得温病，带有伏气化热。

病因：从前原居他处，因迁居劳碌，天气燥热，有汗受风，遂得斯病。

证候：晨起，觉周身微发热兼酸懒不舒，过午陡觉表里大热，且其热浸增。及晚四点钟往视时，见其卧床闭目，精神昏昏，呻吟不止。诊其脉左部沉弦，右部洪实，数近六至。问其未病之前，曾有拂意之事乎？其家人曰：诚然，其禀性褊急，恒多忧思，且又易动肝火。欲见其舌苔，大声呼数次，始知启口，视其舌上似无苔而有肿胀之意，问其大便，言素恒干燥。

诊断：其左脉沉弦者，知其肝气郁滞不能条达，是以呻吟不止，此欲藉呻吟以舒其气也。其右脉洪实者，知此证必有伏气化热，窜入阳明，不然则外感之温病，半日之间何至若斯之剧也。此当用白虎汤以清阳明之热，而以调气舒肝之药佐之。

处方：生石膏二两（捣细），知母八钱，生莱菔子三钱（捣碎），青连翘三钱，甘草二钱，粳米四钱；共煎汤两盅，分两次温服。

方解：莱菔子为善化郁气之药，其性善升亦善降，炒用之则降多于升，生用之则升多于降。凡肝气之郁者宜升，是以方中用生者。至于连翘，原具有透表之力，而用于此方之中，不但取其能透表也，其性又善舒肝，凡肝气之郁而不舒者，连翘皆能舒之也。是则连翘一味，既可佐白虎以清温热，更可辅莱菔以开肝气之郁滞。

复诊：将药两次服完，周身得汗，热退十之七八，精神骤然清爽。左脉仍有弦象而不沉，右脉已无洪象而仍似有力，至数之数亦减。问其心中仍有觉热之时，且腹中知饥而懒于进食，此则再宜用凉润滋阴之品清其余热。

处方：玄参一两，沙参五钱，生杭芍四钱，生麦芽三钱，鲜茅根四钱，滑石三钱，甘草二钱；共煎汤一大盅，温服。方中用滑石者，欲其余热自小便泻出也。

效果：将药连服两剂，大便通下，其热全消，能进饮食，脉象亦和平矣。而至数仍有数象，俾再用玄参两半、潞参三钱，煎服数剂，以善其后。（《医学衷中参西录·温病门》）

案 5

天津河北玄纬路，姚姓媪，年六旬有二，于孟秋得温病兼下痢。

病因：孟秋天气犹热，且自觉心中有火，多食瓜果，又喜当风乘凉，遂致病温兼下痢。

证候：周身灼热，心中热且渴，连连呻吟不止，一日夜下痢十二三次，赤白参半，后重腹疼，饮食懒进，恶心欲呕，其脉左部弦而兼硬，右部似有力而重按不实，数近六至。延医治疗近旬日，病益加剧。

诊断：其左脉弦而兼硬者，肝血虚而胆火盛也。其右脉似有力而重按不实者，因其下痢久而气化已伤，外感之热又侵入阳明之腑也。其数六至者，缘外感之热灼耗已久，而其真阴大有亏损也。证脉合参，此乃邪实正虚之候。拟用拙定通变白虎加人参汤及通变白头翁汤二方相并治之。

处方：生石膏二两（捣细），野台参四钱，生怀山药一两，生杭芍一两，白头翁四钱，金银花四钱，秦皮二钱，生地榆二钱，甘草二钱，广三七二钱（轧细），鸦胆子（成实者）五十粒（去皮）；共药十一味，先用白糖水送服三七、鸦胆子各一半，再将余药煎汤两盅，分两次温服下。至煎渣再服时，亦先服所余之三七、鸦胆子。

复诊：将药煎服，日进一剂，服两日表里之热皆退，痢变为泻，仍稍带痢，泻时仍觉腹疼后重而较前轻减，其脉象已近平和，此宜以大剂温补止其泄泻，再少辅以治痢之品。

处方：生怀山药一两，炒怀山药一两，龙眼肉一两，大云苓片三钱，生杭芍三钱，金银花三钱，甘草二钱；共煎汤一大盅，温服。

效果：将药煎服两剂，痢已净尽而泻未全愈，遂即原方去金银花、芍药，加白术三钱，服两剂其泻亦愈。（《医学衷中参西录·温病门》）

● 通变白虎加人参汤：生石膏二两，生白芍八钱，生山药六钱，人参五钱，甘草二钱。主治下痢，或赤、或白、或赤白参半，下重腹痛，周身发热，服凉药而热不休，脉象确有实热者。

● 通变白头翁汤：生山药一两，白头翁四钱，秦皮三钱，生地榆三钱，生白芍四钱，甘草二钱，三七三钱，鸭蛋子六十粒（去皮）。先将三七、鸭蛋子，用白蔗糖水送服一半，再将余煎汤服；其相去之时间，宜至点半钟。所余一半，至煎汤药渣时，仍如此服法。主治热痢下重腹痛及患痢之人。

案6

辛未仲春，天津法租界瑞云里沈姓学生，年十六岁，得温疹兼喉痧证。其得病之由，因其身体甚胖，在体育场中游戏努力过度，周身出汗，为风所袭。初微觉恶寒头疼，翌日表里俱壮热，咽喉闷疼。延医服药，病未见轻，喉中疼闷似加剧，周身又复出疹，遂延愚为诊治。其肌肉甚热，出疹甚密，连无疹之处其肌肉亦发红色，诚西人所谓猩红热也。其心中亦自觉热甚，其喉中扁桃处皆有红肿，其左边有如榆荚一块发白。自谓不惟饮食疼难下咽，即呼吸亦甚觉有碍。其脉左右皆洪滑有力，一分钟九十八至。愚为刺其少商出血，复为针其合谷，又为拟一清咽、表疹、泻火之方俾服之。

生石膏（捣细）二两，玄参六钱，天花粉六钱，射干三钱，牛蒡子（捣细）三钱，浙贝母（捣碎）三钱，青连翘三钱，鲜茅根三钱（无鲜茅根可代以鲜芦根），甘草钱半，粳米三钱；共煎汤两大盅，分两次温服下。

翌日复为诊视，其表里之热皆稍退，脉象之洪滑亦稍减，疹出又稍加多，前三日未大便，至此则通下一次；再视其喉，其红肿似加增，其白处则大如钱矣。病人自谓："此时饮水必须努力始能下咽，呼吸之滞碍似又加剧。"愚曰：此为极危险之候，非刺患处出血不可，遂用圭式小刀尖于喉左右红肿之处各刺一长口，放出紫血若干，呼吸骤觉顺利。继再投以清热、消肿、托表疹毒之剂，病遂全愈。（《医学衷中参西录·详论咽喉证治法》）

案7

一妇人，年二十余，得温病。咽喉作疼，舌强直，几不能言，心中热而且渴，频频饮水，脉竟沉细异常，肌肤亦不发热。遂舍脉从证，投以拙拟寒解汤（见于一两医案·感冒·石膏·案1），得微汗，病稍见愈。明晨又复如故，舌之强直更甚。知药原对证，而力微不能胜病也。遂仍投以寒解汤，将石膏加倍，煎汤两盅，分二次温饮下，又得微汗，病遂愈。（《医学衷中参西录·治伤寒温病同用方》）

案 8

一妇人，年四十许，得大头瘟证。头面肿大疼痛，两目肿不能开，上焦烦热，心中怔忡。彼家误为疮毒，竟延疡医治疗。医者自出药末，敷头面，疼稍愈。求其出方治烦热怔忡，彼言专习外科，不管心中之病。时愚应他家延请，适至其村，求为诊治。其脉洪滑有力，关前益甚，投以清盂汤，将方中石膏改用二两，煎汁两茶盅，分二次温饮下，尽剂而愈。（《医学衷中参西录·治瘟疫瘟疹方·青盂汤》）

●青盂汤：荷叶一个，生石膏一两，羚羊角二钱（另煎），知母六钱，蝉蜕三钱，僵蚕二钱，蚤休二钱，甘草一钱半。主治瘟疫表里俱热，头面肿疼，或肿连项及胸；亦治阳毒发斑疹。

案 9

一少年，素羸弱多病。于初夏得温证，表里俱热，延医调治不愈。适愚自他处治病归，经过其处，因与其父素稔，入视之。其脉数近六至，虽非洪滑鼓指，而确有实热。舌苔微黄，虽不甚干，毫无津液。有煎就药一剂未服，仍系发表之剂。乃当日延医所疏方，其医则已去矣。愚因谓其父曰：此病外感实热，已入阳明之府。其脉象不洪滑者，元气素虚故也。阳明府热之证，断无发表之理。况其脉数液短，兼有真阴虚损之象尤忌发汗乎。其父似有会悟，求愚另为疏方。本拟用白虎加人参汤，又思用人参即须多用石膏。其父素小心过度，又恐其生疑不敢服。遂但为开白虎汤，方中生石膏用二两。嘱其煎汁两茶盅，分二次温饮下，服后若余火不净，仍宜再服清火之药。言毕，愚即旋里。后闻其服药后，病亦遂愈。迟十余日，大便又燥结，两腿微肿，将再迎愚诊治。而其父友人有自谓知医者，言其腿肿，系多服生石膏之过，而孰知系服石膏犹少之过哉？病家竟误听其言，改延他医，投以大剂承气汤，服后其人即不语矣，迁延数日而亡。夫自谓知医者，不过欲炫己之长，而妄指他人之短。岂知其言之一出，即足误人性命哉。（《医学衷中参西录·治伤寒温病同用方》）

案 10

友人毛仙阁夫人，年近七旬，于正月中旬，伤寒无汗。原是麻黄汤证，因误服桂枝汤，汗未得出，上焦陡觉烦热恶心，闻药气即呕吐，但饮石膏所煮清水及白开水亦呕吐。惟昼夜吞小冰块可以不吐，两日之间，吞冰若干，而烦热不减，其脉关前洪滑异常。

俾用鲜梨片，蘸生石膏细末嚼咽之，遂受药不吐，服尽二两而病愈（《医学衷中参西录·治伤寒温病同用方》也录有本案：一媪年近七旬，于正月中旬，伤寒无汗，原是麻黄汤证，因误服桂枝汤，遂成白虎汤证，而上焦烦热太甚，闻药气即呕吐，单饮所放石膏清水亦吐出，俾用鲜梨片蘸生石膏细末嚼咽之，服尽二两，病遂愈）。（《医学衷中参西录·石膏解》）

案 11

俞寿卿，年过四旬，住天津大胡同经理房租，于孟夏得温病。

病因：与人动气争闹，头面出汗为风所袭，遂成温病。

证候：表里俱发热，胸膈满闷有似结胸，呼吸甚觉不利，夜不能寐，其脉左右皆浮弦有力，舌苔白厚，大便三日未行。

诊断：此病系在太阳而连及阳明、少阳也。为其病在太阳，所以脉浮；为其连及阳明，所以按之有力；为其更连及少阳，是以脉浮有力而又兼弦也。其胸膈满闷呼吸不利者，因其怒气溢于胸中，挟风邪痰饮凝结于太阳部位也。宜外解太阳之表，内清阳明之热，兼和解其少阳，更开荡其胸膈，方为完全之策。

处方：生石膏二两（捣细），蒌仁二两（炒捣），生莱菔子八钱（捣碎），天花粉六钱，苏子三钱（炒捣），连翘三钱，薄荷叶二钱，茵陈二钱，龙胆草二钱，甘草二钱；共煎汤一大盅，温服后，复衾取微汗。

效果：服药后阅一小时，遍身得汗，胸次豁然，温热全消，夜能安睡，脉已和平如常，惟大便犹未通下，俾但用西药旃那叶一钱，开水浸服两次，大便遂通下。（《医学衷中参西录·温病门》）

案 12

见二两医案·温病·代赭石·案 2。

案 13

见二两医案·温病·代赭石·案 3。

◆ 地黄二两

案 1

高诚轩，邻村张马村人，年二十五岁，业农，于仲夏得温病。

病因：仲夏上旬，麦秋将至，远出办事，又欲急回收麦，长途趋行于烈日之中。辛苦殊甚，因得温病。其叔父鲁轩与其表叔毛仙阁皆邑中名医，又皆善治温病。二人共治旬日无效，盖因其劳力过甚，体虚不能托病外出也。

证候：愚诊视时，其两目清白，竟无所见，两手循衣摸床，乱动不休，谵语无伦，分毫不省人事。其大便从前滑泻，此时虽不滑泻，每月仍溏便一两次，脉象浮而无力，右寸之浮尤甚，两尺按之即无，一分钟数至一百二十至。舌苔薄黄，中心干而微黑。

诊断：此证两目清白无火，而竟无所见者，肾阴将竭也。其两手乱动不休者，肝风已动也。病势至此，危险已至极点。幸喜脉浮为病还在太阳，右寸浮尤甚，又为将汗之兆。其所以将汗而不汗者，人身之有汗，如天地之有雨，天地阴阳和而后雨，人身亦阴阳和而后汗。此证两尺脉甚弱，阳升而阴不应，是以不能作汗。当用大滋真阴之品，济阴以应其阳必能自汗，汗出则病愈矣。然非强发其汗也，强发其汗则汗出必脱。调剂阴阳以听其自汗，是以汗出必愈也。鲁轩曰：余临证二十年，遇若此证者不知凡几，未尝救愈一人，今君英俊青年（时年二十六）遇此等极险之证，慨然以为可救，若果救愈此子者，当更名再生矣，遂促急为立方。

处方：熟怀地黄二两，生怀山药一两，玄参一两，大甘枸杞一两，甘草三钱，真阿胶四钱；药共六味，将前五味煎汤一大碗去渣，入阿胶融化，徐徐分数次温饮下。

效果：时当上午十点钟，将药煎服至下午两点钟将药服完。形状较前安静，再诊其脉颇有起色。俾再用原方煎汤一大碗，陆续服之，至秉烛时遍身得透汗，其病霍然愈矣。（《医学衷中参西录·温病门》）

案2

癸巳秋，应试都门，曾在一部郎家饮酒，其家有女仆年三十许，得温病十余日，势至垂危，将异于外。同坐贾佩卿谓愚知医，主家延为诊视。其证昼夜泄泻，昏不知人，呼之不应，其脉数至七至，按之即无。

遂用熟地黄二两，生山药、生杭芍各一两，甘草三钱，煎汤一大碗，趁温徐徐灌之，尽剂而愈（《医学衷中参西录·治伤寒温病同用方·白虎加人参以山药代粳米汤》录有本案：岁在癸巳，应试都门，曾谒一部郎，其家有女仆，年三十余。得温病十余日，势至垂危，将异于外，问还有治否？因为诊视，其证昼夜泄泻，昏不知人，呼之不应，其脉数至七至，按之即无，而却无大热。遂用熟地二两，生山药、生杭芍各一两，甘草三钱，煎汤一大碗，趁热徐徐灌之，尽剂而愈）。（《医学衷中参西录·治伤寒温病同用方》）

案 3

见三两医案·温病·石膏·案 5。

案 4

见三两医案·温病·地黄·案 12。

案 5

见三两医案·温病·山茱萸案。

◆ 瓜蒌仁二两

案 1

见二两医案·温病·石膏·案 1。

案 2

见二两医案·温病·石膏·案 3。

案 3

见二两医案·温病·代赭石·案 2。

案 4

见二两医案·温病·石膏·案 11。

◆ 玄参二两

案 1

见三两医案·温病·石膏·案 8。

案 2

见二两医案·温病·石膏·案 5。

案 3

见三两医案·温病·地黄·案 12。

◆ 代赭石二两

案 1

奉天小南门里，连奉澡塘司账曲玉轩，年三十余，得瘟病，两三日恶心呕吐，五日之间饮食不能下咽，来院求为诊治。其脉浮弦，数近六至，重按无力，口苦心热，舌苔微黄。因思其脉象浮弦者，阳明与少阳合病也，二经之病机相并上冲，故作呕吐也。心热口苦者，内热已实也；其脉无力而数者，无谷气相助又为内热所迫也。因思但用生赭石煮水饮之，既无臭味，且有凉镇之力，或可不吐。遂用生赭石二两，煎水两茶杯，分二次温饮下，饮完仍复吐出，病人甚觉惶恐，加以久不饮食，形状若莫可支持。愚曰："无恐，再用药末数钱，必能立止呕吐。"遂单用生赭石（细末）五钱，开水送服，觉恶心立止，须臾胸次通畅，进薄粥一杯，下行顺利。从此饮食不复呕吐，而心中犹发热，舌根肿胀，言语不利，又用生石膏一两，丹参、乳香、没药、连翘各三钱，连服两剂全愈。（《医学衷中参西录·赭石解》）

案2

一媪，年过六旬。当孟夏晨饭时，忽闻乡邻有斗者，出视之，见强者凌弱太过，心甚不平，又兼饭后有汗受风，遂得温病，表里俱热，心满腹疼，饮水须臾仍吐出。七八日间，大便不通，脉细数，按之略实。自言心中烦渴，饮水又不能受。从前服药止吐，其药亦皆吐出。若果饮水不吐，犹可望愈。愚曰：易耳。

遂用赭石、蒌仁各二两，苏子六钱，又加生石膏二两，野台参五钱，煎汤一大碗，俾分三次温饮下。晚间服药，翌晨大便得通而愈。当其服药之先，曾俾用净萸肉二两煎汤，以备下后心中怔忡及虚脱，迨大便通后，心中微觉怔忡，服之而安。（《医学衷中参西录·赭石解》）

案3

一邻妇，年二十余。得温病已过十日，上焦燥热，呕吐，大便燥结，自病后未行。延医数次服药皆吐出。适愚自他处归，诊其脉，关前甚洪实，一息五至余，其脉上盛于下一倍，所以作呕吐。其至数者，吐久伤津液也。为拟此汤（指镇逆承气汤），一剂热退呕止，大便得通而愈。

或问：此证胃腑热实，大肠燥结，方中何以复用党参？

答曰：此证多有呕吐甚剧，并水浆不能存者，又有初病即呕吐，十数日不止者，其胃气与胃中津液，必因呕吐而大有伤损，故用党参补助胃中元气，且与凉润之石膏并用，大能滋胃中津液，俾胃中气足液生，自能运转药力下至魄门以通大便也。愚用此方救人多矣，果遇此等证，放胆投之，无不效者。（《医学衷中参西录·治伤寒温病同用方》）

●镇逆承气汤：芒硝六钱，代赭石二两，生石膏二两，党参五钱。主治寒温阳明府实，大便燥结，呕吐不能受药者。

◆ **瓜蒌仁二两**

见四两医案·温病·石膏·案1。

◆ 山药二两

案1

见二两医案·温病·石膏·案5。

案2

见三两医案·温病·石膏·案8。

案3

见三两医案·温病·山茱萸案。

案4

见六两医案·温病·石膏·案1。

◆ 山茱萸二两

见二两医案·温病·代赭石·案2。

◆ 白茅根二两

赵殿杰，年四十二岁，盐山人，在天津西门外开利源恒织布工厂，得温病结胸证。

病因：季春下旬，因饭后有汗出受风，翌日头疼，身热无汗，心中发闷，医者外散其表热，内攻其发闷，服药后表未汗解而热与发闷转加剧。医者见服药无效，再疏方时益将攻破之药加重，下大便一次，遂至成结胸证。

证候：胸中满闷异常，似觉有物填塞，压其气息不能上达，且发热嗜饮水，小便不利，大便日溏泻两三次。其脉左部弦长，右部中分似洪而重按不实，一息五至强。

诊断：此证因下早而成结胸，又因小便不利而致溏泻，即其证脉合参，此乃上实下虚外感之热兼挟有阴虚之热也。治之者宜上开其结，下止其泻，兼清其内伤外感之热，庶可奏效。

处方：生怀山药一两五钱，生莱菔子一两（捣碎），滑石一两，生杭芍六钱，甘草三钱；共煎汤一大盅，温服。

复诊：服药后上焦之结已愈强半，气息颇形顺适，灼热亦减，已不感渴，大便仍溏，服药后下一次，脉象较前平和仍微数，遂再即原方略加减之。

处方：生怀山药一两五钱，生莱菔子八钱（捣碎），滑石八钱，生杭芍五钱，甘草三钱；先用白茅根（鲜者更好）、青竹茹各二两，同煎数沸，取汤以之代水煎药。

效果：将药煎服后，诸病皆愈，惟大便仍不实，俾每日用生怀山药细末两许，水调煮作茶汤，以之送服西药百布圣五分，充作点心，以善其后。（《医学衷中参西录·温病门》）

◆ 白芍二两

一童子年十五六岁，于季春得温病，经医调治，八九日间大热已退，而心犹发热，怔忡莫支，小便不利，大便滑泻，脉象虚数，仍似外邪未净，为疏方用生杭芍二两、炙甘草一两半，煎汤一大碗，徐徐温饮下，尽剂而愈。夫《本经》谓芍药益气，元素谓其止泻利，即此案观之，洵不误也。然必以炙草辅之，其功效乃益显。（《医学衷中参西录·芍药解》）

◆ 莱菔子二两

奉天烟酒公卖局科员许寿庵，年二十余。得温病。三四日觉中脘郁结，饮食至其处不下行，仍上逆吐出。来院求为诊治。其脉沉滑而实，舌苔白而微黄。表里俱觉发热，然不甚剧。自言素多痰饮，受外感益甚。因知其中脘之郁结，确系外感之邪与痰饮相凝滞也。先投以荡胸汤，两点钟后，仍复吐出。为拟此方（一味莱菔子汤），一剂结开，可受饮食。继投以清火理痰之品，两剂全愈。

按：此证若服荡胸汤，将方中赭石细末留出数钱，开水送下，再服汤药亦可不吐，其结亦必能开。非莱菔子汤之力胜于荡胸汤也，而试之偶效，尤必载此方者，为药性较荡胸汤尤平易，临证者与病家，皆可放胆用之而无疑也。若此方不效者，亦可改用荡胸汤，先将赭石细末送下数钱之法。（《医学衷中参西录·治伤寒温病同用方·一味莱菔子汤》）

●荡胸汤：瓜蒌仁二两，生代赭石二两，紫苏子六钱，芒硝四钱。主治寒温结胸，胸膈痰饮与外感之邪互相凝结，上塞咽喉，下滞胃口，呼吸不利，满闷短气，饮水不能下行，或转吐出；兼治疫证结胸。

●一味莱菔子汤：莱菔子生熟各一两。主治寒温结胸，胸膈痰饮与外感之邪互相凝结，上塞咽喉，下滞胃口，呼吸不利，满闷短气，饮水不能下行，或转吐出。

◆ 竹茹二两

见二两医案·温病·白茅根案。

三、发 热

◆ 石膏二两

案1

丙辰正月上旬,愚随巡防营,自广平移居德州。自邯郸上火车,自南而北,复自北而南,一昼夜绕行千余里。车窗多破,风寒彻骨。至德州,同行病者五六人,皆身热无汗。遂用生石膏、粳米各十余两,饭甑煮烂熟,俾病者尽量饮其热汤,皆周身得汗而愈,一时称快。初拟此方时(指石膏粳米汤),惟用以治温病。实验既久,知伤寒两三日后,身不恶寒而发热者,用之亦效。(《医学衷中参西录·治伤寒温病同用方》)

● 石膏粳米汤:生石膏二两,生粳米二两半;煎至米烂熟,乘热饮之,周身皆汗;若阳明腑实应徐徐温饮以消其热。主治温病初得,脉浮有力,身体壮热,或治感冒初得,身不恶寒而心中发热;若热入阳明之腑,亦可用代白虎汤。

案2

天津瑞云里,沈姓学生,年十六岁,于仲春得温疹兼喉痧证。

病因:因在体育场中游戏,努力过度,周身出汗为风所袭,遂得斯病。

证候:初病时微觉恶寒头疼,翌日即表里俱壮热,咽喉闷疼。延医服药,病未见轻,喉中疼闷似加剧,周身又复出疹,遂延愚为诊治。其肌肤甚热,出疹甚密,连无疹之处其肌肤亦红,诚西人所谓猩红热也。其心中亦自觉热甚,其喉中扁桃腺处皆红肿,其左边有如榆荚一块发白。自言不惟饮食疼难下咽,即呼吸亦甚觉有碍。诊其脉左右皆洪滑有力,一分钟九十八至。愚为刺其少商出血,复为针其合谷,又为拟一清咽、表疹、泻火之方,俾服之。

处方:生石膏二两(捣细),玄参六钱,天花粉六钱,射干三钱,牛蒡子三钱(捣碎),浙贝母三钱,青连翘三钱,鲜芦根三钱,甘草钱半,粳米三钱;共煎汤两大盅,分两次温服下。

复诊:翌日过午,复为诊视,其表里之热皆稍退,脉象之洪滑亦稍减,疹出又稍加多。从前三日未大便,至此则通下一次。再视其喉,其红肿似加增,白处稍大,病患自言此时饮水必须努力始能下咽,呼吸之滞碍似又加剧。愚曰:此为极危险之病,非刺患处出血不可。遂用圭式小刀,于喉左右红肿之处,各刺一长口放出紫血若干,遽觉呼吸顺利。拟再投以清热消肿、托表疹毒之剂。

处方：生石膏一两（捣细），天花粉六钱，赤芍三钱，板蓝根三钱，牛蒡子三钱（捣细），生蒲黄三钱，浙贝母三钱，青连翘三钱，鲜芦根三钱；共煎一大盅半，分两次温服。

方解：赤芍药，张隐庵、陈修园皆疑是山中野草之根，以其纹理甚粗，与园中所植之芍药根迥异也。然此物出于东三省，愚亲至其地，见山坡多生此种芍药，开单瓣红花，其花小于寻常芍药花约三倍，而其叶则确系芍药无疑。盖南方亦有赤芍药，而其根仍白，兹则花赤其根亦赤，是以善入血分活血化瘀也。又浙贝治嗽，不如川贝，而以之治疮，浙贝似胜于川贝，以其味苦性凉能清热解毒也。

效果：将药连服两剂，其病脱然全愈。（《医学衷中参西录·温病门》）

四、咳　　嗽

◆ 地黄二两

案1

罗金波，天津新旅社理事，年三十四岁，得肺劳喘嗽病。

病因：数年之前，曾受肺风发咳嗽，治失其宜，病虽暂愈，风邪锢闭肺中未去，致成肺劳喘嗽证。

证候：其病在暖燠之时甚轻，偶发喘嗽一半日即愈，至冬令则喘嗽连连，必至天气暖和时始渐愈。其脉左部弦硬，右部濡滑，两尺皆重按无根。

诊断：此风邪锢闭肺中，久而伤肺，致肺中气管滞塞，暖时肌肉松缓，气管亦随之松缓，其呼吸犹可自如；冷时肌肉紧缩，气管亦随之紧缩，遂至吸难呼易而喘作，更因痰涎壅滞而嗽作矣。其脉左部弦硬者，肝肾之阴液不足也。右部濡滑者，肺胃中痰涎充溢也。两尺不任重按者，下焦气化虚损，不能固摄，则上焦之喘嗽益甚也。欲治此证，当先宣通其肺，俾气管之郁者皆开后，再投以滋阴培气，肺肾双补之剂以拔除其病根。

处方：麻黄钱半，天冬三钱，天花粉三钱，牛蒡子（捣碎）三钱，杏仁（去皮，捣碎）二钱，甘草钱半，苏子（炒捣）二钱，生远志（去心）二钱，生麦芽二钱，生杭芍二钱，细辛一钱；共煎汤一大盅，温服。

复诊：将药煎服两剂，喘嗽皆愈，而劳动时仍微喘。其脉左部仍似弦硬，右部仍濡，不若从前之滑，两尺犹虚，此病已去而正未复也。宜再为谋根本之治法，而投以培养之剂。

处方：野台参三钱，生赭石（轧细）八钱，生怀山药一两，熟怀地黄一两，生怀地黄一两，大云苓片二钱，大甘枸杞六钱，天冬六钱，净萸肉五钱，苏子（炒捣）三钱，牛蒡子（捣碎）三钱；共煎一大盅，温服。

方解：人参为补气主药，实兼具上升之力。喻嘉言谓：气虚欲上脱者，专用之转气高不返。是以凡喘逆之证，皆不可轻用人参，惟重用赭石以引之下行，转能纳气归肾，而下焦之气化，遂因之壮旺而固摄。此方中人参、赭石并用，不但欲导引肺气归肾，实又因其两尺脉虚，即借以培补下焦之气化也。

效果：将药连服十余剂，虽劳动亦不作喘。再诊其脉，左右皆调和无病，两尺重按不虚，遂将赭石减去二钱，俾多服以善其后。（《医学衷中参西录·虚劳喘嗽门》）

案2

盐山西几里范文焕，年五十余，素有肺痨，发时咳嗽连连，微兼喘促。仲夏末旬，喘发甚剧，咳嗽昼夜不止，且呕血甚多。延医服药十余日，咳嗽呕血，似更加剧，惫莫能支。适愚自沧回籍，求为诊治，其脉象洪而微数，右部又实而有力，视其舌苔白厚欲黄，问其心中甚热，大便二三日一行。诊毕断曰：此温病之热，盘踞阳明之府，逼迫胃气上逆，因并肺气上逆，所以咳喘连连，且屡次呕血也。治病宜清其源，若将温病之热治愈，则咳喘、呕血不治自愈矣。其家人谓：从前原不觉有外感，即屡次延医服药，亦未尝言有外感，何以先生独谓系温病乎？

答曰：此病脉象洪实，舌苔之白厚欲黄，及心中之发热，皆为温病之显征。其初不觉有外感者，因此乃伏气化热而为温病。其受病之原因，在冬令被寒，伏于三焦脂膜之中，因春令阳盛化热而发动，窜入各脏腑为温病。亦有迟至夏秋而发者，其证不必有新受之外感，亦间有薄受外感不觉，而伏气即因之发动者，《内经》所谓"冬伤于寒，春必病温"者此也。病家闻言悟会，遂为疏方：

生地二两，生石膏一两，知母八钱，甘草一钱，广犀角三钱（另煎，兑服），三七（细末）二钱（用水送服）；煎汤两茶盅，分三次温饮下，一剂而诸病皆愈。又改用玄参、贝母、知母、花粉、甘草、白芍诸药，煎汤服。另用水送服三七末钱许，服两剂后，俾用生山药末煮粥，少加白糖，每次送服赭石（细末）钱许，以治其从前之肺痨。若觉热时，则用鲜白茅根四五两，切碎煮两三沸，当茶饮之。如此调养月余，肺痨亦大见愈。

按：吐血之证，原忌聚用凉药，恐其离经之血得凉而凝，变为血痹虚劳也。而此证因有温病之壮热，不得不用凉药以清之，而有三七之善化瘀血者以

辅之，所以服之而有益无弊也。(《医学衷中参西录·临证随笔》)

◆ 山药二两

一少年，因感冒懒于饮食，犹勤稼穑，枵腹力作，遂成劳嗽。过午发热，彻夜咳吐痰涎。医者因其年少，多用滋阴补肾之药，间有少加参、芪者。调治两月不效，饮食减少，痰涎转增，渐至不起，脉虚数兼有弦象，知其肺脾皆有伤损也。授以此方（珠玉二宝粥：见于一两医案·咳嗽·沙参案），俾一日两次服之，半月全愈。

因山药、薏米皆清补脾肺之药。然单用山药，久则失于黏腻，单用薏米，久则失于淡渗，唯等分并用，乃可久服无弊。又用柿霜之凉可润肺、甘能归脾者，以为之佐使。病人服之不但疗病，并可充饥，不但充饥，更可适口。(《医学衷中参西录·治阴虚劳热方》)

◆ 石膏二两

乔邦平，年三十余，天津河东永和牲木厂分号经理得咳吐痰血病。

病因：前因偶受肺风，服药失宜，遂息咳嗽，咳嗽日久，继患咳血。

证候：咳嗽已近一年，服药转浸加剧，继则痰中带血，又继则间有呕血之时，然犹不至于倾吐。其心中时常发热，大便时常燥结，幸食欲犹佳，身形不至羸弱，其脉左部近和平，右部寸关俱有滑实之象。

诊断：证脉合参，知系从前外感之热久留肺胃，金畏火刑，因热久而肺金受伤，是以咳嗽；至于胃腑久为热铄，致胃壁之膜腐烂连及血管，是以呕血；至其大便恒燥结者，因其热下输肠中，且因胃气因热上逆失其传送之职也。治此证者，当以清肺胃之热为主，而以养肺降胃之药辅之。

处方：生石膏（细末）二两，粉甘草（细末）六钱，镜面朱砂（细末）二钱；共和匀，每服一钱五分。

又方：生怀山药一两，生赭石（轧细）八钱，天冬六钱，玄参五钱，沙参五钱，天花粉五钱，生杭芍四钱，川贝母三钱，射干二钱，儿茶二钱，甘草钱半，广三七（轧细）二钱；共药十二味，将前十一味煎汤送服三七一钱，至煎渣再服时，再送服一钱。每日午前十点钟服散药一次，临睡时再服一次，汤药则晚服头煎，翌晨服次煎。

效果：服药三日，咳血吐血皆愈。仍然咳嗽，遂即原方去沙参，加生百合五钱、米壳钱半，又服四剂，咳嗽亦愈，已不发热，大便已不燥结。俾将散药

惟头午服一次，又将汤药中赭石减半，再服数剂以善后。（《医学衷中参西录·虚劳喘嗽门》）

◆ 薏苡仁二两

见二两医案·咳嗽·山药案。

五、喘　证

◆ 石膏二两

案1

钱慕韩，愚之同乡也。其妇人于仲冬得伤寒证，四五日间，喘不能卧，胸中烦闷异常，频频呼唤，欲自开其胸。诊其脉浮洪而长，重按未实，舌苔白厚。知其证虽入阳明，而太阳犹未罢也（胸中属太阳）。此时欲以小青龙汤治喘，则失于热。欲以白虎汤治其烦热，又遗却太阳之病，而喘不能愈。踌躇再三，为拟此方（馏水石膏饮），取汽水轻浮之力，能引石膏上升，以解胸中之烦热。甘草甘缓之性，能逗留石膏不使下趋，以专其上行之力。又少佐以麻黄解散太阳之余邪，兼借以泻肺定喘，而胸中满闷可除也。汤成后，俾徐徐分六次服之。因病在上焦，若顿服，恐药力下趋，则药过病所，而病转不愈也。服至三次，胸间微汗，病顿见愈，服至尽剂，病愈十之八九。再诊其脉，关前犹似浮洪，喘息已平，而从前兼有咳嗽未愈，继用玄参一两，杏仁（去皮）二钱，蒌仁、牛蒡子各三钱，两剂全愈。（《医学衷中参西录·治伤寒方》）

● 馏水石膏饮：生石膏二两，甘草三钱，麻黄二钱。用蒸汽水煎两三沸，取清汤一大碗，分六次温服下。

案2

见一两医案·喘证·黄芪·案2。

◆ 白芍二两

见一两医案·喘证·黄芪·案2。

◆ 甘草二两

见一两医案·喘证·黄芪·案2。

◆ 山药二两

邻村刁马村刁志厚，年二十余，自孟冬得喘证。迁延百余日，喘益加剧，屡次延医服药，分毫无效。其脉浮而无力，数近六至，知其肺为风袭，故作喘。病久阴虚，肝肾不能纳气，故其喘浸剧也。即其脉而论，此时肺中之风邪犹然存在，欲以散风之药祛之，又恐脉数阴虚益耗其阴分。于是用麻黄三钱，而佐以生山药二两，临睡时煎服，夜间得微汗，喘愈强半。为脉象虚数，不敢连用发表之剂，俾继用生山药末八钱煮粥，少调白糖，当点心用，日两次，若服之觉闷，可用粥送服鸡内金末五分，如此服药约半月，喘又见轻。再诊其脉，不若从前之数，仍投以从前汤药方，又得微汗，喘又稍轻，又服山药粥月余全愈。（《医学衷中参西录·临证随笔》）

六、癫　狂

◆ 代赭石二两

案1

都凤巢，洮昌都道尹之公子，年三旬，得癫狂失心证。

病因：因读书无所成就，欲别谋营业而庭训甚严，不能自由，心郁生热，因热生痰，遂至癫狂失心。

证候：言语错乱，精神昏瞀，时或忿怒，时或狂歌，其心中犹似烦躁，夜不能寐，恒以手自挠其胸，盖自觉发闷也。问之亦不能答，观其身形似颇强壮，六脉滑实，两寸尤甚，一息五至。

诊断：人之元神在脑，识神在心，心脑息息相通，其神明自湛然长醒。生理学家谓心有四支血管通脑，此即神明往来于心脑之路也。此证之脉其关前之滑实太过，系有热痰上壅，将其心脑相通之路杜塞，遂至神明有所隔碍，失其常性，此癫狂失心之所由来也。治之者当投以开通重坠之剂，引其痰火下行，其四支血管为痰所瘀者，复其流通之旧，则神明之往来自无所隔碍，而复湛然长醒之旧矣。

处方：生赭石两半（轧细），川大黄八钱，清半夏五钱，芒硝四钱；药共四味，先将赭石半夏煎十余沸，加入大黄煎两三沸，取汤一大盅，入芒硝融化温服。

方解：方中重用赭石者，其重坠之性能引血管中之瘀痰下行也。

复诊：三日服药一次（凡降下之药不可连服，须俟其正气稍缓再服），共服三次，每次服药后通下大便两三次，似有痰涎随下，其精神较前稍明了，诊其脉仍有滑实之象，身体未见衰弱，拟再投以较重之剂，盖凡癫狂之甚者，非重剂治之不能愈也。

处方：生赭石二两（轧细），川大黄一两，芒硝四钱，甘遂钱半（细末）；药共四味，先煎赭石十余沸，入大黄煎两三沸，取汤一大盅，入芒硝融化，将服时再调入甘遂末。

三诊：将药如法煎服一剂，下大便五六次，带有痰涎若干，中隔两日又服药一次（药中有甘遂，必须三日服一次，不然必作呕吐），又下大便五六次，中多兼痰块，挑之不开，此所谓顽痰也。从此精神大见明了，脉象亦不复滑实矣，拟改用平和之剂调治之。

处方：生怀山药一两，生杭芍六钱，清半夏四钱，石菖蒲三钱，生远志二钱，清竹沥三钱，镜面砂三分（研细）；药共七味，将前五味煎汤一大盅，调入竹沥送服朱砂细末。

效果：将药如法煎服数剂，病遂全愈（《医学衷中参西录·赭石解》也录有本案：在奉天曾治洮昌都道尹公子凤巢，年近三旬，癫狂失心，屡经中、西医治疗，四载分毫无效。来院求为诊治，其脉象沉实，遂投以上所拟方，每剂加甘遂二钱五分，间两日一服。其不服汤药之二日，仍用赭石、朴硝细末各五钱，分两次服下，如此旬余而愈）。（《医学衷中参西录·痫痉颠狂门》）

案2

一少年癫狂，医者投以大黄六两，连服两剂，大便不泻。后愚诊视，为开此方（指荡痰加甘遂汤），惟甘遂改用三钱。病家谓，从前服如许大黄，未见行动，今方中止用大黄两许，岂能效乎？愚曰：但服，无虑也。服后，大便连泻七八次，降下痰涎若干，癫狂顿愈。见者以为奇异，彼盖不知甘遂三钱之力，远胜于大黄六两之力也……癫狂之证，乃痰火上泛，瘀塞其心与脑相连窍络，以致心脑不通，神明皆乱。故方中重用赭石，藉其重坠之力，摄引痰火下行，俾窍络之塞者皆通，则心与脑能相助为理，神明自复其旧也。是以愚治此证之剧者，赭石恒有用至四两者，且又能镇甘遂使之专于下行，不至作呕吐也。（《医学衷中参西录·治癫狂方》）

●荡痰加甘遂汤：生代赭石二两，大黄一两，朴硝六钱，清半夏三钱，郁金三钱，甘遂末二钱。主治癫狂失心，脉滑实，顽痰凝结之甚者，非其证大实不可轻投。

七、呕　　吐

◆ 代赭石二两

一人年四十许。二便不通，呕吐甚剧，不受饮食。请人询方。疑系外感之热所致，问其心中发热否？言来时未尝言及。遂为约略疏方，以赭石二两以止其呕吐，生杭芍一两以通小便，芒硝三钱以通大便。隔日，其人复来，言服后呕吐即止，二便亦通，此时心中发热且渴如故。既曰如故，是其从前原有热渴之病，阳明之腑证已实，特其初次遣人未尝详言也。

投以大剂白虎加人参汤，一剂而愈。(《医学衷中参西录·治伤寒温病同用方》)

八、腹　　痛

◆ 石膏二两

本村刘氏少年，因腹疼卧病月余，昼夜号呼，势极危险。延医数人，皆束手无策。闻愚归，求为诊视。其脉洪长有力，盖从前之疼犹不至如斯，为屡次为热药所误，故疼益加剧耳。亦投以前方，惟生石膏重用二两，一剂病大轻减。后又加鲜茅根数钱，连服两剂全愈。

盖此等证，大抵皆由外感伏邪窜入奇经，久而生热。其热无由宣散，遂郁而作疼。(《医学衷中参西录·石膏解》)

◆ 山茱萸二两

见四两医案·便秘·芒硝·案2。

九、泄　　泻

◆ 石膏二两

辽宁刘允卿，寓居天津河东，年近四旬，于孟秋得吐泻证，六日之间勺饮不存，一昼夜间下利二十余次，病势危急莫支。延为诊治，其脉象微细，重按又似弦长，四肢甚凉，周身肌肤亦近于凉，而心中则甚觉发热，所下利者亦觉发热，断为系厥阴温病，《伤寒论》中即为厥阴伤寒(《伤寒论》开端处，曾提出温病，后则浑名为伤寒)。惟其呕吐殊甚，无论何药，入口即吐出，分毫不能下咽，实足令医者束手耳。因问之曰：心中既如此发热，亦想冰吃否？

答曰：想甚，但家中人驳阻不令食耳。愚曰：此病已近垂危，再如此吐泻一昼夜，即仙丹不能挽回，惟用冰膏搀生石膏细末服之，可以止吐，吐止后泻亦不难治矣。遂立主买冰搅凌若干，搀生石膏细末两许服之，服后病见愈，可服稀粥少许，下利亦见少。翌日复为诊视，四肢已不发凉，身亦微温，其脉大于从前，心中犹觉发热，有时仍复呕吐。俾再用生石膏（细末）一两，搀西瓜中服之，呕吐从此遂愈。

翌日再诊其脉，热犹未清，心中虽不若从前之大热，犹思食凉物，懒于饮食，其下利较前已愈强半。遂为开白虎加人参汤。方中生石膏用二两、野台参三钱，用生杭芍六钱以代知母、生山药六钱以代粳米，甘草则多用至四钱，又加滑石六钱。方中如此加减替代者，实欲以之清热，又欲以之止利也。俾煎汤两盅，分两次温饮下，病遂全愈。此于厥阴温病如此治法，若在冬令，遇厥阴伤寒之有实热者，亦可如此治法。盖厥阴一经，于五行属木，其性原温，而有少阳相火寄生其间，则温而热矣。若再有伏气化热窜入，以激动其相火，原可成极热之病也。

夫石膏与冰膏、西瓜并用，似近猛浪，然以愚之目见耳闻，因呕吐不止而废命者多矣，况此证又兼下利乎？此为救人之热肠所迫，于万难挽救之中，而拟此挽救之奇方，实不暇计其方之猛浪也。若无冰膏、西瓜时，或用鲜梨切片，蘸生石膏细末服之，当亦不难下咽而止呕吐也。（《医学衷中参西录·厥阴病乌梅丸证》）

十、便　　秘

◆ 代赭石二两

案1

一人年四十三。房事后，恣食生冷，忽然少腹抽疼，肾囊紧缩。大便四日不通，上焦兼有烦躁之意。医者投以大黄附子细辛汤，两胁转觉疼胀。诊其脉，弦而沉，两尺之沉尤甚。先治以葱白熨法，腹中作响，大有开通之意。肾囊之紧缩见愈，而大便仍未通。又用赭石二两，附子五钱，当归、苏子各一两，煎汤，甫饮下，即觉药力下坠。俾复煎渣饮之，有顷，降下结粪若干，诸病皆愈（《医学衷中参西录·赭石解》也录有本案）。（《医学衷中参西录·治燥结方》）

●通结用葱白熨法：大葱白四斤（切细丝），米醋；将葱白丝和醋炒至极热，分作两包，乘热熨脐，凉则互换，不可间断，凉者仍可加醋少许，再炒热；炒葱时加醋之多少，以炒成布包后不至有汤为度；熨至六点钟，其结自开。主治宿食结于肠间，大便不通。

案2

一人年四十许，素畏寒凉。愚俾日服生硫黄，如黑豆粒大两块，大见功效，已年余矣。偶因暑日劳碌，心中有火，恣食瓜果，又饱餐肉食，不能消化，肠中结而不行，且又疼痛，时作呕吐。医者用大黄附子细辛汤降之不效，又用京都薛氏保赤万应散，三剂并作一剂服之，腹疼减去，而仍不通行。

后愚诊视，其脉近和平，微弦无力。盖此时不食数日，不大便十日矣。遂治以葱白熨法（见于二两医案·便秘·代赭石案），觉腹中松畅，且时作开通之声。而仍然恶心，欲作呕吐。继用赭石二两，干姜钱半，俾煎服以止其恶心。仍助以葱白熨法，通其大便。外熨内攻，药逾五点钟，大便得通而愈。（《医学衷中参西录·治燥结方》）

十一、中　　风

◆ 全蝎二两

邻庄张马村一壮年，中风半身麻木，无论服何药发汗，其半身分毫无汗。后得一方，用药房中蝎子二两（盐炒，轧细），调红糖水中顿服之，其半身即出汗，麻木遂愈。然未免药力太过，非壮实之人不可轻用。（《医学衷中参西录·蝎子解》）

十二、水　　肿

◆ 石膏二两

一叟年六十五，得风温证。六七日间，周身悉肿，肾囊肿大似西瓜，屡次服药无效。旬日之外，求为诊视。脉洪滑微浮，心中热渴，小便涩热，痰涎上泛，微兼喘息，舌苔白厚。投以此汤（指宣解汤，见于一两医案·水肿·滑石·案1），加生石膏一两，周身微汗，小便通利，肿消其半，犹觉热渴。遂将方中生石膏加倍，服后又得微汗，肿遂尽消，诸病皆愈。（《医学衷中参西录·治温病方》）

十三、血　证

◆ 地黄二两

案1

堂侄女住姑，适邻村王氏，于乙酉仲春，得吐血证，时年三十岁。

病因：侄婿筱楼孝廉，在外设教，因家务自理，劳心过度，且禀赋素弱，当此春阳发动之时，遂病吐血。

证候：先则咳嗽痰中带血，继则大口吐血，其吐时觉心中有热上冲，一日夜吐两三次，剧时可吐半碗。两日之后，觉精神气力皆不能支持，遂急迎愚诊治。自言心中摇摇似将上脱，两颧发红，面上发热，其脉左部浮而动，右部浮而濡，两尺无根，数逾五至。

诊断：此肝肾虚极，阴分阳分不相维系，而有危在顷刻之势。遂急为出方取药，以防虚脱。

处方：生怀山药一两，生怀地黄一两，熟怀地黄一两，净萸肉一两，生赭石（轧细）一两；急火煎药，取汤两盅，分两次温服下。

效果：将药甫煎成未服，又吐血一次，吐后忽停息闭目，惛然罔觉。诊其脉跳动仍旧，知能苏醒，约四分钟呼吸始续，两次将药服下，其血从此不吐。俾即原方再服一剂，至第三剂即原方加潞党参三钱、天冬四钱，连服数剂，身形亦渐复原。继用生怀山药为细面，每用八钱煮作茶汤，少调以白糖，送服生赭石（细末）五分，作点心用之，以善其后。（《医学衷中参西录·血病门》）

案2

张焕卿，年三十五岁，住天津特别第一区三义庄，业商，得吐血证，年余不愈。

病因：禀性褊急，劳心之余又兼有拂意之事，遂得斯证。

证候：初次所吐甚多，屡经医治，所吐较少，然终不能除根。每日或一次或两次，觉心中有热上冲，即吐血一两口。因病久身羸弱，卧床不起，亦偶有扶起少坐之时，偶或微喘，幸食欲犹佳，大便微溏，日行两三次，其脉左部弦长，重按无力，右部大而芤，一息五至。

诊断：凡吐血久不愈者，多系胃气不降，致胃壁破裂，出血之处不能长肉生肌也。再即此脉论之，其左脉之弦，右脉之大，原现有肝火浮动挟胃气上冲之象，是以其吐血时，觉有热上逆，至其脉之弦而无力者，病久而气化虚也。大而兼芤者，失血过多也。至其呼吸有时或喘，大便日行数次，亦皆气化虚而不摄之故。治此证者，当投以清肝降胃，培养气血，固摄气化之剂。

处方：赤石脂两半，生怀山药一两，净萸肉八钱，生龙骨（捣碎）六钱，生牡蛎（捣碎）六钱，生杭芍六钱，大生地黄四钱，甘草二钱，广三七二钱；药共九味，将前八味煎汤，送服三七末。

方解：降胃之药莫如赭石，此愚治吐衄恒用之药也。此方中独重用赤石脂者，因赭石为铁氧化合，其重坠之力甚大，用之虽善降胃，而其力达于下焦，又善通大便，此证大便不实，赭石似不宜用；赤石脂之性，重用之亦能使胃气下降，至行至下焦，其黏滞之力又能固涩大便，且其性能生肌，更可使肠壁破裂出血之处早愈，诚为此证最宜之药也。所最可异者，天津药房中之赤石脂，竟有煅与不煅之殊。夫石药多煅用者，欲化质之硬者为软也。石脂原系粉末陶土，其质甚软，宜兴人以之烧作瓦器。天津药房其石脂之煅者，系以水和石脂作泥，在煤炉中煅成陶瓦。如此制药以入汤剂，虽不能治病，犹不至有害。然石脂入汤剂者少，入丸散者多。若将石脂煅成陶瓦竟作丸散用之，其伤胃败脾之病可胜言哉！是以愚在天津诊病出方，凡用石脂必于药名上加生字，所以别于煅也。然未免为大雅所笑矣。

效果：将药煎服两剂，血即不吐，喘息已平，大便亦不若从前之勤，脉象亦较前和平，惟心中仍有觉热之时。遂即原方将生地黄改用一两，又加熟地黄一两，连服三剂，诸病皆愈。（《医学衷中参西录·血病门》）

◆ 山药二两

奉天警务处长王连波君夫人，患吐血证，来院诊治。其脉微数，按之不实。其吐血之先，必连声咳嗽，剧时即继之以吐血。因思此证若先治愈其咳嗽，其吐血当自愈。遂用川贝八钱，煎取清汤四盅，调入生怀山药（细末）一两，煮作粥，分数次服之。一日连进二剂，咳嗽顿止。以后日进一剂，嗽愈吐血亦愈。隔旬日，夜中梦被人凌虐过甚，遂于梦中哭醒，病骤反复。因知其肝气必遏郁也，治以调肝、养肝兼镇肝之药，数剂无效，且夜中若作梦恼怒，其日吐血必剧。精思再四，恍悟平肝之药，以桂为最要，单用之则失于热；降胃之药，以大黄为最要，单用之则失于寒，若二药并用，则寒热相济，性归和平，降胃平肝，兼顾无遗，必能奏效。遂用大黄、肉桂（细末）各一钱和匀，更用生赭石（细末）八钱煎汤送服，从此吐血遂愈，恶梦亦不复作矣。（《医

学衷中参西录·论吐血衄血之原因及治法》）

十四、汗 证

◆ 山茱萸二两

案1

一人年二十余，于孟冬得伤寒证，调治十余日，表里皆解。忽遍身发热，顿饭顷，汗出淋漓，热顿解，须臾又热又汗，若是两昼夜，势近垂危，仓猝迎愚诊治。及至，见汗出浑身如洗，目上窜不露黑睛，左脉微细模糊，按之即无，此肝胆虚极，而元气欲脱也。盖肝胆虚者，其病象为寒热往来，此证之忽热忽汗，亦即寒热往来之意。

急用净萸肉二两煎服，热与汗均愈其半，遂为拟此方（指来复汤），服两剂而病若失（《医学衷中参西录·山萸肉解》也录有本案：友人毛仙阁之哲嗣印棠，年二十余。于孟冬得伤寒证，调治十余日，表里皆解。忽遍身发热，顿饭顷，汗出淋漓热顿解，须臾又热又汗，若是两昼夜，势近垂危，仓猝迎愚诊治，及至见汗出，浑身如洗，目上窜不露黑睛，左脉微细模糊，按之即无，此肝胆虚极，而元气欲脱也。盖肝胆虚，其病象为寒热往来，此证之忽热忽汗，亦即寒热往来之意。急用净萸肉二两煎服，热与汗均愈其半，遂为疏方用净萸肉二两，生龙骨、生牡蛎各一两，生杭芍六钱，野台参四钱，炙甘草二钱）。（《医学衷中参西录·治阴虚劳热方》）

● 来复汤：山茱萸二两，生龙骨一两，生牡蛎一两，生白芍六钱，野台参四钱，炙甘草三钱。主治寒温外感诸证，大病瘥后不能自复，寒热往来，虚汗淋漓；或但热不寒，汗出而热解，须臾又热又汗，目睛上窜，势危欲脱；或喘逆，或怔忡，或气虚不足以息。

案2

一人年四十八，大汗淋漓，数日不止，衾褥皆湿，势近垂危。询方于愚，俾用净萸肉二两，煎汤饮之，其汗遂止。翌晨迎愚诊视，其脉沉迟细弱，而右部之沉细尤甚，虽无大汗，遍体犹湿。疑其胸中大气下陷，询之果觉胸中气不上升，有类巨石相压。乃恍悟前此之汗，亦系大气陷后，卫气无所统摄而外泄之故。遂用生黄芪一两，萸肉、知母各三钱，一剂胸次豁然，汗亦尽止，又服数剂以善其后。（《医学衷中参西录·治阴虚劳热方》）

案3

一人年四十七。咳嗽短气，大汗如洗，昼夜不止，心中怔忡，病势危急。

遣人询方，俾先用山萸肉（去净核）二两煎服，以止其汗。翌日迎愚诊视，其脉微弱欲无，呼吸略似迫促。自言大汗虽止，而仍有出汗之时，怔忡见轻，仍觉短气。知其确系大气下陷，遂投以升陷汤（见于四两医案·中风·黄芪案），为其有汗，加龙骨、牡蛎（皆不用煅）各五钱，三剂而愈。（《医学衷中参西录·治大气下陷方》）

案4

友人毛仙阁之哲嗣印棠，年二十余。于孟冬得伤寒证，调治十余日，表里皆解。忽遍身发热，顿饭顷，汗出淋漓热顿解，须臾又热又汗，若是两昼夜，势近垂危，仓猝迎愚诊治，及至见汗出，浑身如洗，目上窜不露黑睛，左脉微细模糊，按之即无，此肝胆虚极，而元气欲脱也。盖肝胆虚，其病象为寒热往来，此证之忽热忽汗，亦即寒热往来之意。急用净萸肉二两煎服，热与汗均愈其半，遂为疏方用净萸肉二两，生龙骨、生牡蛎各一两，生杭芍六钱，野台参四钱，炙甘草二钱（即来复汤，见于二两医案·汗证·山茱萸·案1），连服两剂病若失。（《医学衷中参西录·山萸肉解》）

案5

族弟某，年四十八，大汗淋漓，数日不止，衾褥皆湿，势近垂危，询方于愚。俾用净萸肉二两，煎汤饮之，汗遂止。翌晨迎愚诊视，其脉沉迟细弱，而右部之沉细尤甚，虽无大汗，遍体犹湿。疑其胸中大气下陷，询之果觉胸中气不上升，有类巨石相压，乃恍悟前次之大汗淋漓，实系大气陷后，卫气无所统摄而外泄也。遂用生黄芪一两，萸肉、知母各三钱，一剂胸次豁然，汗亦尽止，又服数剂以善其后。（《医学衷中参西录·山萸肉解》）

十五、虚　　劳

◆ 党参二两

一诸生，年五十六，为学校教员，每讲说后，即觉短气，向愚询方。愚曰，此胸中大气，虚而欲陷，为至紧要之证，当多服升补气分之药。彼欲用烧酒炖药，谓朝夕服之甚便。愚曰，如此亦可，然必须将药炖浓，多饮且常饮耳。遂为疏方，用生黄芪四两，野台参二两，柴胡、桔梗各八钱，先用黄酒斤许，煎药十余沸，再用烧酒二斤，同贮瓶中，置甑中炖开，每饭前饮之，旬日而愈。（《医学衷中参西录·治大气下陷方·升陷汤》）

十六、麻 木

◆ 黄芪二两

一妇人年近三旬，因夏令夜寝当窗为风所袭，遂觉半身麻木，其麻木之边，肌肤消瘦，浸至其一边手足不遂将成偏枯。其脉左部如常，右部则微弱无力，而麻木之边适在右。此因风袭经络，致其经络闭塞不相贯通也。不早祛其风，久将至于痿废。为疏方用：生箭芪二两，当归八钱，羌活、知母、乳香、没药各四钱，全蝎二钱，全蜈蚣三条。煎服一剂即见轻，又服数剂全愈。此中风能成痿废之明征也。（《医学衷中参西录·论肢体痿废之原因及治法》）

▣ 第二节 妇 科 ▣

一、闭 经

◆ 石膏二两

天津城里丁家胡同，杨氏女，年十五岁，先患月闭，继又染温疹靥急。

病因：自十四岁月信已通，后因肝气不舒，致月信半载不至，继又感发温疹，初见点即靥。

证候：初因月信久闭，已发热瘦弱，懒于饮食，恒倦卧终日不起。继受温疹，寒热往来，其寒时觉体热减轻，至热时，较从前之热增加数倍，又加以疹初见点即靥，其毒热内攻。心中烦躁怔忡，剧时精神昏愦，恒作谵语，舌苔白而中心已黄，毫无津液。大便数日未行，其脉觉寒时似近闭塞，觉热时又似洪大而重按不实，一息五至强。

诊断：此证因阴分亏损将成痨瘵，又兼外感内侵，病连少阳，是以寒热往来，又加以疹毒之热，不能外透而内攻，是以烦躁怔忡，神昏谵语，此乃内伤外感两剧之证也。宜用大剂滋其真阴，清其毒热，更佐以托疹透表之品，当能奏效。

处方：生石膏二两（捣细），野台参三钱，玄参一两，生怀山药一两，大甘枸杞六钱，知母四钱，连翘三钱，蝉蜕二钱，茵陈二钱，僵蚕钱半，鲜芦根四钱；共煎汤三盅，分三次温饮下。嘱其服一剂热不退时，可即原方再服，若服至大便通下且微溏时，即宜停药勿服。

复诊：将药煎服两剂，大热始退，不复寒热往来，疹未表出而心已不烦躁怔忡。知其毒由内消，当不变生他故。大便通下一次亦未见溏，再诊其脉已近和平，惟至数仍数，知其外感已愈十之八九，而真阴犹未复也。拟再滋补其真阴，培养其血脉，俾其真阴充足，血脉调和，月信自然通顺而不愆期矣。

处方：生怀山药一两，大甘枸杞一两，玄参五钱，地骨皮五钱，龙眼肉五钱，北沙参五钱，生杭芍三钱，生鸡内金钱半（黄色的，捣），甘草二钱；共煎汤一大盅，温服。

三诊：将药连服四剂，饮食增加，精神较前振作，自觉诸病皆无，惟腹中间有疼时，此月信欲通而未能即通也。再诊其脉已和平四至矣。知方中凉药宜减，再少加活血化瘀之品。

处方：生怀山药一两，大甘枸杞一两，龙眼肉六钱，当归五钱，玄参三钱，地骨皮三钱，生杭芍三钱，生鸡内金钱半（黄色的，捣），土鳖虫五个（大者，捣），甘草钱半，生姜三片；共煎汤一大盅，温服。

效果：此药连服十剂，腹已不疼，身形已渐胖壮，惟月信仍未至，俾停药静候。旬日后月信遂见，因将原方略为加减，再服数剂以善其后。（《医学衷中参西录·妇女科》）

二、胎　　漏

◆ 黄芪二两

一少妇，其初次有妊，五六月而坠。后又有妊六七月间，忽胎动下血，急投以生黄芪、生地黄各二两，白术、山萸肉（去净核）、龙骨（煅捣）、牡蛎（煅捣）各一两，煎汤一大碗，顿服之，胎气遂安。将药减半，又服一剂。

后举一男，强壮无恙（《医学衷中参西录·黄芪解》也录有本案）。（《医学衷中参西录·治女科方·寿胎丸》）

◆ 地黄二两

见二两医案·胎漏·黄芪案。

三、产后喘证

◆ 山药二两

一妇人，受妊五月，偶得伤寒。三四日间，胎忽滑下。上焦燥渴，喘而且呻，痰涎壅盛，频频咳吐。延医服药，病未去而转添滑泻，昼夜十余次。医者辞不治，且谓危在旦夕。其家人惶恐，迎愚诊视。其脉似洪滑，重诊指下豁然，两尺尤甚。本拟治以滋阴清燥汤，为小产才四五日，不敢遽用寒凉。遂先用生山药二两、酸石榴一个（连皮捣烂），同煎汁一大碗，分三次温饮下。滑泻见愈，他病如故。再诊其脉，洪滑之力较实，因思此证虽虚，确有外感实热，若不先解其实热，他病何以得愈？时届晚三点钟，病人自言，每日此时潮热，又言精神困倦已极，昼夜苦不得睡。遂于斯日，复投以滋阴清燥汤（见于一两医案·温病·滑石·案1）。方中生山药重用两半，煎汁一大碗，徐徐温饮下，一次只饮药一口，诚以产后，脉象又虚，不欲寒凉侵下焦也。斯夜遂得安睡，渴与滑泻皆愈，喘与咳亦愈其半。又将山药、滑石各减五钱，加龙骨、牡蛎各八钱，一剂而愈（《医学衷中参西录·治温病方·滋阴清燥汤》也录有本案）。（《医学衷中参西录·山药解》）

四、产后抽搐

◆ 山茱萸二两

族家嫂，产后十余日，周身汗出不止，且四肢发搐，此因汗出过多而内风动也。急用净萸肉、生山药各二两，俾煎汤服之，两剂愈。（《医学衷中参西录·山萸肉解》）

◆ 山药二两

见二两医案·产后抽搐·山茱萸案。

五、产后泄泻

◆ 山药二两

同庄张氏女，适邻村郭氏，受妊五月，偶得伤寒，三四日间，胎忽滑下。上焦燥渴，喘而且呻，痰涎壅盛，频频咳吐，延医服药，病未去而转增滑泻，昼夜十余次，医者辞不治，且谓危在旦夕。其家人惶恐，因其母家介绍迎愚诊视。其脉似洪滑，重按指下豁然，两尺尤甚，然为流产才四五日，不敢剧用山药滑石方。遂先用生山药二两，酸石榴一个（连皮捣烂），同煎汁一大碗，分三次温饮下，滑泻见愈，他病如故。再诊其脉，洪滑之力较实，因思此证虽虚，且当忌用寒凉之时，然确有外感实热，若不解其热，他病何以得愈。时届

157

晚三句钟，病人自言每日此时潮热，又言精神困倦已极，昼夜苦不得睡。遂放胆投以生山药两半，滑石一两，生杭芍四钱，甘草三钱，煎汤一大碗，徐徐温饮下，一次止饮药一口，诚以产后脉象又虚，欲其药力常在上焦，不欲其寒凉侵下焦也。斯夜遂得安睡，渴与滑泻皆愈，喘与咳亦愈其半。又将山药、滑石各减五钱，加生龙骨、生牡蛎各八钱，一剂而愈。（张锡纯《医学衷中参西录·山药解》）

六、难　　产

◆ 代赭石二两

案1

丙寅在津，有胡氏妇，临产二日未下，自备有利产药，服之无效，治以此方（大顺汤），加苏子、怀牛膝各四钱。服后半点钟即产下。（《医学衷中参西录·论难产治法》）

● 大顺汤：党参、当归各一两，生赭石二两。主治难产，不可早服，必胎衣破后，小儿头至产门者。

案2

一妇人，临产交骨不开，困顿三日，势甚危急。亦投以此汤（大顺汤），一剂而产。自拟得此方以来，救人多矣。放胆用之，皆可随手奏效。（《医学衷中参西录·治女科方》）

案3

又丁卯在津治河东车站旁陈氏妇，临产三日未下，亦治以此方（大顺汤），加苏子四钱、怀牛膝六钱，亦服药后半点钟即产矣。（张锡纯《医学衷中参西录·论难产治法》）

案4

族侄荫棠媳，临产三日不下，用一切催生药，胎气转觉上逆。因其上逆，心忽会悟，为拟方用赭石二两，野台参、当归各一两，煎服后，须臾即产下。

后用此方，多次皆效，即骨盘不开者，用之开骨盘亦甚效。盖赭石虽放胆用至二两，而有人参一两以补气，当归一两以生血，且以参、归之微温，以济赭石之微凉，温凉调和，愈觉稳妥也。刿产难者，非气血虚弱，即气血壅滞不能下行，人参、当归虽能补助气血，而性皆微兼升浮，得赭石之重坠则力能下行，自能与赭石相助为理，以成催生之功也。至于当归之滑润，原为利产良药，与赭石同用，其滑润之力亦愈增也。此方载三期八卷名大顺汤。用此方时，若加卫足花子（爆炒），或丈菊花瓣更效。至二药之性及其形状与所以奏效之理，皆详载于大顺汤后，兹不俱录。（《医学衷中参西录·治女科方》也录有本案，并解释大顺汤用代赭石妙用时说：或疑代赭石乃金石之药，不可放胆重用。不知代赭石性至和平，虽重坠下行，而不伤气血。况有党参一两以补气，当归一两以生血。且以参、归之微温，以济代赭石之微凉，温凉调和愈觉稳妥也。矧产难者，非气血虚弱，即气血壅滞，不能下行。人参、当归虽能补助气血，而性皆微兼升浮，得代赭石之重坠，则力能下行，自能与代赭石相助为理，以成催生开交骨之功也。至于当归之滑润，原为利产良药，与代赭石同用，其滑润之力亦愈增也）。（《医学衷中参西录·赭石解》）

七、乳　痈

◆ 甘草二两

见四两医案·乳痈·黄芪案。

◆ 白芍二两

见四两医案·乳痈·黄芪案。

八、外阴如火炙

◆ 石膏二两

奉天小北关袁姓少妇，小便处常若火炙，有时觉腹中之气下坠，则炙热益甚。诊其脉关前微弱，关后重按又似有力。其呼吸恒觉短气，心中时或发热。知其素有外感伏邪，久而化热；又因胸中大气下陷，伏邪亦随之下陷也。治以升陷汤（见于四两医案·中风·黄芪案）加生石膏八钱，后渐加至二两，服药旬日全愈。（《医学衷中参西录·大气诠》）

九、子　宫　炎

◆ 石膏二两

南皮张文襄公第十公子温卿夫人，年三十余。十年前，恒觉少腹切疼。英女医谓系子宫炎证，用药数次无效。继乃谓此病如欲除根，须用手术剖割，将生炎之处其腐烂者去净，然后敷药能愈。病人惧而辞之。后至奉，又延东女医治疗，用坐药兼内服药，数年稍愈，至壬戌夏令，病浸增剧，时时疼痛，间下脓血。癸亥正初，延愚诊治。其脉弦而有力，尺脉尤甚。自言疼处觉热，以凉手熨之稍愈。上焦亦时觉烦躁。恍悟此证，当系曾受外感，热入血室，医者不知，治以小柴胡汤加石膏，外感虽解，而血室之热未清。或伏气下陷，入于血室，阻塞气化，久而生热，以致子宫生炎，浸至溃烂，脓血下注。为疏方，用金银花、乳香、没药、甘草以解其毒，天花粉、知母、玄参以清其热，复本小柴胡汤之义，少加柴胡提其下陷之热上出，诸药煎汤，送服三七（细末）二钱，以化腐生新。连服三剂，病似稍轻，其热仍不少退。因思此证，原系外感稽留之热，非石膏不能解也。遂于原方中加生石膏一两，后渐加至二两，连服数剂，热退强半，疼亦大减。遂去石膏，服数剂渐将凉药减少，复少加健胃之品，共服药三十剂全愈。

后在天津治冯氏妇此证，亦用此方。中有柴胡，即觉脓血不下行，后减去柴胡，为之治愈。（《医学衷中参西录·石膏解》）

▓ 第三节　儿　　科 ▓

一、温　　病

◆ 石膏二两

案1

奉天小南关马氏幼女，年六七岁，得温病，屡经医治，旬余病势益进，亦遂委之于命，不复治疗。适其族家有幼子得险证，经愚治愈，因转念其女病犹可治，殷勤相求。其脉象数而有力，肌肤热而干涩，卧床上辗转不安，其心中似甚烦躁。以为病久阴亏，不堪外感之灼热，或其痧疹之毒伏藏于内，久未透出，是以其病之现状如是也。问其大便，数日一行。

遂为疏方：生石膏（细末）二两，潞党参四钱，玄参、天冬、知母、生怀山药各五钱，连翘、甘草各二钱，蝉蜕一钱。煎汤两盅，分数次温饮下。连服二剂，大热已退，大便通下，其精神仍似骚扰不安。

再诊：其脉较前无力而浮。拟其病已还表，其余热当可汗解，用西药阿斯必林二分强，和白蔗糖水冲服下。周身微汗，透出白疹若干而愈。乃知其从前展转骚扰不安者，因其白痧未发出也。为每剂中皆有透表之品，故其病易还

表，而其痧疹之毒复亦易随发汗之药透出也。(《医学衷中参西录·治幼年温热证宜预防其出痧疹》)

案 2

辽宁小南关柴市旁，赫姓幼子，年五岁，得风温兼喘促证。

病因：季春下旬，在外边嬉戏，出汗受风，遂成温病。医治失宜，七八日间又添喘促。

证候：面红身热，喘息极迫促，痰声漉漉，目似不瞬。脉象浮滑，重按有力。指有紫纹，上透气关，启口视其舌苔白而润。问其二便，言大便两日未行，小便微黄，然甚通利。

诊断：观此证状况已危至极点，然脉象见滑，虽主有痰亦足征阴分充足。且视其身体胖壮，知犹可治，宜用《金匮》小青龙加石膏汤，再加杏仁、川贝以利其肺气。

处方：麻黄一钱，桂枝尖一钱，生杭芍三钱，清半夏二钱，杏仁（去皮，捣碎）二钱，川贝母二钱（捣碎），五味子一钱（捣碎），干姜六分，细辛六分，生石膏一两（捣细）；共煎汤一大盅，分两次温服下。

方解：《金匮》小青龙加石膏汤，原治肺胀咳而上气烦躁而喘，然其石膏之分量，仅为麻桂三分之二（《金匮》小青龙加石膏汤，其石膏之分量原有差误，五期五卷曾详论之），而此方中之生石膏则十倍于麻桂，诚以其面红身热，脉象有力，若不如此重用石膏，则麻、桂、姜、辛之热，即不能用矣。又《伤寒论》小青龙汤加减之例，喘者去麻黄加杏仁，今加杏仁而不去麻黄者，因重用生石膏以监制麻黄则麻黄即可不去也。

复诊：将药服尽一剂，喘愈强半，痰犹壅盛，肌肤犹灼热，大便犹未通下，脉象仍有力，拟再治以清热利痰之品。

处方：生石膏二两（捣细），栝蒌仁二两（炒捣），生赭石一两（轧细）；共煎汤两盅，分三次徐徐温饮下。

效果：将药分三次服完，火退痰消，大便通下，病遂全愈。(《医学衷中参西录·温病门》)

案 3

天津公安局科长康国屏之幼女小卿，年九岁，于孟秋得温病兼大气下陷。

病因：因得罪其母惧遣谪，藏楼下屋中，屋窗四敞，卧床上睡着，被风吹袭遂成温病。

证候：初得病时服药失宜，热邪内陷，神昏不语，后经中西医多位诊治二十余日，病益加剧，医者见病危已至极点，皆辞不治。继延愚为诊视，其两目上窜，几不见黑睛，精神昏愦，毫无知觉，身体颤动不安，时作嗳声，其肌肤甚热，启其齿见其舌缩而干，苔薄微黄，偶灌以水或米汤犹知下咽，其气息不匀，间有喘时，其脉数逾六至，左部细而浮，不任重按，右部亦弦细，重诊似有力，大便旬日未行。

诊断：此外感之热久不退，灼耗真阴，以致肝脏虚损，木燥生风而欲上脱也。当用药清其实热，滋其真阴，而更辅以酸收敛肝之品，庶可救此极危之证。

处方：生石膏二两（轧细），野台参三钱，生怀地黄一两，净萸肉一两，生怀山药六钱，甘草二钱；共煎汤两大盅，分三次温饮下，每次调入生鸡子黄一枚。

方解：此方即白虎加人参汤，以生地黄代知母，生山药代粳米，而又加萸肉也。此方若不加萸肉为愚常用之方，以治寒温证当用白虎加人参汤而体弱阴亏者，今加萸肉藉以收敛肝气之将脱也。至此方不用白虎汤加减，而必用白虎加人参为之加减者，因病至此际，非加人参于白虎汤中，不能退其深陷之热，复其昏愦之神明也。此理参观药物《人参解》后所附医案自明。

复诊：将药三次服完，目睛即不上窜，身体安稳不复颤动，嗳声已止，气息已匀，精神较前明了而仍不能言，大便犹未通下，肌肤犹热，脉数已减，不若从前之浮弦，而右部重诊仍似有力，遂即原方略为加减，俾再服之。

处方：生石膏两半（轧细），野台参三钱，生怀地黄一两，净萸肉六钱，天冬六钱，甘草二钱；共煎汤两盅，分两次温饮下，每次调入生鸡子黄一枚。

三诊：日服药一剂，连服两日，热已全退，精神之明了，似将复原，而仍不能言，大便仍未通下，间有努力欲便之象，遂用灌肠法以通其便。再诊其脉，六部皆微弱无力，知其所以不能言者，胸中大气虚陷，不能上达于舌本也。宜于大剂滋补药中，再加升补气分之品。

处方：生怀山药一两，大甘枸杞一两，沙参一两，天冬六钱，寸麦冬六钱，生箭芪三钱，野台参三钱，升麻一钱，桔梗一钱；共煎汤一盅半，分两次温服下。

效果：将药煎服两剂，遂能言语，因即原方去升麻，减沙参之半，再加萸肉、生麦芽各三钱，再服数剂以善后。（《医学衷中参西录·温病门》）

案4

一幼女年九岁，于季春上旬感受温病，医者以热药发之，服后分毫无汗，转觉表里大热，盖已成白虎汤证也。医者不知按方施治，迁延二十余日，身体尪羸，危险之朕兆歧出，其目睛上窜，几至不见，筋惕肉瞤，周身颤动，时作嗳声，间有喘时，精神昏愦，毫无知觉，其肌肤甚热，启其齿见舌缩而干，苔薄微黄，其脉数逾六至，左部弦细而浮，不任重按，右部亦弦细而重诊似有力，大便旬日未行。此久经外感之热灼耗，致气血两虚，肝风内动，真阴失守，元气将脱之候也。宜急治以白虎加人参汤，再辅以滋阴固气之品，庶可救愈，特虑病状若此，汤药不能下咽耳。其家人谓偶与以勺水或米汤犹知下咽，想灌以药亦如下咽也，于斯遂为疏方。

处方：生石膏（细末）二两，野台参三钱，生怀山药六钱，生怀地黄一两，生净萸肉一两，甘草二钱；共煎汤两大盅，分三次温饮下。

按：此方即白虎加人参汤以生地黄代知母，生山药代粳米，而又加山萸肉也。此方若不加萸肉，为愚常用之方，以治寒温证当用白虎加人参汤而体弱阴亏者。今重加山萸肉一两者，诚以人当元气不固之时，恒因肝脏之疏泄而上脱，此证目睛之上窜，乃显露之朕兆（当属于肝），重用萸肉以收敛肝脏之疏泄，元气即可不脱。且喻嘉言谓，上脱之证，若但知重用人参，转令人气高不返。重用萸肉为之辅弼，自无斯弊，可稳重建功。

将药三次服完，目睛即不上窜，身体安稳，嗳声已止，气息已匀，精神较前明了，而仍不能言，大便犹未通下，肌肤犹热，脉数已减，不若从前之浮弦，右部重诊仍似有力。遂即原方略为加减，俾再服之。

第二方：生石膏（细末）两半，野台参三钱，生怀地黄一两，生净萸肉六钱，天冬六钱，甘草二钱；煎汤两盅，分两次温饮下，每饮一次，调入生鸡子黄一枚。

按：目睛已不上窜而犹用萸肉者，诚以此证先有嗳气之病，是其气难于上达也。凡气之难于上达者，须防其大便通后气或下脱，故用萸肉以预防之。至于鸡子黄，化学家谓其含有副肾髓质，即善滋真阴，生用之又善润大便，是以加之。

此药日服一剂，服两日热已全退，精神之明了似将复原，而仍不能言，大便仍未通下，间有努力欲便之状。诊其脉热象已静且微弱，拟用灌肠法通其大便。先用野台参三钱，萸肉、天冬各四钱，煎汤服下。然后用灌肠法以通其大便，安然通下。仍不能言，细诊其脉微弱益甚，右部关前之脉几至不见。乃恍悟其所以不能言者，胸中大气下陷也，升补其胸中大气，使之上达于舌本必能言矣。

第三方：生箭芪三钱，野台参三钱，生怀山药一两，大甘枸杞一两，北沙参一两，天冬六钱，寸冬（带心）六钱，升麻一钱，桔梗钱半；共煎汤一盅半，分两次温服下。

此方连服两剂，遂能言语。因方中重用滋阴之药以培养其精神，而精神亦复常矣。（《医学衷中参西录·续申白虎加人参汤之功用》）

◆ 瓜蒌仁二两

见二两医案·儿科·温病·石膏·案2。

二、喘　　证

◆ 石膏二两

奉天同善堂中孤儿院刘小四，年八岁。孟秋患温病，医治十余日，病益加剧。表里大热，喘息迫促，脉象洪数，重按有力，知犹可治。问其大便，两日未行，投以大剂白虎汤，重用生石膏二两半，用生山药一两以代方中粳米。且为其喘息迫促，肺中伏邪，又加薄荷叶一钱半以清之。俾煎汤两茶盅，作两次温饮下，一剂病愈强半，又服一剂全愈。（《医学衷中参西录·石膏解》）

三、慢　惊　风

◆ 地黄二两

奉天省长公署科长侯寿平之哲嗣，年五岁，因服凉泻之药太过，致成慢惊，胃寒吐泻，常常瘛疭，精神昏愦，目睛上泛，有危在顷刻之象。为处方用熟地黄二两，生山药一两，干姜、附子、肉桂各二钱，净萸肉、野台参各三钱，煎汤一杯半，徐徐温饮下，吐泻瘛疭皆止，精神亦振，似有烦躁之意，遂去干姜加生杭芍四钱，再服一剂全愈。（《医学衷中参西录·地黄解》）

四、痉　　病

◆ 石膏二两

壬戌季秋，有奉天北陵旁艾姓孺子患痉证，一日数发，其发时痉挛甚剧，知觉全无，来院求为诊治。脉象数而有力，左部尤甚，右部兼有浮滑之象。知其肝有积热，胃有痰饮，又兼受外感之热以激动之，则痰火相并上冲，扰其脑部而发痉也，与以臭素加里三瓦，作三次服，为一日之量。又为疏方用生石膏二两，生杭芍八钱，连翘三钱，薄荷叶钱半，煎汤两盅，分三次饮下。每服臭素加里一次，即继服汤药一次。一日夜间，病未反复。翌晨再诊，脉已和平。又与以西药一瓦，将汤药煎渣再服，病遂全愈。（《医学衷中参西录·论小儿痉病治法》）

五、疹

◆ 石膏二两

案1

奉天同善堂（省立慈善总机关）堂长王熙春之幼女，年五岁，因出疹倒靥过急，毒火内郁，已过旬日，犹大热不止，其形体病久似弱，而脉象确有实热，且其大便干燥，小便黄赤，知非轻剂所能治愈。将为疏方，熙春谓孺子灌药实难，若用好吃之药，令其自服则尤善矣。于斯为开羚羊角二钱，生石膏二两，煎汤一大钟，俾徐徐饮下。连服两剂全愈。（《医学衷中参西录·羚羊角辨》）

案2

见八两医案·儿科·疹·石膏·案2。

▣ 第四节 五 官 科 ▣

眼 痛

◆ 蒲公英二两

于俊卿母尝患眼疾，疼痛异常，经延医调治，数月不愈，有高姓媪，告以此方（蒲公英汤），一次即愈。愚自得此方后，屡试皆效。（《医学衷中参西录·治眼科方》）

● 蒲公英汤：鲜蒲公英四两，或蒲公英二两，煎汤两大碗，温服一碗。余一碗乘热熏洗。主治眼疾肿疼，或肉遮睛，或赤脉络目，或目睛胀疼，或目疼连脑，或羞明多泪，一切虚火实热之证。

第三章　三 两 医 案

▣ 第一节　内　科 ▣

一、感　冒

◆ 石膏三两

案1

表兄王端亭，年四十余，身形素虚，伤寒四五日间，延为诊视。其脉关前洪滑，两尺无力。为开拙拟仙露汤，因其尺弱，嘱其将药徐徐饮下，一次只温饮一大口，防其寒凉侵下焦也。病家忽愚所嘱，竟顿饮之，遂致滑泻数次，多带冷沫，上焦益觉烦躁，鼻如烟熏，面如火炙，其关前脉大于从前一倍，数至七至。知其已成戴阳之证，急用野台参一两，煎汤八分茶盅，兑童便半盅（须用五岁以上童子便），将药碗置凉水盆中，候冷顿饮之。又急用知母、玄参、生地各一两，煎汤一大碗候用。自服参后，屡诊其脉。过半点钟，脉象渐渐收敛，脉搏似又加数，遂急用候服之药炖极热，徐徐饮下，一次只饮药一口，阅两点钟尽剂，周身微汗而愈。（《医学衷中参西录·论火不归原治法》）

● 仙露汤：生石膏三两，玄参一两，连翘三钱，粳米五钱。主治寒温阳明证，表里俱热，心中热，嗜凉水，而不至燥渴，脉象洪滑，而不至甚实，舌苔白厚，或白而微黄，或有时背微恶寒者。

案2

一叟年六旬余。素吸鸦片，羸弱多病，于孟冬感冒风寒，其脉微弱而浮。愚用生黄芪数钱，同表散之药治之，得汗而愈。间日，因有紧务事，冒寒出门，汗后重感，比前较剧。病卧旅邸，不能旋里。因延彼处医者延医，时身热饮水，病在阳明之府。医者因其脉微弱，转进温补，病益进。更延他医，以为上有浮热，下有实寒，用附子、吴茱萸，加黄连治之。服后，齿龈尽肿，且甚疼痛，时觉烦躁，频频饮水，不能解渴。不得已复来迎愚。至诊其脉细而数，按之略实。遂投以此汤（白虎加人参以山药代粳米汤，见于三两医案·温病·石膏·案5）加玄参六钱，以散其浮游之热。一剂牙疼即愈，烦躁与渴亦见轻。翌日用原方去玄参，将药煎成，调入生鸡子黄三枚，作三次温饮下，大便得通而愈。（《医学衷中参西录·治伤寒温病同用方》）

二、伤　寒

◆ 石膏三两

案1

一人年四十余。素吸鸦片，于仲冬得伤寒，二三日间，烦躁无汗。原是大青龙汤证，因误服桂枝汤，烦躁益甚。迎愚诊视，其脉关前洪滑，两尺无力。为开仙露汤（见于三两医案·感冒·石膏·案1），因其尺弱，嘱其徐徐饮下，一次只饮药一口，防其寒凉侵下焦也。病家忽愚所嘱，竟顿饮之，遂致滑泻数次，多带冷沫。上焦益觉烦躁，鼻如烟熏，面如火炙。其关前脉大于前一倍，又数至七至。知其已成戴阳之证，急用人参一两，煎好兑童便半茶盅，将药碗置凉水盆中，候冷顿饮之。又急用玄参、生地、知母各一两，煎汤一大碗，候用。自服参后，屡诊其脉，过半点钟，脉象渐渐收敛，至数似又加数。遂急将候用之药炖热，徐徐饮下，一次饮药一口，阅两点钟尽剂，周身微汗而愈。此因病家不听所嘱，致有如此之失，幸而救愈，然亦险矣。审是则凡药宜作数次服者，慎勿顿服也。盖愚自临证以来，无论内伤外感，凡遇险证，皆煎一大剂，分多次服下。此以小心行其放胆，乃万全之策，非孤注之一掷也。（《医学衷中参西录·治伤寒温病同用方·仙露汤》）

案2

一叟年近六旬，得伤寒证，四五日间表里大热，其脉象洪而不实，现有代象，舌苔白而微黄，大便数日未行。为疏方用生石膏三两，大生地一两，野台参四钱，生怀山药六钱，甘草三钱，煎汤三盅，分三次温饮下。将三次服完，脉已不代，热退强半，大便犹未通下，遂即原方减去石膏五钱，加天冬八钱，仍如从前煎服，病遂全愈。（《医学衷中参西录·太阳病炙甘草汤证》）

案3

一叟年六旬。素亦赢弱多病，得伤寒证，绵延十余日。舌苔黄厚而干，心中热渴，时觉烦躁。其不烦躁之时，即昏昏似睡，呼之，眼微开，精神之衰惫可知。脉象细数，按之无力。投以凉润之剂，因其脉虚，又加野台参佐之。大

167

便忽滑泻，日下数次。因思此证，略用清火之药，即滑泻者，必其下焦之气化不固。先用药固其下焦，再清其上焦、中焦未晚也。遂用熟地黄二两，酸石榴一个（连皮捣烂），同煎汤一大碗。分三次温饮下，大便遂固。间日投以此方（白虎加人参以山药代粳米汤，见于三两医案·温病·石膏·案5），将山药改用一两，以生地黄代知母，煎汤成，徐徐温饮下，一次只饮药一大口。阅八点钟，始尽剂，病愈强半。翌日又按原方，如法煎服，病又愈强半。第三日又按其方服之，尽剂而愈。

按：熟地黄原非治寒温之药，而病至极危时，不妨用之，以救一时之急。故仲景治脉结代，有炙甘草汤，亦用干地黄（即今生地），结代亦险脉也。如无酸石榴时，可用龙骨（煅捣）、牡蛎（煅捣）各五钱代之。（《医学衷中参西录·治伤寒温病同用方·白虎加人参以山药代粳米汤》）

三、温　病

◆ 石膏三两

案1

表弟刘爽园，二十五岁，业农于季春得温病。

病因：自正二月间，心中恒觉发热，懒于饮食，喜坐房阴乘凉，薄受外感，遂成温病。

证候：因相距四十余里，初得病时，延近处医者治，阅七八日病势益剧，精神昏愦，闭目蜷卧，似睡非睡，懒于言语，咽喉微疼，口唇干裂，舌干而缩，薄有黄苔欲黑，频频饮水不少濡润，饮食懒进，一日之间，惟强饮米汤瓯许，自言心中热而且干，周身酸软无力，抚其肌肤不甚发热，体温三十七度八分，其脉六部皆微弱而沉，左部又兼细，至数如常，大便四日未行，小便短少赤涩。

诊断：此伏气触发于外，感而成温，因肾脏虚损而窜入少阴也。《内经》谓："冬伤于寒，春必病温。"此言冬时所受之寒甚轻，不能即时成为伤寒，恒伏于三焦脂膜之中，阻塞气化之升降，暗生内热，至春阳萌动之时，其所生之热恒激发于春阳而成温。然此等温病未必入少阴也。《内经》又谓："冬不藏精，春必病温。"此言冬不藏精之人，因阴虚多生内热，至春令阳回其内热必益加增，略为外感激发，即可成温病。而此等温病亦未必入少阴也。惟其人冬伤于寒又兼冬不藏精，其所伤之寒伏于三焦，随春阳而化热，恒因其素不藏精乘虚而窜入少阴，此等证若未至春令即化热窜入少阴，则为少阴伤寒，即伤寒少阴证二三日以上，宜用黄连阿胶汤者也。若已至春令始化热窜入少阴，当可名为少阴温病，即温病中内有实热，脉转微细者也。诚以脉生于心，必肾阴上潮与心阳相济，而后其跳动始有力，此所谓一阴一阳互为之根也。盖此证因温邪窜入少阴，俾心肾不能相济，是以内虽蕴有实热，而脉转微细，其咽喉疼者，因少阴之脉上通咽喉，其热邪循经上逆也。其唇裂舌干而缩者，肾中真阴为邪热遏抑不能上潮，而心中之亢阳益妄动上升以铄耗其津液也。至于心中发热且发干，以及大便燥结、小便赤涩，亦无非阴亏阳亢之所致。为其肾阴心阳不能相济为功，是以精神昏愦，闭目蜷卧，烦人言语，此乃热邪深陷气化隔阂之候，在温病中最为险证。正不可因其脉象无火，身不甚热，而视为易治之证也。愚向拟有坎离互根汤（在五期六卷）可为治此病的方，今将其方略为加减，俾与病候相宜。

处方：生石膏三两（轧细），野台参四钱，生怀地黄一两，生怀山药八钱，玄参五钱，辽沙参五钱，甘草三钱，鲜茅根五钱；药共八味，先将前七味煎十余沸，再入鲜茅根煎七八沸，其汤即成。取清汤三盅，分三次温服下，每服一次调入生鸡子黄一枚。此方若无鲜茅根，可用干茅根两半，水煮数沸，取其汤代水煎药。

方解：温病之实热，非生石膏莫解，辅以人参并能解邪实正虚之热，再辅以地黄、山药诸滋阴之品，更能解肾亏阴虚之热。且人参与滋阴之品同用，又能助肾阴上潮以解上焦之燥热。用鸡子黄者，化学家谓鸡子黄中含有副肾髓质之分泌素，为滋补肾脏最要之品也。用茅根者，其凉而能散，用之作引，能使深入下陷之邪热上出外散以消解无余也。

复诊：将药三次服完，周身之热度增高，脉象较前有力，似近洪滑，诸病皆见轻减，精神已振。惟心中仍觉有余热，大便犹未通下，宜再以大剂凉润之药清之，而少佐以补气之品。

处方：生石膏一两（轧细），大潞参三钱，生怀地黄一两，玄参八钱，辽沙参八钱，大甘枸杞六钱，甘草二钱，鲜茅根四钱；药共八味，先将前七味煎十余沸，再入茅根煎七八沸，其汤即成。取清汤两大盅，分两次温服下，每服一次调入生鸡子黄一枚。

效果：将药连服两剂，大便通下，病遂全愈。（《医学衷中参西录·温病门》）

案2

沧州大西门外，吴姓媪，年过七旬，偶得温病兼患吐血。

病因：年岁虽高，家庭事务仍自操劳，因劳心过度，心常发热，时当季春，有汗受风，遂得温病，且兼吐血。

证候：三四日间表里俱壮热，心中热极之时恒吐血一两口，急饮新汲井泉水其血即止。舌苔白厚欲黄，大便三日未行。脉象左部弦长，右部洪长，一息五至。

诊断：此证因家务劳心过度，心肝先有蕴热，又兼外感之热传入阳明之府。两热相并，逼血妄行，所以吐血。然其脉象火热虽盛，而正犹不虚，虽在高年，知犹可治。其治法当以清胃腑之热为主，而兼清其心肝之热，俾内伤外感之热俱清，血自不吐矣。

处方：生石膏三两（轧细），生怀地黄一两五钱，生怀山药一两，生杭芍一两，知母三钱，甘草三钱，乌犀角一钱五分，广三七（轧细）二钱；药共八味，将前六味煎汤三盅，犀角另煎汤半盅和匀，分三次温服下。每服药一次，即送服三七末三分之一。

效果：将药三次服完，血止热退，脉亦平和，大便犹未通下，俾煎渣再服，犀角亦煎渣取汤，和于汤药中服之，大便通下全愈。

说明：愚平素用白虎汤，凡年过六旬者必加人参，此证年过七旬而不加人参者，以其证兼吐血也。为不用人参，所以重用生山药一两，取其既能代粳米和胃，又可代人参稍补益其正气也。（《医学衷中参西录·温病门》）

案3

奉天粮秣厂科员王啸岑之子，年二十八岁，周身发热，出白痧甚密。经医调治失宜，迁延至旬日，病益加剧。医者又欲用大青龙汤减去石膏，啸岑疑其性热不敢用，延愚为之诊治。其周身发热，却非大热，脉数五至，似有力而非洪实，舌苔干黑，言语不真，其心中似怔忡，又似烦躁，自觉难受莫支。其家人谓其未病之时，实劳心过度，后遂得此病。参之脉象病情，知其真阴内亏，外感之实热又相铄耗，故其舌干如斯，心中之怔忡烦躁又如斯也。问其大便，数日未行，似欲便而不能下通。遂疏方用：生石膏（细末）三两，潞党参五钱，生山药五钱，知母、天花粉各八钱，连翘、甘草各二钱，生地黄一两半，蝉蜕一钱。俾煎汤三盅，分三次温饮下，又嘱其服药之后，再用猪胆汁少调以醋，用灌肠器注射之，以通其大便。病家果皆如所嘱。翌日视之，大便已通下，其灼热、怔忡、烦躁皆愈强半，舌苔未退而干黑稍瘥。又将原方减石膏之半，生地黄改用一两。连服三剂，忽又遍身出疹，大便又通下，其灼热、怔忡、烦躁始全愈。恐其疹出回急，复为开清毒托表之药，俾服数剂以善其后。（《医学衷中参西录·治幼年温热证宜预防其出痧疹》）

案 4

津海道尹袁霖普君之夫人，年三十六岁，得温病兼下痢证。

病因：仲秋乘火车赴保定归母家省视，往来辛苦，路间又兼受风，遂得温病兼患下痢。

证候：周身壮热，心中热而且渴，下痢赤多白少，后重腹疼，一昼夜十余次，舌苔白厚，中心微黄，其脉左部弦硬，右部洪实，一息五至。

诊断：此风温之热已入阳明之腑，是以右脉洪实，其炽盛之肝火下迫肠中作痢，是以左脉弦硬。夫阳明脉实而渴者，宜用白虎加入参汤，因其肝热甚盛，证兼下痢，又宜以生山药代粳米以固下焦气化，更辅以凉肝调气之品，则温与痢庶可并愈。

处方：生石膏三两（捣细），野党参四钱，生怀山药一两，生杭芍一两，知母六钱，白头翁五钱，生麦芽四钱，甘草四钱；将药煎汤三盅，分三次温饮下。

复诊：将药分三次服完，温热已退强半，痢疾已愈十之七八，腹已不疼，脉象亦较前和平，遂即原方略为加减，俾再服之。

处方：生石膏二两（捣细），野台参三钱，生怀山药八钱，生杭芍六钱，知母五钱，白头翁五钱，秦皮三钱，甘草三钱；共煎汤两盅，分两次温服下。

效果：将药煎服两剂，诸病皆愈，惟脉象似仍有余热，胃中似不开通，懒于饮食。俾用鲜梨、鲜藕、莱菔三者等分，切片煮汁，送服益元散三钱许，日服两次，至三次则喜进饮食，脉亦和平如常矣。（《医学衷中参西录·温病门》）

案 5

邻村龙潭张媪，年过七旬，孟夏病温，五六日间，身热燥渴，精神昏愦，舌似无苔，而舌皮数处作黑色，干而且缩，脉细数无力。当此高年，审证论脉，似在不治。踌躇再四，为疏两方，一方即白虎加人参以山药代粳米汤；一方用熟地黄二两，生山药、枸杞各一两，真阿胶五钱，煎汤后，调入生鸡子黄四枚。二方各煎汤一大碗，徐徐轮流温服，尽剂而愈。（《医学衷中参西录·地黄解》）

● 白虎加人参以山药代粳米汤：生石膏三两，知母一两，人参六钱，生山药六钱，甘草三钱。主治寒温实热已入阳明之府，燥渴嗜饮凉水，脉象细数。

案 6

卢姓，盐山人，在天津包修房屋。

原因：孟秋天气犹热，开窗夜寝受风，初似觉凉，翌日即大热成温病。

病候：初次延医服药，竟投以麻、桂、干姜、细辛大热之剂。服后心如火焚，知误服药，以箸探喉，不能吐。热极在床上乱滚，证甚危急。急来迎愚，及至言才饮凉水若干，病热稍愈。然犹呻吟连声，不能安卧。诊其脉近七至，洪大无伦，右部尤甚。舌苔黄厚，大便三日未行。

诊断：此乃阳明胃府之热已实，又误服大热之剂，何异火上添油，若不急用药解救，有危在目前之虞。幸所携药囊中有自制离中丹用生石膏一两、朱砂二分制成，先与以五钱，俾用温开水送下，过半点钟，心中之热少解，可以安卧。俾再用五钱送服，须臾呻吟亦止。再诊其脉，较前和平。此时可容取药，宜再治以汤剂以期全愈。

处方：生石膏三两，知母一两，生山药六钱，玄参一两，甘草三钱；煎汤三盅，分三次温饮下。

效果：当日将药服完，翌日则脉静身凉，大便亦通下矣。（《医学衷中参西录·临证随笔》）

案7

舒啸岑，天津二区华新公司办公处经理，年四十五岁，于仲夏得温病兼痧疹。

病因：舒君原精医术，当温疹流行之时，屡次出门为人诊病，受其传染因得斯病。

证候：其前数日皆系自治，屡次服表疹清热之药，疹已遍身出齐而热仍不退，因求愚为诊治。其表里俱觉发热，且又烦躁异常，无片时宁静，而其脉则微弱不起，舌苔薄而微黄，大便日行一次，不干不溏，小便赤涩短少。

诊断：此证当先有伏气化热，因受外感之传染而激发。缘三焦脂膜窜入少阴遏抑肾气，不能上与心火相济，是以舌苔已黄，小便短赤，阳明腑热已实，而其脉仍然无力也。其烦躁异常者，亦因水火之气不相交也。此虽温病，实与少阴伤寒之热者无异，故其脉亦与少阴伤寒之脉同。当治以白虎加人参汤，将原方少为变通，而再加托表疹毒之品辅之。

处方：生石膏二两（捣细），大潞参四钱，天花粉八钱，生怀山药八钱，鲜茅根四钱，甘草二钱；共煎汤两盅，分两次温服下。此方即白虎加人参汤以花粉代知母，生山药代粳米，而又加鲜茅根也。花粉与知母皆能清热，而花粉于清热之外又善解毒，山药与粳米皆能和胃，而山药于和胃之外又能滋肾。方中之义，用白虎汤以治外感实热，如此变通则兼能清其虚热、解其疹毒，且又助以人参更可治证实脉虚之热，引以鲜茅根并可治温病下陷之热也。

复诊：将药煎服一剂，热退强半，烦躁亦大轻减，可安睡片时。至翌日过午，发热烦躁又如旧，脉象仍然无力，因将生石膏改用三两，潞参改用五钱，俾煎汤三盅，分三次温饮下。每饮一次，调入生鸡子黄一枚。服后其病亦见愈，旋又反复，且其大便一日两次，知此寒凉之药不可再服。乃此时愚恍然会悟，得治此证之的方矣。

处方：鲜白茅根六两（切碎），添凉水五盅，在炉上煎一沸，即将药罐离开炉眼，约隔三寸许，迟十分钟再煎一沸，又离开炉眼，再迟十分钟，视其茅根皆沉水底其汤即成。若茅根不沉水底，可再煎一沸，约可取清汤三盅，乘热顿饮之，以得微汗方佳。

效果：此方如法服两剂，其病脱然愈矣。（《医学衷中参西录·温病门》）

案 8

天津城西梁家嘴，陈姓童子，年十五岁，在学校肄业，于仲秋得温病，兼衄血便血。

病因：初因周身发热出有斑点，有似麻疹。医用凉药清之，斑点即回，连服凉药数剂，周身热已退，而心中时觉烦躁。逾旬日因薄受外感，其热陡然反复。

证候：表里壮热，衄血两次，小便时或带血。呕吐不受饮食，服药亦多吐出。心中自觉为热所灼，怔忡莫支。其脉摇摇而动，数逾五至，左右皆有力，而重按不实。舌苔白而欲黄，大便三日未行。

处方：本拟投以白虎加人参汤，恐其服后作呕。遂用生石膏三两（细末）、生怀山药二两，共煎汤一大碗，俾徐徐温饮下。为防其呕吐，一次只饮一大口，限定四小时将药服完。

方解：凡呕吐之证，饮汤则吐，服粥恒可不吐。生山药二两煎取浓汁与粥无异，且无药味，服后其黏滞之力自能留恋于胃中。且其温补之性，又能固摄下焦以止便血，培养心气以治怔忡也。而以治此温而兼虚之证，与石膏相伍为方，以石膏清其温，以山药补其虚，虽非白虎加人参汤，而亦不啻白虎加人参汤矣。

效果：翌日复诊，热退十之七八，心中亦不怔忡，少进饮食亦不呕吐，衄血便血皆愈。脉象力减，至数仍数。又俾用玄参二两，潞参、连翘各五钱，仍煎汤一大碗，徐徐温饮下，尽剂而愈，大便亦即通下。盖其大热已退而脉仍数者，以其有阴虚之热也。玄参、潞参并用，原善退阴虚作热，而犹恐其伏有疹

毒，故又加连翘以托之外出也。(《医学衷中参西录·温病门》)

案9

天津一区教堂后，张姓媪，年过五旬，先得温病腹疼，即又下痢。

病因：因其夫与子相继病故，屡次伤心，蕴有内热，又当端阳节后，天气干热非常，遂得斯证。

证候：腹中搅疼，号呼辗转不能安卧，周身温热，心中亦甚觉热，为其卧不安枕，手足扰动，脉难细诊，其大致总近热象，其舌色紫而干，舌根微有黄苔，大便两日未行。

诊断：此乃因日日伤心，身体虚损，始则因痛悼而脏腑生热，继则因热久耗阴而更生虚热，继又因时令之燥热内侵与内蕴之热相并，激动肝火下迫腹中，是以作疼，火热炽盛，是以表里俱觉发热。此宜清其温热，平其肝火，理其腹疼，更宜防其腹疼成痢也。

处方：先用生杭芍一两、甘草三钱，煎汤一大盅，分两次温服。每次送服卫生防疫宝丹（方载三期霍乱门）四十粒，约点半钟服完两次，腹已不疼。又俾用连翘一两、甘草三钱，煎汤一大盅，分作三次温服。每次送服拙拟离中丹三钱（方即益元散以生石膏代滑石），嘱约两点钟温服一次。

复诊：翌日晚三点钟，复为诊视，闭目昏昏，呼之不应。其家人言，前日将药服完，里外之热皆觉轻减，午前精神颇清爽，午后又渐发潮热，病势一时重于一时。前半点钟呼之犹知答应，兹则大声呼之亦不应矣。又自黎明时下脓血，至午后已十余次，今则将近两点钟未见下矣。诊其脉左右皆似大而有力，重按不实，数近六至，知其身体本虚，又因屡次下痢，更兼外感实热之灼耗，是以精神昏愦，分毫不能支持也。拟放胆投以大剂白虎加人参汤，复即原方略为加减，俾与病机适宜。

处方：生石膏三两（捣细），野台参五钱，生杭芍一两，生怀地黄一两，甘草三钱，生怀山药八钱；共煎汤三盅，分三次徐徐温服下。此方系以生地黄代原方中知母，生山药代原方中粳米，而又加芍药。以芍药与方中甘草并用，即《伤寒论》中芍药甘草汤，为仲圣复真阴之妙方。而用于此方之中，又善治后重腹疼，为治下痢之要药也。

复诊：将药三次服完后，时过夜半，其人豁然省悟，其家人言自诊脉疏方后，又下脓血数次，至将药服完，即不复下脓血矣。再诊其脉，大见和平，问其心中，仍微觉热，且觉心中怔忡不安。拟再治以凉润育阴之剂，以清余热，而更加保合气化之品，以治其心中怔忡。

处方：玄参一两，生杭芍六钱，净萸肉六钱，生龙骨六钱（捣碎），生牡蛎六钱（捣碎），沙参四钱，酸枣仁四钱（炒捣），甘草二钱；共煎汤两盅，分两次温服。每服一次，调入生鸡子黄一枚。

效果：将药连服三剂，余热全消，心中亦不复怔忡矣。遂停服汤药，俾用生怀山药（细末）一两弱，煮作茶汤，少兑以鲜梨自然汁，当点心服之，以善其后。（《医学衷中参西录·温病门》）

● 卫生防疫宝丹：甘草十两，细辛一两半，白芷一两，薄荷冰四钱，冰片二钱，朱砂三两。共研细，先将前五味和匀，水丸如桐子大晾干，再用朱砂为衣，勿令余剩。装以布袋，杂以琉珠，来往撞荡，务令光滑坚实。如此日久，可不走气味。治霍乱证，宜服八十丸，开水送服。服后均宜温覆取微汗。主治霍乱吐泻转筋，下痢腹痛，及一切痧症。平素口含化服，能防一切疫疠传染。

案 10

王竹荪，年四十九岁。

病名：温病兼泄泻。

病因：丙寅仲春，避乱来津。其人素吸鸦片，立志蠲除，因致身弱。于仲夏晚间，乘凉稍过，遂得温病，且兼泄泻。病候表里俱壮热。舌苔边黄、中黑，甚干。精神昏愦，时作谵语。小便短涩，大便一日夜四五次，带有黏滞，其臭异常，且含有灼热之气，其脉左右皆洪长。重诊欠实，至数略数，两呼吸间可九至。

诊断：此纯系温病之热，阳明与少阳合病也。为其病在阳明，故脉象洪长；为其兼入少阳，故小便短少，致水归大便而滑泻；为其身形素弱，故脉中虽挟有外感之实热，而仍重按不实也。疗法当泻热兼补其正，又大剂徐徐服之，方与滑泻无碍也。

处方：生石膏（细末）三两，生山药一两，大生地两半，生杭芍八钱，甘草三钱，野台参五钱；煎汤三大盅，徐徐温饮下。一次只饮一大口，时为早六点钟，限至晚八点时服完。此方即白虎加人参汤，以生山药代粳米，以生地代知母，而又加白芍也。以白虎汤清阳明之热，为其脉不实故加人参；为其滑泻故以生山药代粳米，生地代知母；为其少阳之府有热，致小便不利而滑泻，所以又加白芍以清少阳之热，即以利小便也。

效果：所备之药，如法服完。翌晨精神顿爽，大热已退，滑泻亦见愈，脉象已近平和。

因泻仍不止，又为疏方用生山药一两、滑石一两、生杭芍五钱、玄参五

175

钱、甘草三钱，此即拙拟之滋阴清燥汤（见于一两医案·温病·滑石·案1）加玄参也。一剂泻止，脉静身凉，脱然全愈。（《医学衷中参西录·临证随笔》）

案11

一妇人，年三十余，得温证。始则呕吐，五六日间，心下满闷，热而且渴。脉洪滑有力，舌苔黄厚。闻其未病之先，曾有郁怒未伸，因得斯证，俗名夹恼伤寒。然时当春杪，一得即不恶寒，乃温病，非伤寒也。为疏此方（指镇逆白虎汤），有一医者在座，疑而问曰：此证因胃气上逆作胀满，始将白虎汤方另为更定，何以方中不用开通气分之药，若承气汤之用厚朴、枳实，而惟用半夏、竹茹乎？

答曰：白虎汤用意，与承气迥异。盖承气汤乃导邪下行之药，白虎汤乃托邪外出之药。故服白虎汤后，多有得汗而解者；间有服后未即得汗，而大热既消，其饮食之时，恒得微汗，余热亦由此尽解。若因气逆胀满，恣用破气之药，伤其气分，不能托邪外出，将邪陷愈深，胀满转不能消，或更增剧。试观《伤寒论》多有因误下伤其气分成结胸、成心下痞鞕证，不可不知也。再试观诸泻心，不轻用破气之品，却有半夏泻心汤。又，仲景治"伤寒解后，气逆欲呕"有竹叶石膏汤，半夏与石膏并用；治"妇人乳中虚、烦乱呕逆"有竹皮大丸，竹茹与石膏并用。是半夏、竹茹善降逆气可知也。今师二方之意，用之以易白虎汤中之甘草、粳米，降逆气而不伤正气，服后仍可托邪外出，由汗而解，而胀满之证，亦即消解无余。此方愚用之屡矣，未有不随手奏效者。医者闻言省悟，听愚用药，服后，病人自觉胀满之处，如以手推排下行，病亦遂愈。（《医学衷中参西录·治伤寒温病同用方·镇逆白虎汤》）

●镇逆白虎汤：生石膏三两，知母一两半，清半夏八钱，竹茹六钱。主治伤寒、温病邪传胃腑，燥渴身热，白虎证俱，其人胃气上逆，心下满闷者。《伤寒论》白虎汤，治阳明腑热之圣药也。盖外邪炽盛，势若燎原，胃中津液，立就枯涸，故用石膏之辛寒以祛外感之邪，知母之凉润以滋内耗之阴。特是石膏质重，知母味苦，苦降与重坠相并，下行之力速，胃腑之热或难尽消。且恐其直趋下焦而为泄泻也，故又藉粳米之浓汁、甘草之甘味，缓其下趋之势。以待胃中微丝血管徐徐吸去，由肺升出为气，由皮肤渗出为汗，余入膀胱为溺，而内蕴之热邪随之俱清，此仲景制方之妙也。然病有兼证，即用药难拘成方。犹是白虎汤证也，因其人胃气上逆，心下胀满，粳米、甘草不可复用，而以半夏、竹茹代之，取二药之降逆，以参赞石膏、知母成功也。

案 12

一媪，年过七旬，于孟夏得温证，五六日间，身热燥渴，精神昏愦，舌似无苔，而舌皮数处作黑色，干而且缩。脉细数，按之无力。当此高年，审证论脉，似在不治。而愚生平临证，明明见不可治之证，亦必苦心研究而设法治之，此诚热肠所迫，不能自已，然亦往往多有能救者。踌躇再四，为疏两方。一方即白虎加人参以山药代粳米汤（见于三两医案·温病·石膏·案5），一方用熟地黄二两，生山药、枸杞各一两，真阿胶（不炒）五钱，煎汤后，调入生鸡子黄四枚。二方各煎汁一大碗，徐徐轮流温服，阅十点钟，尽剂而愈。自言从前服药，皆不知觉，此时则犹如梦醒。视其舌上犹干黑，然不缩矣。其脉至数仍数，似有余热。又用玄参二两、潞参一两，煎汤一大碗，徐徐温服，一日一剂，两日大便得通。再视其舌，津液满布，黑皮有脱去者矣（张氏强调，白虎汤加人参，又以山药代粳米，既能补助气分托邪外出，更能生津止渴，滋阴退热，洵为完善之方。间有真阴太虚，又必重用滋阴之药以辅翼之，始能成功者）（《医学衷中参西录·治伤寒温病同用方·白虎加人参以山药代粳米汤》）

案 13

一媪，年近七旬，素患漫肿，愚为调治，余肿虽就愈而身体未复。忽于季春得温病，上焦烦热，病家自剖鲜地骨皮煮汁饮之，稍愈，又饮数次遂滑泻，数日不止，而烦热益甚。延为诊视，脉浮滑而数，重按无力。病家因病者年高，又素有疾病，惴惴惟恐不愈，而愚毅然许为治愈。遂治以山药、滑石、白芍、甘草方，山药、滑石皆重用一两，为其表证犹在，加连翘、蝉蜕各三钱（即滋阴宣解汤，主治温病，太阳未解，渐入阳明），一剂泻止，烦热亦觉轻。

继用拙拟白虎加人参以山药代粳米汤（见于三两医案·温病·石膏·案5），煎汁一碗，一次止温饮一大口，防其再滑泻也，尽剂而愈。（《医学衷中参西录·山药解》）

● 滋阴宣解汤：滑石一两，甘草三钱，连翘三钱，蝉蜕三钱，生白芍四钱，生山药一两。主治温病，太阳未解，渐入阳明，其人胃阴素亏，阳明府证未实，已燥渴多饮，饮水过多，不能运化，遂成滑泻，而燥渴益甚。或喘，或自汗，或小便秘。

案 14

一媪，年六十余。得温病三四日，胸膈烦满，甚觉短气，其脉滑而有力。

投以小青龙汤，加生石膏一两，胸次豁然，仍觉表里发热。继投以大剂白虎加人参汤，方中生石膏用三两，煎汤一大碗，分三次温饮下，尽剂而愈。（《医学衷中参西录·治伤寒方》）

案15

一室女得温病，七八日间衄血甚多，衄后身益热，且怔忡，脉甚虚数。投以大剂白虎加人参汤，生石膏重用三两，煎汤一大碗，分三次温饮下，热遂退。隔半日复衄血，病家惧甚，诊其脉甚平和，曰无须用药即愈矣，果须臾而愈。此证若于初次衄后，不急用白虎加人参汤，清热兼补其虚，其身热脉数，心复怔忡之状况，犹堪再衄乎！（《医学衷中参西录·治伤寒方·小青龙汤解》）

案16

一叟年近六旬。素羸弱劳嗽，得伤寒证三日，昏愦不知人。诊其脉甚虚数，而肌肤烙手，确有实热。知其脉虚证实，邪火横恣，元气又不能支持，故传经犹未深入，而即昏愦若斯也。踌躇再四，乃放胆投以此汤（白虎加人参以山药代粳米汤，见于三两医案·温病·石膏·案5）。将药煎成，乘热徐徐灌之，一次只灌下两茶匙。阅三点钟，灌药两盅，豁然顿醒。再尽其余，而病愈矣。（《医学衷中参西录·治伤寒温病同用方》）

案17

一童子，年十七。于孟夏得温证，八九日间，呼吸迫促，频频咳吐，痰血相杂。其咳吐之时，疼连胸胁，上焦微嫌发闷。诊其脉，确有实热，而数至七至，摇摇无根。盖其资禀素弱，又兼读书劳心，其受外感又甚剧，故脉象若是之危险也。为其胸胁疼闷兼吐血，遂减方（白虎加人参以山药代粳米汤，见于三两医案·温病·石膏·案5）中人参之半，加竹茹、三七（捣细，冲服）各二钱。用三七者，不但治吐血，实又兼治胸胁之疼也。一剂血即不吐，诸病亦见愈。又服一剂全愈。（《医学衷中参西录·治伤寒温病同用方》）

案18

一童子年十六，于季冬得伤寒证。因医者用发表药太过，周身时时出汗，仍表里大热，心中怔忡，精神恍惚。脉象洪数，按之无力。遂用此汤（白虎加人参以山药代粳米汤，见于三两医案·温病·石膏·案5）加龙骨、牡蛎（皆不煅）各一两。煎汁一大碗，分数次温饮下，尽剂而愈。（《医学衷中参西录·治伤寒温病同用方》）

案 19

邑北六间房王姓童子，年十七，于孟夏得温病。八九日间呼吸迫促，频频咳吐，痰血相杂。其咳吐之时疼连胸胁，上焦微嫌发闷。诊其脉确有实热，而数至七至，摇摇无根。盖其资禀素弱，又兼读书劳心，其受外感又甚剧，故脉象若是之危险也。为其胸胁疼闷，兼吐血，拟用白虎加人参汤，以生山药代粳米，而人参不敢多用。方中之生石膏仍用三两，人参用三钱，又加竹茹、三七（捣细，冲服）各二钱，煎汤一大碗，徐徐温饮下，一剂血即止，诸病亦见愈。又服一剂全愈（张锡纯指出，凡用白虎汤者，脉数至七至或六至余者，皆宜加人参；另，患者或年过五旬，或壮年在劳心劳力之余，或其人素有内伤，或禀赋羸弱，即不在汗吐下后与渴者，用白虎汤时，也宜加人参。三七，不但治吐血，又可兼治胸胁之疼）（《医学衷中参西录·石膏解》）

案 20

愚在德州时，一军士年二十余，得瘟疫，三四日间，头面悉肿，其肿处皮肤内含黄水，破后且溃烂，身上间有斑点。闻人言此证名大头瘟，其溃烂之状，又似瓜瓤温，最不易治。惧甚，求为诊视。其脉洪滑而长，舌苔白而微黄，问其心中，惟觉烦热，嗜食凉物。遂晓之曰："此证不难治，头面之肿烂，周身之斑点，无非热毒入胃，而随胃气外现之象，能放胆服生石膏可保全愈。"遂投以拙拟青盂汤（见于二两医案·温病·石膏·案9），方中石膏改用三两，知母改用八钱，煎汁一大碗，分数次温饮下，一剂病愈强半，翌日于方中减去荷叶、蝉蜕，又服一剂全愈（《医学衷中参西录·治瘟疫瘟疹方》也录有本案）。（《医学衷中参西录·石膏解》）

案 21

赵印龙，邑北境许孝子庄人，年近三旬，业农，于孟秋得风温病。

病因：孟秋下旬，农人忙甚，因劳力出汗过多，复在树阴乘凉过度，遂得风温病。

证候：胃热气逆，服药多呕吐。因此屡次延医服药，旬余无效。及愚诊视，见其周身壮热，心中亦甚觉热，五六日间饮食分毫不进，大便数日未行。问何不少进饮食？自言有时亦思饮食，然一切食物闻之皆臭恶异常，强食之即呕吐，所以不能食也。诊其脉弦长有力，右部微有洪象，一息五至。

诊断：即此证脉相参，知其阳明腑热已实，又挟冲气上冲，所以不能进食，服药亦多呕也。欲治此证当以清胃之药为主，而以降冲之药辅之。则冲气不上冲，胃气亦必随之下降，而呕吐能止，即可以受药进食矣。

处方：生石膏三两（捣细），生赭石一两（轧细），知母八钱，潞党参四钱，粳米三钱，甘草二钱；共煎汤一大碗，分三次温服下。

方解：此方乃白虎加人参汤又加赭石，为其胃腑热实故用白虎汤，为其呕吐已久故加人参，为其冲胃上逆故又加赭石也。

效果：将药三次服完，呕吐即止，次日减去赭石，又服一剂，大便通下，热退强半。至第三日减去石膏一两，加玄参六钱，服一剂，脉静身凉，而仍分毫不能饮食，憎其臭味如前。愚晓其家人曰：此病已愈，无须用药，所以仍不饮食者，其胃气不开也。胃之食物莫如莱菔，可用鲜莱菔切丝香油炒半熟，而以葱酱作汤勿过熟，少调以绿豆粉俾服之。至汤作熟时，病患仍不肯服，迫令尝少许，始知香美，须臾服尽两碗，从此饮食复常。病患谓其家人曰：吾从前服药十余剂，病未见愈，今因服莱菔汤而霍然全愈，若早知莱菔汤能如此治病，则吾之病不早愈乎？其家人不觉失笑。（《医学衷中参西录·温病门》）

案 22

郑伯恕，奉天裕盛铭印书局经理，年五十二岁，于季春得温病，兼冲气自下上冲。

病因：其人素有痰饮，偶有拂意之事，肝火内动，其冲气即挟痰饮上涌，连连呕吐痰水。季春之时，因受感冒成温病。温热内传，触动冲气又复上冲。

证候：表里俱壮热，嗜饮凉水，痰涎上泛，屡屡咳吐，呃逆哕气，连连不除，两胁作胀。舌苔白厚，而中心微黄。大便三日未行。其脉左部弦硬而长，右部洪滑而长，皆重按有力。此温病之热，已入阳明之府，又兼肝火挟冲气上冲也。是以其左脉弦硬为肝火炽盛，其弦硬而长即为冲脉上冲之现象也；其右脉洪滑，为温热已入阳明胃腑，其洪滑而长，亦冲气上冲之现象也。因冲脉虽居于上，而与阳明厥阴皆有连带之关系也。欲治此证，当重用白虎汤以清阳明之热，而以泻肝降冲理痰之品辅之。

处方：生石膏三两（捣细），生赭石一两（轧细），生龙骨八钱（捣碎），生牡蛎八钱（捣碎），白知母八钱，生杭芍六钱，清半夏三钱，厚朴钱半，甘草二钱，粳米四钱；共煎汤三盅，分三次温饮下。

效果：将药分三次服完，热退气平，痰涎亦减十之七八，脉象亦近平和。其大便犹未通下，遂即原方将石膏、龙骨、牡蛎各减半，再煎服一剂，大便通下，病全愈。

方书用石膏未有与赭石并用者，即愚生平用石膏亦未尝与赭石并用，恐其寒凉之性与赭石之重坠者并用，而直趋下焦也。然遇有当用之病则病当之，非人当之。有如此证，不重用石膏则阳明之大热不除，不重用赭石则上逆之冲气莫制，此所以并用之而无妨碍也。设若此证，但阳明热实而无冲气上逆，服此药后其大便当即通下，或更至于滑泻。而阳明胃腑之热转难尽消，为其兼有冲气上逆，故必俟服之第二剂大便始能通下，此正所谓病当之，非人当之之明征也。

龙骨、牡蛎之性，皆善镇肝敛冲，以之治痰原非所长，而陈修园谓龙骨、牡蛎同用，能引逆上之火、泛滥之水下归其宅，为治痰之神品。其所谓痰皆逆上之火、泛滥之水所成，即此证之冲气上冲、痰饮上泛者是也。是以方中龙骨、牡蛎各重用八钱，辅翼赭石以成降逆消痰之功，而非可泛以之治痰也。至于二药必生用者，非但取其生则性凉能清热也，《伤寒论》太阳篇用龙骨、牡蛎者三方，皆表证未罢，后世解者谓龙骨、牡蛎敛正气而不敛邪气，是以仲师于表证未罢者亦用之。然三方中之龙骨、牡蛎下皆未注有煅字，其生用可知，虽其性敛正气不敛邪气，若煅之则其性过涩，亦必于外感有碍也。且煅之则其气轻浮，不能沉重下达以镇肝敛冲，更可知矣。（《医学衷中参西录·温病门》）

案 23

族弟印春，年三十八岁，业商，于孟夏来津，于旅次得温病。

病因：时天气炎热，途中自挽辘车，辛苦过力，出汗受风，至津遂成温病。

证候：表里俱觉甚热，合目恒谵语，所言多劳力之事。舌苔白厚，大便三日未行，脉象左部弦硬，右部洪实而浮，数逾五至。

诊断：此证因长途炎热劳碌，脏腑间先有积热，又为外感所袭，则其热陡发。其左脉弦硬者，劳力过度，肝肾之阴分有伤。右部洪实者，阳明之腑热已实也。其洪实兼浮者，证犹连表也。拟治以白虎加人参汤以玄参代知母，生山药代粳米，更辅以透表之药以引热外出。

处方：生石膏三两（捣细），大潞参四钱，玄参一两，生怀山药六钱，甘草三钱，西药阿斯必林一瓦；将前五味共煎汤两大盅，先温服一盅，迟半点钟将阿斯必林用开水送下，俟汗出后再将所余一盅分两次温服下。

效果：将药服一盅后，即不作谵语，须臾将阿斯必林服下，遍体得汗，继又将所余之汤药徐徐服下，其病霍然全愈。（《医学衷中参西录·温病门》）

案 24

族侄秀川，年五十三岁，在天津业商，于仲春下旬得温病兼吐泻，腿筋抽缩作疼。

病因：素为腿筋抽疼病，犯时即卧床不能起，一日在铺中，旧病陡发，急乘洋车回寓，因腿疼出汗在路受风，遂成温病，继又吐泻交作。

证候：表里俱壮热，呕吐连连不止，饮水少许亦吐出，一日夜泻十余次。得病已三日，小便滴沥全无，腿疼剧时恒作号呼，其脉左部浮弦似有力，按之不实。右部则弦长有力，重按甚硬，一息逾五至。

诊断：此证因阴分素亏，血不荣筋，是以腿筋抽疼。今又加以外感之壮热，传入阳明以灼耗其阴分，是以其脉象不为洪滑有力而为弦硬有力，此乃火盛阴亏之现象也。其作呕吐者，因其右脉弦硬且长，当有冲气上冲，因致胃气不下行而上逆也。其小便不利，大便滑泻者，因阴虚肾亏不能溉水，水归大肠，是以下焦之气化不能固摄。当用拙拟滋阴宣解汤（见于三两医案·温病·石膏·案13），以清热、滋阴、调理二便，再加止呕吐及舒筋定疼之品辅之。

处方：生怀山药一两，滑石一两，生杭芍一两，清半夏四钱（温水淘三次），碎竹茹三钱，净青黛二钱，连翘钱半，蝉蜕钱半，甘草三钱，全蜈蚣（大者）一条（为末）；药共十味，将前九味煎汤一大盅，送服蜈蚣细末，防其呕吐，俾分三次温服，蜈蚣末亦分三次送服，服后口含生姜片以防恶心。

方解：方中用蝉蜕者，不但因其能托邪外出，因蝉之为物饮而不食，有小便无大便，是以其蜕亦有利小便、固大便之力也。用蜈蚣者，因其原善理脑髓神经，腿筋之抽疼，固由于肝血虚损不能荣筋，而与神经之分支在腿者，实有关系，有蜈蚣以理之，则神经不至于妄行也。

复诊：将药服后，呕吐未止，幸三次所服之药皆未吐出，小便通下两次，大便之泻全止，腿疼已愈强半，表里仍壮热，脉象仍弦长有力。为其滑泻已愈，拟放胆用重剂以清阳明之热，阳明胃之热清，则呕吐当自止矣。

处方：生石膏三两（捣细），生怀山药两半，生怀地黄一两，生杭芍五钱，滑石五钱，碎竹茹三钱，甘草三钱；共煎汤一大碗，分四次温饮下。

方解：按用白虎汤之定例，凡在汗吐下后当加人参。此方中以生地黄代知母、生山药代粳米，与石膏、甘草同用，斯亦白虎汤也。而不加人参者，以其吐犹未止，加之恐助胃气上升，于斯变通其方，重用生山药至两半，其冲和稠黏之液，既可代粳米和胃，其培脾滋肾之功，又可代人参补益气血也。至于用白虎汤而复用滑石、芍药者，因二药皆善通利小便，防其水饮仍归大肠也。且芍药与甘草同用名甘草芍药汤，仲圣用以复真阴，前方之小便得通，实芍药之功居多（阴虚小便不利者，必重用芍药始能奏效）。翔弦为肝脉，此证之脉象弦硬，肝经必有炽盛之热，而芍药能生肝血、退肝热，为柔肝之要药，即为治脉象弦硬之要药也。

三诊：将药分四次服完，表里之热退强半，腿疼全愈，脉象亦较前缓和，惟呕吐未能全愈，犹恶心懒进饮食，幸其大便犹固。俾先用生赭石（细末）两半，煎汤一盅半，分三次温饮下，饮至第二次后，觉胃脘开通，恶心全无，遂将赭石停饮，进稀米粥一大瓯，遂又为疏方以清余热。

处方：生石膏一两（捣细），生怀山药一两，生怀地黄一两，生杭芍六钱，甘草二钱；共煎汤两盅，分两次温服下。

效果：将药两次服完，表里之热全消，大便通下一次，病遂脱然全愈。惟其脉一息犹五至，知其真阴未尽复也。俾用生怀山药（轧细）过罗，每用七八钱或两许，煮粥调以蔗糖，当点心服之。若服久或觉发闷，可以送服西药百布圣五分，若无西药处，可用生鸡内金（细末）三分代之。（《医学衷中参西录·温病门》）

◆ 山茱萸三两

外孙王竹孙，年五十，身体素羸弱，于仲夏得温病。心中热而烦躁，忽起忽卧，无一息之停。其脉大而且硬，微兼洪象，其舌苔薄而微黑，其黑处若斑点，知其内伤与外感并重也。其大便四日未行，腹中胀满，按之且有硬处。其家人言，腹中满硬系宿病，已逾半载，为有此病，所以身形益羸弱。因思宿病宜从缓治，当以清其温热为急务。为疏方用白虎加人参汤，方中石膏用生者两半，人参用野台参五钱，又以生山药八钱代方中粳米，煎汤两盅，分三次温饮下。一剂外感之热已退强半，烦躁略减，仍然起卧不安，而可睡片时。脉之洪象已无，而大硬如故。其大便尤未通下，腹中胀益甚。遂用生赭石（细末）、生怀山药各一两，野台参六钱，知母、玄参各五钱，生鸡内金钱半。煎汤服后，大便通下。迟两点钟，腹中作响，觉瘀积已开，连下三次，皆系陈积，其证陡变，脉之大与硬，较前几加两倍，周身脉管皆大动，几有破裂之势，其心中之烦躁，精神之骚扰，起卧之频频不安，实有不可言语形容者。其家人环视惧甚。愚毅然许为治愈。

遂急开净萸肉、生龙骨各两半，熟地黄、生山药各一两，野台参、白术各六钱，炙甘草三钱。煎汤一大碗，分两次温饮下，其状况稍安，脉亦见敛。当日按方又进一剂，可以安卧。须臾，其脉渐若瘀积未下时，其腹亦见软，惟心中时或发热。继将原方去白术，加生地黄八钱，日服一剂。三剂后，脉象已近平和，而大便数日未行，且自觉陈积未净，遂将萸肉、龙骨各减五钱，加生赭石六钱、当归三钱，又下瘀积若干。其脉又见大，遂去赭石、当归，连服十余剂全愈。（《医学衷中参西录·论革脉之形状及治法》）

◆ 龙骨三两

见三两医案·温病·山萸肉案。

四、暑　　证

◆ 石膏三两

一童子年十六。暑日力田于烈日之中，午饭后，陡觉发热，无汗，烦渴引饮。诊其脉，洪而长，知其暑而兼温也。投以此汤（指仙露汤，见于三两医案·感冒·石膏·案1），未尽剂而愈。

按：此证初得，而胃府之热已实。彼谓温病入手经，不入足经者，何梦梦也。（《医学衷中参西录·治伤寒温病同用方》）

五、发　　热

◆ 石膏三两

案1

安东尉之凤，年二十余。时觉有热，起自下焦，上冲脑部。其脑部为热冲激，头巅有似肿胀，时作眩晕，心中亦时发热，大便干燥，小便黄涩。经医调治，年余无效。求其处医士李亦泉寄函来问治法，其开来病案如此。且其脉象洪实，饮食照常，身体亦不软弱，知其伏有外感热邪，因其身体不弱，俾日用生石膏（细末）四两，煮水当茶饮之，若觉凉时即停服。后二十余日，其人忽来奉，言遵示服石膏六七斤，上冲之热见轻，而大便微溏，因停药不服。诊其脉仍然有力，问其心中仍然发热，大便自停药后即不溏矣，为开白虎加人参汤，方中生石膏重用三两，以生怀山药代粳米，连服六七剂，上冲之热大减，因出院还家。嘱其至家，按原方服五六剂，病当除根矣。（《医学衷中参西录·石膏解》）

案2

一少妇素日多病，于孟春中旬得伤寒，四五日表里俱壮热，其舌苔白而中心微黄，毫无津液，脉搏近六至，重按有力，或十余动之后，或二十余动之后，恒现有雀啄之象，有如雀之啄粟，恒连二三啄也。其呼吸外出之时，恒似有所龃龉而不能畅舒。细问病因，知其平日司家中出入账目，其姑察账甚严，未病之先，因账有差误，曾被责斥，由此知其气息不顺及脉象之雀啄，其原因皆由此也。问其大便自病后未行，遂仍治以前案钱姓方［白虎加人参汤加减：生石膏（细末）四两，知母八钱，生山药六钱，野台参四钱，甘草三钱，生莱菔子四钱］将生石膏减去一两，为其津液亏损，为加天花粉八钱，亦煎汤三盅，分三次温服下，脉象已近和平，至数调匀如常，呼吸亦顺，惟大便犹未通下，改用滋阴润燥清火之品，服两剂大便通下全愈。（《医学衷中参西录·太阳病炙甘草汤证》）

六、喘　证

◆ 山茱萸三两

见一两医案·喘证·石膏·案3。

◆ 石膏三两

案1

一人年二十，资禀素弱。偶觉气分不舒，医者用三棱、延胡等药破之。自觉短气，遂停药不敢服。隔两日，忽发喘逆，筋惕肉动，精神恍惚。脉数至六至，浮分摇摇，按之若无。肌肤甚热，上半身时出热汗，自言心为热迫，甚觉怔忡。其舌上微有白苔，中心似黄。统观此病情状，虽陡发于一日，其受外感已非一日。盖其气分不舒时，即受外感之时，特其初不自觉耳。为其怔忡太甚，不暇取药，急用生鸡子黄四枚，温开水调和，再将其碗置开水盆中，候温服之，喘遂止，怔忡亦见愈。继投以此汤（白虎加人参以山药代粳米汤，见于三两医案·温病·石膏·案5），煎汁一大碗，仍调入生鸡子黄三枚，徐徐温饮下。自晚十点钟至早七点钟，尽剂而病若失。因其从前服药伤气，俾用玄参一两、潞参五钱，连服数剂以善其后。（《医学衷中参西录·治伤寒温病同用方》）

案2

邑城西傅家庄傅寿朋，年二十。身体素弱，偶觉气分不舒。医者用三棱、延胡等药破之，自觉短气，遂停药不敢服。隔两日忽发喘逆，筋惕肉动，精神恍惚。脉数至六至，浮分摇摇，按之若无。肌肤甚热，上半身时出热汗。自言心为热迫，甚觉怔忡。其舌上微有白苔，中心似黄。统观此病情状，虽陡发于一日，其受外感已非一日，盖其气分不舒时，即受外感之时，特其初不自觉耳。为其怔忡太甚，不暇取药，急用生鸡子黄四枚，温开水调和，再将其碗置开水盆中，候温服之，喘遂止，怔忡亦见愈。

继投以大剂白虎加人参汤，方中生石膏用三两，人参用六钱，更以生怀山药代方中粳米，煎汤一大碗，仍调入生鸡子黄三枚，徐徐温饮下，尽剂而愈。（《医学衷中参西录·石膏解》）

七、心　　悸

◆ 山药三两

见十二两医案·心悸·地黄案。

八、胃　脘　痛

◆ 代赭石三两

乙卯之岁，客居广平，忽有车载病患，造寓求诊者。其人年过五旬，呻吟不止，言自觉食物结于下脘，甚是痛楚，数次延医调治，一剂中大黄用至两半不下。且凡所服之药，觉行至所结之处，即上逆吐出，饮食亦然。此时上焦甚觉烦躁，大便不通者已旬日矣。诊其脉，虽微弱，至数不数，重按有根。知犹可任攻下，因谓之曰：此病易治，特所服药中，有猛悍之品，服药时，必吾亲自监视方妥。然亦无须久淹，能住此四点钟，结处即通下矣。遂用此汤（指赭遂攻结汤）去干姜，方中赭石改用三两，朴硝改用八钱。服后须臾，腹中作响，迟两点半钟，大便通下而愈。

后月余，又患结证如前，仍用前方而愈。（《医学衷中参西录·治燥结方》）

●赭遂攻结汤：生赭石二两，朴硝五钱，干姜二钱，甘遂一钱半（药汁冲服）；热多去干姜，寒多干姜酌加数钱，呕多可先用赭石一两、干姜半钱煎服以止其呕吐。主治宿食结于肠间，不能下行，大便多日不通。

九、头　　痛

◆ 石膏三两

一叟年七十有一，因感冒风寒，头疼异常，彻夜不寝。其脉洪大有力，表里俱发热，喜食凉物，大便三日未行，舌有白苔甚厚。知系伤寒之热，已入阳明之府。因头疼甚剧，且舌苔犹白，疑犹可汗解。治以拙拟寒解汤（见于一两医案·感冒·石膏·案1），加薄荷叶一钱。头疼如故，亦未出汗，脉益洪实。恍悟曰：此非外感表证之头疼，乃阳明经府之热相并上逆，而冲头部也。为制此汤（仙露汤，见于三两医案·感冒·石膏·案1），分三次温饮下，头疼愈强半，夜间能安睡，大便亦通。复诊之，脉象余火犹炽，遂用仲景竹叶石膏汤，生石膏仍用三两，煎汁一大碗，分三次温饮下，尽剂而愈。（《医学衷中参西录·治伤寒温病同用方》）

十、霍乱/呕吐泄泻

◆ 石膏三两

王格言，盐山人，年三十八岁，在天津南开开义聚成铁工厂，于季冬得霍乱证。

病因：厂中腊底事务烦杂，劳心过度，暗生内热，又兼因怒激动肝火，怒犹未歇，遽就寝睡，至一点钟时，觉心中扰乱，腹中作疼，移时则吐泻交作，遂成霍乱。

证候：心中发热而渴，恶心怔忡，饮水须臾即吐，腹中时疼时止，疼剧时则下泻，泻时异常觉热，偶有小便热亦如斯，有时两腿筋转，然不甚剧，其脉象无力，却无闭塞之象。

诊断：霍乱之证，恒有脉象无火而其实际转大热者。即或脉闭身冷显露寒凉之象，亦不可遽以凉断。此证脉象不见有热，而心中热而且渴，二便尤甚觉热，其为内蕴实热无疑。至其脉不见有热象者，以心脏因受毒麻痹，而机关之启闭无力也。拟用大剂寒凉清其内热，而辅以解毒消菌之品。

处方：生石膏三两（捣细），生杭芍八钱，清半夏五钱（温水淘三次），生怀山药五钱，嫩竹茹三钱（碎的），甘松二钱，甘草三钱；共煎汤三盅，分三次温服下。每次送服卫生防疫宝丹五十粒。方载后方中。甘松亦名甘松香，即西药中之缬草也。《纲目》谓，马氏《开宝本草》载其主恶气，卒心腹痛满。西人谓其善治转筋，是以为治霍乱要药。且其性善熏劳瘵，诚有解毒除菌之力也。

复诊：将药分两次服完，吐泻、腹疼、转筋诸证皆愈。惟心中犹觉热作渴，二便仍觉发热。诊其脉较前有力，显呈有火之象。盖其心脏至此已不麻痹，启闭之机关灵活，是以脉象变更也。其犹觉热与渴者，因系余火未清，而吐泻之甚者最足伤阴，阴分伤损，最易生热，且善作渴，此不可但治以泻火之凉药也，拟兼投以大滋真阴之品。

处方：生怀山药一两，大甘枸杞一两，北沙参一两，离中丹五钱；药共四味，将前三味煎汤一大盅，送服离中丹一半，迟四点钟，再将药渣煎汤一大盅，送服其余一半。离中丹载虚劳喘嗽门叶案中。

效果：将药分三次服完，热退渴止，病遂全愈。（《医学衷中参西录·霍乱门》）

▦ 第二节　妇　　科 ▦

一、崩　　漏

◆ 石膏三两

一妇人年二十余。小产后数日，恶露已尽，至七八日，忽又下血。延医服药，二十余日不止。诊其脉洪滑有力，心中热而且渴。疑其夹杂外感，询之身不觉热，又疑其血热妄行，遂将方（指安冲汤，见于一两医案·月经量多·白术·案1）中生地改用一两，又加知母一两，服后血不止，而热渴亦如故。因思此证，实兼外感无疑。遂改用白虎加人参汤以山药代粳米，方中石膏重用生者三两，煎汤两盅，分两次温饮下。外感之火遂消，血亦见止。仍与安冲汤，一剂遂全愈。又服数剂，以善其后。（《医学衷中参西录·治女科方》）

二、妊娠温病

◆ 石膏三两

案1

长安县尹何霖皋君夫人，年三十二岁，受妊五月，于孟秋感受温病。

病因：怀妊畏热，夜眠当窗，未上窗幔，自窗纱透风，感冒成温。

证候：初病时调治失宜，温热传里，阳明府实，延医数人皆言病原当用大凉之药，因怀妊实不敢轻用，继延愚为诊视，见其面红气粗，舌苔白浓，中心已黄，大便干燥，小便短赤。诊其脉左右皆洪滑而实，一息五至强。

诊断：据此证状脉象观之，不但阳明胃府之热甚实，即肝胆之热亦甚盛。想其未病之前必曾怒动肝火，若不急清其热，势将迫血妄行，危险即在目前。治以白虎加人参汤，以白虎汤解其热，加参以保其胎，听吾用药可保万全无虞。病家闻此言深相信服,遂为疏方,俾急服之。

处方:生石膏三两(捣细),野党参四钱,生怀地黄一两,生怀山药一两,生杭芍五钱,甘草三钱;共煎汤三盅,分三次温服下。

方解:按此方虽非白虎加人参汤原方,而实以生地黄代知母,以生山药代粳米,而外加芍药也。盖知母、地黄同能滋阴退热,而知母性滑,地黄则饶有补肾之力(八味丸中干地黄即药房之中生地黄),粳米与山药皆有浓汁能和胃,而粳米汁浓而不黏,山药之汁浓而且黏,大有固肾之力。如此通变原方,自于胎妊大有益也。外加芍药者,欲借之以清肝胆之热也。

复诊:将药分三次服完,翌日午前大便通下一次,热已退十之七八,脉象已非洪实,仍然有力,心中仍觉发热,拟再用凉润滋阴之品清之。

处方:玄参一两,生怀地黄一两,天花粉五钱,生杭芍五钱,鲜茅根四钱,甘草二钱;共煎汤两盅,分两次温服下。

效果:将药煎服两剂,病遂霍然全愈。

说明:凡外感有热之证,皆右部之脉盛于左部之脉,至阳明府实之证,尤必显然于右部见之。因胃府之脉原候于右关也。今此证为阳明府实,其右部之脉洪滑而实宜矣。而左部之脉亦现此象,是以知其未病之先肝中先有郁热,继为外感之热所激,则勃然发动而亦现洪滑而实之脉象也。(《医学衷中参西录·妇女科》)

案2

天津一区橘街,张氏妇,年近三旬,怀妊,受温病兼下痢。

病因:受妊已六个月,心中恒觉发热,继因其夫本为显宦,时事变革,骤尔赋闲,遂致激动肝火,其热益甚,又薄为外感所束,遂致温而兼痢。

证候:表里俱壮热无汗,心中热极,思饮冰水,其家人不敢予。舌苔干而黄,频饮水不濡润,腹中常觉疼坠,下痢赤多白少,间杂以鲜血,一昼夜十余次。其脉左部弦长,右部洪滑,皆重诊有力,一息五至。

诊断:其脉左部弦长有力者,肝胆之火炽盛也。惟其肝胆之火炽盛下迫,是以不但下痢赤白,且又兼下鲜血,腹疼下坠。为其右部洪滑有力,知温热已入阳明之府,是以舌苔干黄,心为热迫,思饮冰水。所犹喜者,脉象虽热,不至甚数,且又流利无滞,胎气可保无恙也。宜治以白虎加人参汤以解温病之热,而更重用芍药以代方中知母,则肝热能清而痢亦可愈矣。

处方:生石膏三两(捣细),大潞参五钱,生杭芍一两,粳米五钱,甘草三钱;共煎汤三盅,分三次温饮下。

复诊：将药分三次服完，表里之热已退强半，痢愈十之七八，腹中疼坠亦大轻减，舌苔由黄变白，已有津液，脉象仍然有力而较前则和缓矣。遂即原方为之加减，俾再服之。

处方：生石膏二两（捣细），大潞参三钱，生怀山药八钱，生杭芍六钱，白头翁四钱，秦皮三钱，甘草二钱；共煎汤三盅，分三次温饮下。

方解：按此方即白虎加人参汤与白头翁汤相并为一方也。为方中有芍药、山药，是以白虎加人参汤中可省去知母、粳米；为白虎加人参汤中之石膏可抵黄连、黄柏，是以白头翁汤中止用白头翁、秦皮，合用之则一半治温，一半治痢，安排周匝，步伍整齐，当可奏效。

效果：将药如法服两剂，病遂全愈。（《医学衷中参西录·妇女科》）

◆ 玄参三两

见六两医案·妊娠温病·山药案。

三、产后恶露不绝

◆ 石膏三两

邻村泊北庄李氏妇，产后数日，恶露已尽，至七八日，忽又下血。延医服药，二十余日不止，其脉洪滑有力，心中热而且渴。疑其夹杂外感，询之身不觉热，舌上无苔，色似微白，又疑其血热妄行，投以凉血兼止血之药，血不止而热渴亦如故。因思此证实夹杂外感无疑，遂改用白虎加人参汤，方中生石膏重用三两，更以生山药代粳米，煎汤三盅，分三次温饮下，热渴遂愈，血亦见止，又改用凉血兼止血之药而愈。（《医学衷中参西录·石膏解》）

四、产后温病

◆ 石膏三两

天津一区，李氏妇，年二十七岁，于中秋节后得温病。

病因：产后六日，更衣入厕，受风。

证候：自厕返后，觉周身发冷，更数小时，冷已又复发热，自用生姜、红糖煎汤，乘热饮之，周身得汗稍愈，至汗解而其热如故。迁延两日热益盛，心中烦躁作渴。急延愚为诊视，见其满面火色，且微喘，诊其脉象洪实，右部尤甚，一分钟九十三至。舌苔满布，白而微黄，大便自病后未行。

诊断：此乃产后阴虚生内热，略为外感拘束而即成温病也。其心中烦躁而渴者，因产后肾阴虚损，不能上达舌本，且不能与心火相济也。其微喘者，因肾虚不能纳气也。其舌苔白而微黄者，热已入阳明之府也。其脉洪实兼数者，此阳明府热已实，又有阴虚之象也。宜治以白虎加人参汤更少为变通之，方于产后无碍。

处方：生石膏三两（捣细），野台参四钱，玄参一两，生怀山药八钱，甘草三钱；共煎汤三盅，分三次温饮下。

方解：按此方即白虎加人参汤，以玄参代知母，生山药代粳米也。《伤寒》书中用白虎汤之定例，汗吐下后加人参，以其虚也；渴者加人参，以其津液不上潮也，至产后则虚之尤虚，且又作渴，其宜加人参明矣。至以玄参代知母者，因玄参《神农本草经》原谓其治产乳余疾也。以生山药代粳米者，因山药之甘温既能代粳米和胃，而其所含多量之蛋白质，更能补益产后者之肾虚也。如此变通，其方虽在产后用之，可毫无妨碍，况石膏《本经》原谓其微寒，且明载其主产乳乎。

复诊：服药一剂，热退强半，渴喘皆愈。脉象已近和平，大便犹未通下。宜大滋真阴以退其余热，而复少加补气之药佐之。诚以气旺则血易生，即真阴易复也。

处方：玄参二钱，野党参五钱；共煎汤两盅，分两次温饮下。

效果：将药煎服两剂，大便通下，病遂全愈。（《医学衷中参西录·妇女科》）

五、乳　痈

◆ 天花粉三两

见四两医案·乳痈·黄芪案。

第三节　儿　科

一、伤　寒

◆ 石膏三两

一童子年十三，于孟冬得伤寒证。七八日间，喘息鼻煽动，精神昏愦，时作谵语，所言者皆劳力之事。其脉微细而数，按之无力。欲视其舌，干缩不能外伸，启齿探视，舌皮有瘢点作黑色，似苔非苔，频饮凉水，毫无濡润之意。愚曰：此病必得之劳力之余，胸中大气下陷，故津液不能上潮，气陷不能托火外出，故脉道瘀塞。不然何以脉象若是，恣饮凉水而不滑泻乎？遂治以白虎加人参以山药代粳米汤（见于三两医案·温病·石膏·案5），煎汁一大碗，徐徐温饮下，一昼夜间连进二剂，其病遂愈。（《医学衷中参西录·治伤寒温病同用方》）

二、温　病

◆ 瓜蒌仁三两

隔数日，其邻家童子亦患此证（指一童子年十四岁，得温病。六七日间胸膈痰涎壅滞，剧时杜塞咽喉，两目上翻，身躯后挺，有危在顷刻之势。其脉关前洪滑有力。其家固设有药坊，愚因谓其父曰：此病虽剧，易治耳。用新炒蒌仁四两（捣碎）煮汤一大碗，分两次服下即愈矣），用新炒蒌仁三两，苏子五钱，亦一剂而愈。（《医学衷中参西录·治伤寒温病同用方》）

◆ 石膏三两

本村崔姓童子，年十一岁。其家本业农，因麦秋忙甚，虽幼童亦作劳田间，力薄不堪重劳，遂得温病。手足扰动，不能安卧，谵语不休，所言者皆劳力之事，昼夜目不能瞑，脉虽有力，却非洪实。拟投以白虎加人参汤，又虑小儿少阳之体，外邪方炽，不宜遽用人参，遂用生石膏两半、蝉蜕一钱。煎服后诸病如故，复来询方，且言其苦于服药，昨所服者呕吐将半。愚曰："单用生石膏二两，煎取清汤徐徐温饮之，即可不吐。"乃如言服之，病仍不愈。

再为诊视，脉微热退，谵语益甚，精神昏昏，不省人事。急用野台参两半、生石膏二两，煎汁一大碗，分数次温饮下，身热脉起，目遂得瞑，手足稍安，仍作谵语。又于原渣加生石膏、麦冬各一两，煎汤两盅，分两次温饮下，降大便一次，其色甚黑，病遂愈（张锡纯撰述治此证及上证之时，习用白虎汤，犹未习用白虎加人参汤。经此两证后，凡其人年过六旬，及劳心劳力之余，患寒温证，而宜用白虎汤者必加人参。且统观以上三案，未用参之先，皆病势垂危，有加参于所服药中，即转危为安，用之得当，功效何其捷哉）。（《医学衷中参西录·人参解》）

◆ 代赭石三两

见四两医案·温病·石膏·案1。

三、神 昏

◆ 瓜蒌仁三两

一童子，证脉皆如前（温病三四日，忽觉痰涎结胸，其剧时痰涎上壅，昏不知人，脉象滑而有力）。用蒌仁三两，苏子五钱，煎汤亦服之顿愈。（《医学衷中参西录·论伤寒温病神昏谵语之原因及治法》）

四、痫 证

◆ 瓜蒌仁三两

隔数日，其（指邻村高鲁轩）邻高姓童子，是愚表侄，亦得斯证（痰涎郁于胸中，烦闷异常，剧时气不上达，呼吸即停，目翻身挺，有危在顷刻之状），俾用新炒蒌仁三两、苏子五钱，煎服，亦一剂而愈。

盖伤寒下早成结胸，温病未经下亦可成结胸，有谓栝蒌力弱，故小陷胸汤中必须伍以黄连、半夏始能建功者，不知栝蒌力虽稍弱，重用之则转弱为强，是以重用至四两，即能随手奏效，挽回人命于顷刻也。（《医学衷中参西录·栝蒌解》）

五、疹

◆ 石膏三两

案 1

奉天北关友人，朱贡九之哲嗣文治，年五岁。于庚申立夏后，周身壮热，出疹甚稠密，脉甚洪数，舌苔白厚，知其疹而兼瘟也。欲以凉药清解之，因其素有心下作疼之病，出疹后，贪食鲜果，前一日犹觉疼，又不敢投以重剂。遂勉用生石膏、玄参各六钱，薄荷叶、蝉蜕各一钱，连翘二钱。晚间服药，至翌日午后视之，其热益甚，喉疼，气息甚粗，鼻翅煽动，且自鼻中出血少许，有烦躁不安之意。愚不得已，重用生石膏三两，玄参、麦冬（带心）各四钱，仍少佐以薄荷叶、连翘诸药。俾煎汤三茶盅，分三次温饮下。至翌日视之，则诸证皆轻减矣。然余热犹炽，其大便虽下一次，仍系燥粪。询其心犹发热，脉仍有力。遂于凉解药中，仍用生石膏一两，连服两剂，壮热始退。继用凉润清解之剂调之全愈（《医学衷中参西录·石膏解》也录有本案）。（《医学衷中参

193

西录·治瘟疫瘟疹方》)

案2

见八两医案·儿科·疹·白茅根·案1。

第四节 五 官 科

牙 疳

◆ 石膏三两

　　天津竹远里于氏幼童，年六七岁，身出麻疹，旬日之外热不退，牙龈微见腐烂。其家人惧甚，恐成走马牙疳，延愚诊视。脉象有力而微弦，知毒热虽实，因病久者，气分有伤也。问其大便，三日未行。遂投以大剂白虎加人参汤，方中生石膏用三两，野党参用四钱，又加连翘数钱，以托疹毒外出。煎汤三茶盅，俾分三次温饮下。又用羚羊角一钱，煎水一大茶盅，分数次当茶饮之，尽剂热退而病愈。牙龈腐烂之处，亦遂自愈（张氏分析说，走马牙疳之原因，有内伤外感之殊。得于由内伤者轻而缓，由外感者重而急。此幼童得于麻疹之后，其胃中蕴有瘟毒上攻，是以三日之间，即腐烂如此。辛内服石膏、寒水石，外敷藤黄，内外夹攻，皆中要肯，是以其毒易消，结痂亦在三日内也。若当牙疳初起之时，但能用药消其内蕴之毒热，即外不敷药，亦可治愈）。（《医学衷中参西录·治牙疳方》）

第四章 四两医案

▨ 第一节 内　　科 ▨

一、伤　　寒

◆ 石膏四两

案1

陈百生督军（前任陕西），年四十六岁，寓天津广东路，得风温兼伏气化热病。

病因：因有事乘京奉车北上时，当仲夏归途受风，致成温热病。

证候：其得病之翌日，即延为诊视，起居如常，惟觉咽喉之间有热上冲，咳嗽吐痰音微哑，周身似拘束酸软。脉象浮而微滑，右关重按甚实，知其证虽感风成温，而其热气之上冲咽喉，实有伏气化热内动也。若投以拙拟寒解汤（在三期五卷中，有生石膏一两），原可一汗而愈。然当此病之初起而遽投以石膏重剂，彼将疑而不肯服矣。因与商曰：将军之病，原可一药而愈，然必须方中生石膏一两。夫石膏原和平之药不足畏，若不欲用时以他凉药代之，必不能一剂治愈也。陈督曰：我之病治愈原不心急，即多服几剂药无妨。愚见其不欲轻服石膏，遂迁就为之拟方。盖医以救人为目标，正不妨委曲以行其道也。

处方：薄荷叶三钱，青连翘三钱，蝉蜕二钱，知母六钱，玄参六钱，天花粉六钱，甘草二钱；共煎汤一大盅，温服。

复诊：翌日复延为诊视，言服药后周身得微汗，而表里反大热，咳嗽音哑益甚，何以服如此凉药而热更增加，将毋不易治乎？言之若甚恐惧者。诊其脉洪大而实，左右皆然，知非重用石膏不可。因谓之曰：此病乃伏气化热，又兼有新感之热，虽在初得亦必须用石膏清之方能治愈。吾初次已曾言之，今将军果欲愈此证乎，殊非难事，然此时但用石膏一两不足恃也，若果能用生石膏四两，今日必愈，吾能保险也。问：石膏四两一次全服乎？答曰：非也。可分作数次服，病愈则停服耳。为出方，盖因其有恐惧之心，故可使相信耳。

处方：生石膏四两（捣细），粳米六钱；共煎汤至米熟，取汤四盅，分四次徐徐温饮下。病愈不必尽剂，饮至热退而止。大便若有滑泻，尤宜将药急停服。至方中石膏既开生者，断不可用煅者。若恐药房或有误差，可向杂货铺中买大块石膏自制细用之。盖此时愚至天津未久，津地医者率用煅石膏，鲜有用生石膏者，前此开方曾用生石膏三两，药房以煅者误充，经愚看出，是以此次如此谆谆告语也。

复诊：翌日又延为诊视，相迎而笑曰：我今热果全消矣，惟喉间似微觉疼，先生可再为治之。问：药四盅全服乎？答曰：全服矣。当服至三盅后，心犹觉稍热，是以全服，且服后并无大便滑泻之病，石膏真良药也。再诊其脉已平和如常，原无须服药，问其大便，三日犹未下行。为开滋阴润便之方，谓服至大便通后，喉疼亦必自愈，即可停药勿服矣。（《医学衷中参西录·温病门》）

案2

天津钱姓壮年，为外洋饭店经理，得伤寒证，三四日间延为诊视，其脉象洪滑甚实，或七八动一止，或十余动一止，其止皆在左部，询其得病之由，知系未病之前曾怒动肝火，继又出门感寒，遂得斯病，因此知其左脉之结乃肝气之不舒也。为疏方仍白虎加人参汤加减，生石膏（细末）四两，知母八钱，以生山药代粳米用六钱，野台参四钱，甘草三钱，外加生莱菔子四钱（捣碎），煎汤三盅，分三次温服下。结脉虽除，而脉象仍有余热，遂即原方将石膏减去一两，人参、莱菔子各减一钱，仍如前煎服，其大便从前四日未通，将药三次服完后，大便通下，病遂全愈。（《医学衷中参西录·太阳病炙甘草汤证》）

◆ 芒硝四两

一媪年近七旬，伤寒初得，无汗，原是麻黄汤证。因误服桂枝汤，遂成白虎汤证。上焦烦热太甚，闻药气即呕吐。但饮所煎石膏清水，亦吐。俾用鲜梨片蘸生石膏细末嚼咽之。约用石膏两半，阳明之大热遂消，而大便旬日未通，其下焦余热，仍无出路，欲用硝黄降之，闻药气仍然呕吐。且其人素患劳嗽，身体羸弱，过用咸寒，尤其所忌。为制此方（硝菔通结汤），煎汁一大碗，仍然有朴硝余味，复用莱菔一个，切成细丝，同葱油醋和药汁调作羹。病患食之

香美，并不知是药，大便得通而愈。（《医学衷中参西录·治燥结方·硝菔通结汤》）

●硝菔通结汤：朴硝四两，鲜莱菔五斤。将莱菔切片，同朴硝和水煮之。初次煮，用莱菔片一斤，水五斤，煮至莱菔烂熟捞出，再入莱菔一斤；如此煮五次，约得浓汁一大碗，顿服之。若不能顿服者，先饮一半，停一点钟，再温饮一半，大便即通；若脉虚甚，不任通下者，加人参数钱，另炖同服。主治大便燥结久不通，身体兼羸弱者。

二、温　病

◆ 石膏四两

案1

沧州友人董寿山，年三十余，初次感冒发颐，数日颔下颈项皆肿，延至腮胸，复渐肿而下。其牙关紧闭，惟自齿缝可进稀汤，而咽喉肿疼，又艰于下咽。延医调治，服清火解毒之药数剂，肿热转增。时当中秋节后，淋雨不止，因病势危急，冒雨驱车三十里迎愚诊治。见其颔下连项，壅肿异常，状类时毒（疮家有时毒证），抚之硬而且热，色甚红，纯是一团火毒之气，下肿已至心口，自牙缝中进水半口，必以手掩口，十分努力方能下咽。且痰涎壅滞胸中，上至咽喉，并无容水之处，进水少许，必换出痰涎一口。且觉有气自下上冲，时作呃逆，连连不止，诊其脉洪滑而长，重按有力，兼有数象。愚曰："此病俗所称虾蟆瘟也，毒热炽盛，盘踞阳明之府，若火之燎原，必重用生石膏清之，乃可缓其毒热之势。"从前医者在座，谓："曾用生石膏一两，毫无功效。"愚曰："石膏乃微寒之药，《本经》原有明文，如此热毒，仅用两许，何能见效。"遂用生石膏四两，金线重楼（此药须色黄、味甘、无辣味者方可用，无此则不用亦可）、清半夏各三钱，连翘、蝉蜕各一钱（为咽喉肿甚，表散之药，不敢多用），煎服后，觉药停胸间不下，其热与肿似有益增之势，知其证兼结胸，火热无下行之路，故益上冲也。幸药房即在本村，复急取生石膏四两，生赭石三两，又煎汤徐徐温饮下，仍觉停于胸间。又急取生赭石三两，蒌仁二两，芒硝八钱，又煎汤饮下，胸间仍不开通。此时咽喉益肿，再饮水亦不能下，病家惶恐无措。愚晓之曰："我所以亟亟连次用药者，正为此病肿势浸增，恐稍迟缓，则药不能进。今其胸中既贮如许多药，断无不下行之理，药下行则结开便通，毒火随之下降，而上焦之肺热必消矣。"时当晚十句钟，至夜半药力下行，黎明下燥粪数枚，上焦肿热觉轻，水浆可进。晨饭时，牙关亦微开，服茶汤一碗。午后，肿热又渐增，抚其胸热犹烙手，脉仍洪实。意其燥结必未尽下，遂投以大黄六钱，芒硝五钱，又下燥粪兼有溏粪，病遂大愈。而肿处之硬者，仍不甚消，胸间抚之犹热，脉象亦仍有余热。又用生石膏三两，金银花、连翘各数钱，煎汤一大碗，分数次温饮下，日服一剂，三日全愈（《医学衷中参西录·治瘟疫瘟疹方》也录有本案）。（《医学衷中参西录·石膏解》）

案 2

曾治一叟，年六旬余。于孟冬得伤寒证，五六日间，延愚诊视。其脉洪滑，按之亦似有力。表里俱觉发热，间作呻吟，又兼喘逆，然不甚剧。投以白虎汤，一剂大热稍减。再诊其脉，或七八动一止，或十余动一止，两手皆然，而重按无力。遂于原方中加人参八钱，兼师炙甘草汤中用干地黄之意，以生地代知母。煎汁两盅，分二次温饮下，脉即调匀，且较前有力，而热仍如故。从前方中生石膏二两遂加倍为四两，煎汁一大碗，俾徐徐温饮下，尽剂而愈。（《医学衷中参西录·治伤寒温病同用方·白虎加人参以山药代粳米汤》）

案 3

邻村龙潭庄张叟，年过七旬，于孟夏得温病，四五日间烦热燥渴，遣人于八十里外致冰一担，日夜放量食之，而烦渴如故。其脉洪滑而长，重按有力，舌苔白厚，中心微黄，投以白虎加人参扬，方中生石膏重用四两，煎汤一大碗，分数次温饮下，连进二剂，烦热燥渴全愈。（《医学衷中参西录·石膏解》）

案 4

沈阳县知事朱霭亭夫人，年五旬。于戊午季秋得温病甚剧。时愚初至奉天，求为延医。见其以冰囊作枕，复悬冰囊，贴面之上侧。盖从前求东人调治，如此治法，东人之所为也。合目昏昏似睡，大声呼之，毫无知觉。其脉洪大无伦，按之甚实。愚谓霭亭曰：此病阳明腑热，已至极点。外治以冰，热愈内陷。然此病尚可为，非重用生石膏不可。

霭亭韪愚言，遂用生石膏（细末）四两、粳米八钱，煎取清汁四茶杯，徐徐温灌下。约历十句钟，将药服尽，豁然顿醒。后又用知母、花粉、玄参、白芍诸药，少加连翘以清其余热，服两剂全愈。霭亭喜甚，命其公子良佐从愚学医云（《医学衷中参西录·石膏解》也录有本案）。（《医学衷中参西录·治伤寒温病同用方》）

案5

盐山南门里，王致祥，年近六旬，自孟夏患痢，延医服药五十余剂，痢已愈而病转加剧。卧床昏昏有危在旦夕之虞。此际适愚自沧回籍，求为诊治。其脉左右皆洪实，一息五至，表里俱觉发热，胁下连腹疼痛异常。其舌苔白厚，中心微黄，大便二三日一行。愚曰：此伏气化热而为温病也。当其伏气化热之初，肠为热迫，酝酿成痢与温俱来。然温为正病，痢为兼病。医者但知治其兼病，而不知治其正病，痢虽愈而温益重。绵延六十余日，病者何以堪乎？其家人曰：先生之论诚然，特是既为温病，腹胁若是疼痛者何也？将勿腹中有郁积乎？

答曰：从前云大便两三日一行，未必腹有郁积。以脉言之，凡温病之壮热，大抵现于右脉，因壮热原属阳明胃府之脉，诊于右关也。今左部之脉亦见洪实，肝胆之火必炽盛，而肝木之气，即乘火之炽盛而施其横恣，此腹胁所以作疼也。遂为开大剂白虎加人参汤，方用生石膏四两，人参六钱，以滋阴分。为其腹胁疼痛，遵伤寒之例，加生杭芍六钱，更加川楝子六钱，疏通肝胆之郁热下行，以辅芍药之不逮。令煎汤三茶钟，分三次温饮下。降下黏滞之物若干。持其便盆者，觉热透盆外，其病顿愈，可以进食。隔二日腹胁又微觉疼，俾用元明粉四钱、净蜜两半，开水调服，又降下黏滞之物若干，病自此全愈。（《医学衷中参西录·临证随笔》）

案6

一媪，年过七旬，于孟夏得温证……隔数日，其夫年与相等，亦受温病。四五日间，烦热燥渴。遣人于八十里外致冰一担，日夜食之，烦渴如故。复迎愚诊治，其脉洪滑而长，重按有力，舌苔白厚，中心微黄。知其年虽高而火甚实也。遂投以白虎加人参以山药代粳米汤（见于三两医案·温病·石膏·案5），将方中石膏改用四两，连进两剂，而热渴俱愈。其家人疑而问曰：此证从前日食冰若干，热渴分毫不退，今方中用生石膏数两，连进两剂而热渴俱愈，是石膏之性凉于冰远矣。愚曰：非也。石膏原不甚凉，然尽量食冰不愈而重用生石膏即愈者，因石膏生用能使寒温之热有出路也。西人不善治寒温，故遇寒温实热证最喜用冰，然多有不愈者。至石膏生用，性能发汗，其热可由汗解。即使服后无汗，亦可宣通内蕴之热，由腠理毛孔息息达出，人自不觉耳。（《医学衷中参西录·治伤寒温病同用方·白虎加人参以山药代粳米汤》）

案7

一人年五十，周身发冷，两腿疼痛。医者投以温补之药，其冷益甚，欲作寒战。诊其脉，甚沉伏，重按有力。其舌苔黄厚，小便赤涩。时当仲春，知其春温之热，郁于阳明而未发，故现此假象也。欲用白虎汤加连翘治之，病患闻之，骇然。愚曰：但预购生石膏四两，迨热难忍时，煎汤饮之可乎？病者曰：恐无其时耳。愚曰：若取鲜白茅根，煎汤饮之，则冷变为热，且变为大热矣。病者仍不确信，然欲试其验否，遂剖取鲜白茅根，去净皮，细剉一大碗，煮数沸，取其汤，当茶饮之。有顷热发，若难忍。须臾再诊其脉，则洪大无伦矣。愚将所预购之四两生石膏煎汤，分三次温饮下，其热遂消。盖茅根中空，性凉能散，故饮之能将郁热达于外也。（《医学衷中参西录·治伤寒温病同用方·仙露汤》）

案 8

戊辰在津，有第一中学教员宋志良君素喜阅拙著。孟夏时其长子慕濂患温疹兼喉证。医者皆忌重用凉药，服其药数剂，病转增剧。继延愚为诊视，其脉洪长有力，纯乎阳明胃腑蕴有实热，其疹似瘄未瘄，视其咽喉两旁红，微有烂处，心中自觉热甚，小便短赤，大便三日未行。为开大剂白虎汤，加连翘四钱、薄荷叶钱半以托疹外出。方中石膏重用生者四两，恐药房中以煅者充之，嘱取药者视其将大块生石膏捣细，且带一小块来，视其果系生石膏否。迨药取至，其小块果为生石膏，而细面灰白，乃系煅者。究问其故，是预制为末，非当面捣细者。愚因谓志良曰："石膏煅用，性同鸩毒。若用至一两，即足误人性命。可向杂货铺中买生者，自制细用之。"于是依愚言办理。将药煎汤三盅，分三次温饮下，病大见愈，而脉仍有力，咽喉食物犹疼。继又用原方，先取鲜白茅根二两煮水以煎药，仍分三次服下，尽剂而愈，大便亦通下。（《医学衷中参西录·详论咽喉证治法》）

案 9

一人年三十余。于初夏得温病，医者用凉药清解之，兼用枳实、青皮破气诸品，连服七八剂，谵语不省人事，循衣摸床，周身颤动。再延他医，以为内风已动，辞不治。后愚诊视，其脉五至，浮分微弱，而重按似有力，舌苔微黄，周身肌肤不热，知其温热之邪，随破气之药下陷已深，不能外出也。

遂用生石膏二两，知母、野台参各一两，煎汤两茶杯，分二次温服。自午至暮，连进二剂，共服药四次，翌日精神清爽，能进饮食，半日进食五次，犹饥而索食。看护者不敢复与，则周身颤动，复发谵语，疑其病又反复，求再诊视。其脉象大致和平，而浮分仍然微弱。恍悟其胸中大气因服破气之药下陷，虽用参数次，至此犹未尽复，故哑哑求助于水谷之气，且胃中之气因大气下陷无所统摄，或至速于下行，而饮食亦因之速下也。遂用野台参两许，佐以麦门冬（带心）三钱、柴胡二钱，煎汤饮下，自此遂愈。（《医学衷中参西录·治大气下陷方》）

◆ 白茅根四两

一西医得温病，头疼壮热，心中烦躁，自服西药别腊蜜童、安知歇貌林诸退热之品，服后热见退，旋又反复。其脉似有力，惟在浮分、中分，俾用鲜茅根四两，滑石一两，煎三四沸，取汤服之，周身得微汗，一剂而诸病皆愈。（《医学衷中参西录·白茅根解》）

三、发　　热

◆ 白茅根四两

见五两医案·发热·石膏案。

四、咳　　嗽

◆ 芒硝四两

一媪年七旬，劳嗽甚剧，饮食化痰涎，不化津液，致大便燥结，十余日不行，饮食渐不能进。亦拟投以此汤（指硝菔通结汤，见于四两医案·伤寒·芒硝案），为羸弱已甚，用人参三钱，另炖汁，和药服之。一剂便通，能进饮食。复俾煎生山药稠汁，调柿霜饼服之，劳嗽亦见愈。（《医学衷中参西录·治燥结方》）

五、喘　　证

◆ 山茱萸四两

一人年四十余，外感痰喘，愚为治愈，但脉浮力微，按之即无。愚曰：脉象无根，当服峻补之剂，以防意外之变。病家谓：病人从来不受补药，服之即发狂疾，峻补之药实不敢用。愚曰：既畏补药，如是备用亦可，病家依愚言。迟半日急发喘逆，又似无气以息，汗出遍体，四肢逆冷，身躯后挺，危在顷刻。急用净萸肉四两，暴火煎一沸即饮下，汗与喘皆微止。又添水再煎数沸饮下,病又见愈。后添水将原渣煎透饮下,遂汗止喘定,四肢之厥逆亦回(《医学衷中参西录·山萸肉解》也录有本案)。(《医学衷中参西录·治阴虚劳热方》)

六、心　悸

◆ 山茱萸四两

一少年,素伤烟色,又感冒风寒,医者用表散药数剂治愈。间日忽遍身冷汗,心怔忡异常,自言气息将断,急求为调治,诊其脉浮弱无根,左右皆然。愚曰:此证虽危易治,得萸肉数两,可保无虞。时当霖雨,药坊隔五里许,遣快骑冒雨急取净萸肉四两、人参五钱,先用萸肉二两,煎数沸急服之,心定汗止,气亦接续,又将人参切作小块,用所余萸肉,煎浓汤送下,病若失(《医学衷中参西录·山萸肉解》也录有本案)。(《医学衷中参西录·治阴虚劳热方》)

七、癫　狂

◆ 代赭石四两

一壮年,癫狂失心,六脉皆闭,重按亦分毫不见。投以大承气汤加赭石二两,煎汤送服甘遂(细末)三钱(即荡痰加甘遂汤),服后大便未行。隔数日将药剂加重,大黄、赭石各用三两,仍送服甘遂三钱,大便仍无行动。遂改用巴豆霜五分,单用赭石(细末)四两煎汤送下,间三日一服。每服后大便行数次,杂以成块之痰若干。服至两次,其脉即出。至五次,痰净,其癫狂遂愈。复改用清火化瘀之药,服数剂以善其后。(《医学衷中参西录·论用药以胜病为主不拘分量之多少》)

八、呕　吐

◆ 代赭石四两

案1

一妇人,连连呕吐,五六日间勺水不存,大便亦不通行,自觉下脘之处疼而且结,凡药之有味者,入口即吐;其无味者,须臾亦复吐出,医者辞不治。后愚诊视,脉有滑象,上盛下虚,疑其有妊。询之,言月信不见者五十日矣。

然结证不开，危在目前。《内经》谓："有故无殒亦无殒也。"遂单用赭石二两煎汤饮下。觉药力至结处不能下行，复返而吐出，继改用赭石四两，又重罗出细末两许，将余三两煎汤调细末服下，其结遂开，大便亦通，自此安然无恙，至期方产。(《医学衷中参西录·治喘息方·镇摄汤》)

案 2

见八两医案·呕吐·石膏案。

九、便　秘

◆ 芒硝四两

案 1

警务处科员孙俊如，年四十余，其人原管考取医生，精通医学。得肠结后，自用诸药以开其结，无论服何等猛烈之药，下行至结处皆转而上逆吐出。势至危急，求为诊治。为制此汤（即硝菔通结汤，见于四两医案·伤寒·芒硝案），服未尽剂而愈。(《医学衷中参西录·论肠结治法》)

案 2

李连荣，天津泥沽人，年二十五岁，业商，于仲春得腹结作疼证。

病因：偶因恼怒触动肝气，遂即饮食停肠中，结而不下作疼。

证候：食结肠中，时时切疼，二十余日大便不通。始犹少进饮食，继则食不能进，饮水一口亦吐出。延医服药，无论何药下咽亦皆吐出，其脉左右皆微弱，犹幸至数照常，按之犹有根柢，知犹可救。

疗法：治此等证，必止呕之药与开结之药并用，方能直达病所，又必须内外兼治，则久停之结庶可下行。

处方：用硝菔通结汤（见于四两医案·伤寒·芒硝案），系用净朴硝四两，莱菔五斤切片，将莱菔片和朴硝用水分数次煮烂即捞出，再换生莱菔片，将莱菔片煮完，可得浓汁一大碗，分三次送服生赭石细末，汤分三次服下（每五十分钟服一次），共送服赭石末两半。外又用葱白四斤切丝，醋炒至极热，将热布包熨患处，凉则易之。又俾用净萸肉二两，煮汤一盅，结开下后饮之，以防虚脱。

效果：自晚八点钟服，至夜半时将药服完，炒葱外熨，至翌日早八点钟下燥粪二十枚，后继以溏便。知其下净，遂将萸肉汤饮下，安然全愈。若虚甚者，结开欲大便时，宜先将萸肉汤服下。(《医学衷中参西录·肠胃病门》)

案 3

一媪年七旬，劳嗽甚剧，饮食化痰涎，不化津液，致大便燥结，十余日不行，饮食渐不能进。亦拟投以此汤（硝菔通结汤，见于四两医案·伤寒·芒硝案），为羸弱已甚，用人参三钱，另炖汁，和药服之。一剂便通，能进饮食。复俾煎生山药稠汁，调柿霜饼服之，劳嗽亦见愈。（《医学衷中参西录·治燥结方》）

案 4

又治清丈局科员刘敷陈，年近五旬，患肠结旬余不愈，腹疼痛甚剧，饮水移时亦吐出。亦为制此汤（即硝菔通结汤，见于四两医案·伤寒·芒硝案），服一半其结即通下。（《医学衷中参西录·论肠结治法》）

十、中　风

◆ 黄芪四两

天津特别三区三号路于遇顺，年过四旬，自觉呼吸不顺，胸中满闷，言语动作皆渐觉不利，头目昏沉，时作眩晕。延医治疗，投以开胸理气之品，则四肢遽然痿废。再延他医，改用补剂而仍兼用开气之品，服后痿废加剧，言语竟不能发声。愚诊视其脉象沉微，右部尤不任循按，知其胸中大气及中焦脾胃之气皆虚陷也。于斯投以拙拟升陷汤加白术、当归各三钱。服两剂，诸病似皆稍愈，而脉象仍如旧。因将芪、术、当归、知母各加倍，升麻改用钱半，又加党参、天冬各六钱，连服三剂，口可出声而仍不能言，肢体稍能运动而不能步履，脉象较前有起色似堪循按。因但将黄芪加重至四两，又加天花粉八钱，先用水六大盅将黄芪煎透去渣，再入他药，煎取清汤两大盅，分两次服下，又连服三剂，勉强可作言语，然恒不成句，人扶之可以移步。

遂改用干颓汤，惟黄芪仍用四两，服过十剂，脉搏又较前有力，步履虽仍需人，而起卧可自如矣，言语亦稍能达意，其说不真之句间可执笔写出，从前之头目昏沉眩晕者，至斯亦见轻。俾继服补脑振痿汤，嘱其若服之顺利，可多多服之，当有脱然全愈之一日也。（《医学衷中参西录·论脑贫血痿废治法答内政部长杨阶三先生》）

● 升陷汤：生箭芪六钱，知母三钱，柴胡一钱五分，桔梗一钱五分，升麻一钱。主治胸中大气下陷，气短不足以息，或努力呼吸，有似乎喘；或气息将停，危在顷刻。

● 干颓汤：生黄芪五两，当归一两，枸杞一两，杭萸肉一两，乳香三钱，没药三钱，鹿角胶六钱。主治肢体痿废，或偏枯，脉象极微细无力者。

●补脑振痿汤：生黄芪二两，当归八钱，龙眼肉八钱，杭萸肉五钱，胡桃肉五钱，蟅虫三枚，地龙三钱，乳香三钱，没药三钱，鹿角胶六钱，制马钱子末三分。主治肢体痿废偏枯，脉象极微细无力，服药久不愈者。

十一、水　　肿

◆ 石膏四两

马朴臣，辽宁大西关人，年五旬，业商，得受风水肿兼有痰证。

病因：因秋末远出经商，劳碌受风，遂得斯证。

证候：腹胀，周身漫肿，喘息迫促，咽喉膺胸之间时有痰涎杜塞，舌苔淡白，小便赤涩短少，大便间日一行，脉象无火而微浮。拟是风水，当遵《金匮》治风水之方治之。

处方：生石膏一两（捣细），麻黄三钱，甘草二钱，生姜二钱，大枣四枚（掰开），西药阿斯必林三分；药共六味，将前五味煎汤一大盅，冲化阿斯必林，温服，被复取汗。

方解：此方即越婢汤原方加西药阿斯必林也。当时冬初，北方天气寒凉，汗不易出，恐但服越婢汤不能得汗，故以西药之最善发汗兼能解热者之阿斯必林佐之。

复诊：将药服后，汗出遍体，喘息顿愈，他证如故，又添心中热渴，不思饮食。诊其脉仍无火象，盖因痰饮多而湿胜故也。斯当舍脉从证，而治以清热之重剂。

处方：生石膏四两（捣细），天花粉八钱，薄荷叶钱半；共煎汤一大碗，俾分多次徐徐温饮下。

三诊：将药服后，热渴痰涎皆愈强半，小便亦见多，可进饮食，而漫肿腹胀不甚见轻。斯宜注重利其小便以消漫肿，再少加理气之品以消其腹胀。

处方：生石膏一两（捣细），滑石一两，地肤子三钱，丈菊子三钱（捣碎），海金沙三钱，槟榔三钱，鲜茅根三钱；共煎汤一大盅半，分两次温服下。丈菊，俗名向日葵。究之，向日葵之名当属之卫足花，不可以名丈菊也。丈菊子，《本草纲目》未收，因其善治淋疼利小便，故方中用之。

效果：将药煎服两剂，小便大利，肿胀皆见消，因将方中石膏、滑石、槟榔皆减半，连服三剂，病全愈。（《医学衷中参西录·肿胀门》）

<h1 style="text-align:center">十二、血 证</h1>

◆ 白茅根四两

案1

堂兄赞震年五旬，得吐血证，延医治疗不效。脉象滑数，摇摇有动象，按之不实。时愚在少年，不敢轻于疏方。因拟此便方（指二鲜饮），煎汤两大碗，徐徐当茶温饮之，当日即见愈，五六日后病遂脱然。自言未饮此汤时，心若虚悬无着，既饮后，觉药力所至，若以手按心，使复其位，此其所以愈也（《医学衷中参西录·论吐血衄血之原因及治法》也录有本案）。（《医学衷中参西录·治吐衄方》）

●二鲜饮：鲜茅根四两，鲜藕四两。煮汁常常饮之，旬日中自愈。若大便滑者，茅根宜减半，再用生山药（细末）两许，调入药汁中，煮作茶汤服之。主治虚劳证，痰中带血。

案2

又有邻村刘姓少年患吐血证，其脉象有力，心中发热，遂用前方（指二鲜饮，见于四两医案·血证·白茅根），又加鲜小蓟根四两，如前煮汤饮之亦愈。（《医学衷中参西录·论吐血衄血之原因及治法》）

案3

见四两医案·血证·石膏案。

◆ 藕四两

案1

见四两医案·血证·白茅根·案1。

案2

见四两医案·血证·白茅根·案2。

◆ 石膏四两

一叟年过六旬，大便下血，医治三十余日病益进，日下血十余次，且多血块，精神昏愦。延为诊视，其脉洪实异常，至数不数，惟右部有止时。其止无定数，乃结脉也。其舌苔纯黑，知系外感大实之证。从前医者但知治其便血，不知治其外感实热可异也。投以白虎加人参汤，方中生石膏重用四两，为其下血日久，又用生山药一两以代方中粳米，取其能滋阴补肾，兼能固元气也，煎汤三盅，分三次温服下，每次送服广三七（细末）一钱，如此日服一剂，两日血止，大便犹日行数次，脉象之洪实大减，而其结益甚，且腹中觉胀。询其病因，知得于恼怒之后，遂改用生莱菔子五钱，而佐以白芍、滑石、天花粉、甘草诸药。

外用鲜白茅根（切碎）四两，煮三四沸，取其汤以代水煎药，服一剂胀消，脉之至数调匀，毫无结象而仍然有力，大便滑泻已减半，再投以拙拟滋阴清燥汤方（见于一两医案·温病·滑石·案1），系生怀山药、滑石各一两，生杭芍六钱，甘草三钱，一剂泻止，脉亦和平（《医学衷中参西录·治伤寒温病同用方》也录有本案）。（《医学衷中参西录·太阳病炙甘草汤证》）

▣ 第二节 妇 科 ▣

一、闭 经

◆ 山药四两

一室女，月信年余未见，已成劳瘵，卧床不起。治以拙拟资生汤（见于一两医案·闭经·山药·案4），复俾日用生山药四两，煮汁当茶饮之，一月之后，体渐复初，月信亦通。见者以此证可愈，讶为异事（《医学衷中参西录·山药解》也录有本案）。（《医学衷中参西录·治阴虚劳热方·一味薯蓣饮》）

二、妊娠恶阻

◆ 代赭石四两

案1

奉天交涉署科员王禅唐之夫人，受妊恶阻呕吐，半月勺水不存，无论何药下咽即吐出，势极危险。爰用自制半夏（自制者，中无矾味，善治呕吐）二两，生赭石（细末）半斤，生怀山药两半，共煎汤八百瓦药瓶一瓶（约二十两强），或凉饮温饮，随病人所欲，徐徐饮下，二日尽剂而愈。夫半夏、赭石皆为妊妇禁药，而愚如此放胆用之毫无顾忌者，即《内经》所谓"有故无殒亦无殒也"。（《医学衷中参西录·论用药以胜病为主不拘分量之多少》）

案2

广平县教员吕子融夫人，年二十余，因恶阻呕吐甚剧。九日之间饮水或少存，食物则尽吐出。时方归宁，其父母见其病剧，送还其家，医者皆以为不可治。时愚初至广平寓学舍中，子融固不知愚能医也。因晓之曰："恶阻焉有不可治者，亦视用药何如耳。"子融遂延为诊视，脉象有力，舌有黄苔，询其心中发热，知系夹杂外感，遂先用生石膏两半，煎汤一茶杯，防其呕吐，徐徐温饮下，热稍退。继用生赭石二两，煎汤一大茶杯，分两次温饮下，觉行至下胃脘作疼，不复下行转而上逆吐出，知其下脘所结甚坚，原非轻剂所能通。亦用生赭石（细末）四两，从中再罗出极细末一两，将余三两煎汤，送服其极细末，其结遂开，从此饮食顺利，及期而产。（《医学衷中参西录·赭石解》）

案3

天津杨柳青陆军连长周良坡夫人，年三十许。连连呕吐，五六日间勺水不存，大便亦不通行，自觉下脘之处疼而且结，凡药之有味者入口即吐，其无味者须臾亦复吐出，医者辞不治。后愚诊视其脉有滑象，上盛下虚，疑其有妊。询之，月信不见者五十日矣，然结证不开，危在目前。《内经》谓："有故无殒亦无殒也。"遂单用赭石二两，煎汤饮下，觉药至结处不能下行，复返而吐出。继用赭石四两，又重罗出细末两许，将余三两煎汤，调细末服下，其结遂开，大便亦通，自此安然无恙，至期方产。（《医学衷中参西录·赭石解》）

案4

一妇人，连连呕吐，五六日间勺水不存，大便亦不通行，自觉下脘之处疼而且结，凡药之有味者，入口即吐；其无味者，须臾亦复吐出，医者辞不治。后愚诊视，脉有滑象，上盛下虚，疑其有妊。询之，言月信不见者五十日矣。然结证不开，危在目前。《内经》谓："有故无殒亦无殒也。"遂单用赭石二两煎汤饮下。觉药力至结处不能下行，复返而吐出，继改用赭石四两，又重罗出细末两许，将余三两煎汤调细末服下，其结遂开，大便亦通，自此安然无恙，至期方产。（《医学衷中参西录·治喘息方》）

三、乳　痈

◆ 黄芪四两

在德州时，有张姓妇，患乳痈，肿疼甚剧。投以此汤（指消乳汤，见于一两医案·乳痈·丹参案），两剂而愈。然犹微有疼时，怂恿其再服一两剂，以消其芥蒂。以为已愈，不以为意。隔旬日，又复肿疼，复求为治疗。愚曰：此次服药不能尽消，必须出脓少许，因其旧有芥蒂未除，至今已溃脓也。后果服药不甚见效。遂入西医院中治疗，旬日后，其疮外破一口，医者用刀阔之，以期便于敷药。又旬日，内溃益甚，满乳又破七八个口，医者又欲尽阔之使通。病患惧，不敢治。强出院还家，复求治于愚。见其各口中皆脓乳并流，外边实不能敷药。然内服汤药，助其肌肉速生，自能排脓外出，许以十日可为治愈。

遂将内托生肌散（见于一两医案·喘证·黄芪·案2）作汤药服之，每日用药一剂，煎服二次，果十日全愈（张氏在此案后特别指出：表侄刘子馧，从愚学医，颖悟异常，临证疏方，颇能救人疾苦。得一治结乳肿疼兼治乳痈方，用生白矾、明雄黄、松萝茶各一钱半，共研细，分作三剂，日服一剂，黄酒送下，再多饮酒数杯更佳。此方用之屡次见效，真奇方也。若无松萝茶，可代以好茶叶。《医学衷中参西录·黄芪解》也录有本案）。（《医学衷中参西录·治女科方》）

●消乳汤：知母八钱，连翘四钱，金银花三钱，穿山甲二钱，栝蒌五钱，丹参四钱，生乳香四钱，生没药四钱。主治结乳肿疼或成乳痈新起者，一服即消；若已作脓，服之亦可消肿止疼；俾其速溃。并治一切红肿疮疡。

▣ 第三节 儿 科 ▣

一、温 病

◆ 瓜蒌仁四两

一童子年十四岁，得温病。六七日间胸膈痰涎壅滞，剧时杜塞咽喉，两目上翻，身躯后挺，有危在顷刻之势。其脉关前洪滑有力。其家固设有药坊。愚因谓其父曰：此病虽剧，易治耳。

用新炒蒌仁四两（捣碎）煮汤一大碗，分两次服下即愈矣。盖彼时荡胸汤（见于二两医案·温病·莱菔子案）犹未拟出也。其家人闻愚言，私相计曰：如此重病，而欲用药一味治愈之，先生果神仙乎。盖誉之而实疑之也。其父素晓医理，力主服之，尽剂而愈。（《医学衷中参西录·治伤寒温病同用方》）

◆ 石膏四两

辽宁清丈局科员刘敷辰之幼子，年七岁，于暮春得温病。

病因：因赴澡塘洗澡，汗出未竭，遽出冒风，遂成温病。

证候：病初得时，医者不知，用辛凉之药解肌，而竟用温热之药为发其汗，迨汗出遍体，而灼热转剧。又延他医遽以承气下之，病尤加剧，因其无可下之证而误下也。从此不敢轻于服药，迟延数日见病势浸增，遂延愚为诊视。其精神昏愦，间作谵语，气息微喘，肌肤灼热。问其心中亦甚觉热，唇干裂有凝血，其舌苔薄而黄，中心干黑，频频饮水不能濡润。其脉弦而有力，搏近六至，按之不实，而左部尤不任重按，其大便自服药下后未行。

诊断：此因误汗、误下，伤其气化，兼温热既久阴分亏耗，乃邪实正虚之候也。宜治以大剂白虎加人参汤。以白虎汤清其热，以人参补其虚，再加滋阴之品数味，以滋补阴分之亏耗。

处方：生石膏四两（捣细），知母一两，野党参五钱，大生地黄一两，生怀山药七钱，玄参四钱，甘草三钱；共煎汤三大盅，分三次温饮下。病愈者勿须尽剂，热退即停服。白虎加人参汤中无粳米者，因方中有生山药可代粳米和胃也。

效果：三次将药服完，温热大减，神已清爽。大便犹未通下，心中犹觉发热，诊其脉仍似有力，遂将原方去山药，仍煎三盅，俾徐徐温饮下，服至两盅大便通下，遂停药勿服，病全愈。（《医学衷中参西录·温病门》）

二、发　　热

◆ 石膏四两

铭勋孙，年九岁。于正月下旬感冒风寒，两三日间，表里俱觉发热。诊其脉象洪实，舌苔白厚。问其大便两日未行，小便色黄。知其外感之实热，已入阳明之府。

为疏方：生石膏二两，知母六钱，连翘三钱，薄荷叶钱半，甘草二钱；晚六点时煎汤两茶盅，分两次服下。翌晨热退强半。因有事他出，临行嘱煎渣与服。阅四日来信言，铭勋仍不愈。按原方又服一剂，亦不见轻。斯时头面皆肿，愚遂进城往视，见其头面肿甚剧，脉象之热较前又盛，舌苔中心已黄，大便三日未行。

为疏方：生石膏四两，玄参一两，连翘三钱，银花三钱，甘草三钱；煎汤三茶盅，又将西药阿斯必林三分，融化汤中，分三次温服下。头面周身微汗，热退肿消，继服清火养阴之剂两剂，以善其后。（《医学衷中参西录·

临证随笔》)

三、喘　证

◆ 石膏四两

一邻村刘姓童子，年十三岁，于孟冬得伤寒证，七八日间，喘息鼻煽动，精神昏愦，时作谵语，所言皆劳力之事。其脉微细而数，按之无力。欲视其舌，干缩不能外伸。启齿视舌皮若瘢点作黑色，似苔非苔，频饮凉水毫无濡润之意。愚曰此病必得之劳力之余，胸中大气下陷，故津液不能上潮，气陷不能托火外出，故脉道淤塞，不然何以脉象若是，恣饮凉水而不滑泻乎。病家曰：先生之言诚然，从前延医服药分毫无效，不知尚可救否。曰：此证按寻常治法一日只服药一剂，即对证亦不能见效，听吾用药勿阻，定可挽回。

遂用：生石膏四两，党参、知母、生山药各一两，甘草二钱，煎汤一大碗，徐徐温饮下，一昼夜间，连进二剂，其病遂愈。（《医学衷中参西录·石膏解》）

四、神　昏

◆ 瓜蒌仁四两

一童子，得温病三四日，忽觉痰涎结胸，其剧时痰涎上壅，昏不知人，脉象滑而有力。遂单用新炒瓜蒌仁四两（捣碎）煎汤一大茶盅，服之顿愈。（《医学衷中参西录·论伤寒温病神昏谵语之原因及治法》）

五、痫　证

◆ 瓜蒌仁四两

邻村高鲁轩，邑之宿医也。甲午仲夏，忽来相访，言第三子年十三岁，于数日之间，痰涎郁于胸中，烦闷异常，剧时气不上达，呼吸即停，目翻身挺，有危在顷刻之状。连次用药，分毫无效，敢乞往为诊视，施以良方。时愚有急务未办，欲迟数点钟再去，彼谓此病已至极点，若稍迟延恐无及矣。于是遂与急往诊视，其脉关前浮滑，舌苔色白，肌肤有热，知其为温病结胸，其家自设有药房，俾用栝蒌仁四两（炒熟、捣碎），煎汤两茶盅，分两次温饮下，其病顿愈。（《医学衷中参西录·栝蒌解》）

▣ 第四节 外　　科 ▣

疮　疡

◆ 石膏四两

奉天陆军参谋长赵海珊之侄，年六岁。脑后生疮，漫肿作疼，继而头面皆肿，若赤游丹毒。继而作抽掣，日甚一日。浸至周身僵直，目不能合，亦不能瞬，气息若断若续，吟呻全无。其家人以为无药可治，待时而已。阅两昼夜，形状如故，试灌以勺水，似犹知下咽。因转念或犹可治，而彼处医者，咸皆从前延请而屡次服药无效者也。其祖父素信愚，因其向患下部及两腿皆肿，曾为治愈。其父受瘟病甚险，亦舁至院中治愈。遂亦舁之来院，求为诊治。其脉洪数而实，肌肤发热。知其夹杂瘟病，阳明腑证已实，势虽垂危，犹可挽回。遂用生石膏（细末）四两，以蒸汽水煎汤两茶杯，徐徐温灌之。周十二时剂尽，脉见和缓，微能作声。又用阿斯必林瓦半，仍以汽水所煎石膏汤，分五次送下，限一日夜服完。服至末二次，皆周身微见汗，其精神稍明了，肢体能微动。从先七八日不食，且不大便，至此可少进茶汤，大便亦通下矣。继用生山药细末煮作稀粥，调以白蔗糖，送服阿斯必林三分瓦之一，日两次，若见有热，即间饮汽水所煮石膏汤。又以蜜调黄连末，少加薄荷冰，敷其头面肿处，生肌散敷其疮口破处，如此调养数日，病势减退，可以能言。其左边手足仍不能动，试略为屈伸，则疼不能忍。细验之，关节处皆微肿，按之觉疼，知其关节之间，因外感之热而生炎也。遂又用鲜茅根煎浓汤，调以白蔗糖，送服阿斯必林半瓦，日两次。俾服药后周身微似有汗，亦间有不出汗之时，令其关节中之炎热，徐徐随发表之药透出。又佐以健补脾胃之药，俾其多进饮食。如此旬余，左手足皆能运动，关节能屈伸。以后饮食复常，停药勿服，静养半月，行动如常矣。此证共用生石膏三斤，阿斯必林三十瓦，始能完全治愈。愚用阿斯必林治热性关节肿疼者多矣，为此证最险，故详记之（《医学衷中参西录·治气血郁滞肢体疼痛方》也录有本案）。（《医学衷中参西录·石膏解》）

▣ 第五节 五 官 科 ▣

一、眼 痛

◆ 蒲公英四两

于俊卿母尝患眼疾，疼痛异常，经延医调治，数月不愈，有高姓媪，告以此方（指蒲公英汤，见于二两医案·眼痛·蒲公英案），一次即愈。愚自得此方后，屡试皆效。（《医学衷中参西录·治眼科方》）

二、牙 痛

◆ 石膏四两

愚素无牙疼病。丙寅腊底，自津回籍，早六点钟之车站候乘，至晚五点始得登车，因此感冒风寒，觉外表略有拘束，抵家后又眠于热炕上，遂陡觉心中发热，继而左边牙疼。因思解其外表，内热当消，牙疼或可自愈。服西药阿斯必林一瓦半（此药原以一瓦为常量），得微汗，心中热稍退，牙疼亦觉轻。迟两日，心中热又增，牙疼因又剧。方书谓上牙龈属足阳明，下牙龈属手阳明，愚素为人治牙疼有内热者，恒重用生石膏少佐以宣散之药清其阳明，其牙疼即愈，于斯用生石膏（细末）四两，薄荷叶钱半，煮汤分两次饮下，日服一剂。两剂后，内热已清，疼遂轻减。翌日因有重证应诊远出，时遍地雪深三尺，严寒异常，因重受外感，外表之拘束甚于初次，牙疼因又增剧，而心中却不觉热。遂单用麻黄六钱（愚身体素强壮，是以屡次用药皆倍常量，非可概以之治他人也），于临睡时煎汤服之未得汗，继又煎渣再服仍未得汗，睡至夜半始得汗，微觉肌肤松畅，而牙疼如故。剧时觉有气循左侧上潮，疼彻辅颊，且觉发热；有时其气旁行，更疼如锥刺。恍悟此证确系气血挟热上冲，滞于左腮，若再上升至脑部，即为脑充血矣。遂用怀牛膝、生赭石（细末）各一两煎汤服之，其疼顿愈，分毫不复觉疼，且从前头面畏风，从此亦不复畏风。盖愚向拟建瓴汤方（见第三卷论脑充血证可预防篇中，用治脑充血证甚效），方中原重用牛膝、赭石，今单用此二药以治牙疼，更捷如影响，此诚能为治牙疼者别开一门径矣，是以详志之。（《医学衷中参西录·自述治愈牙疼之经过》）

第五章 五两医案

▣ 内 科 ▣

一、伤 寒

◆ 石膏五两

李淑颜，盐山城西八里庄人，年六旬，蒙塾教员，于季冬患伤寒兼脑膜生炎。

病因：素有头昏证，每逢上焦有热，精神即不清爽，腊底偶冒风寒病传阳明，邪热内炽，则脑膜生炎，累及神明，失其知觉。

证候：从前医者治不如法，初得时未能解表，遂致伤寒传里，阳明腑实，舌苔黄而带黑，其干如错，不能外伸，谵语不休，分毫不省人事，两目直视不瞬。诊其脉两手筋惕不安，脉象似有力而不实，一息五至。大便四日未行，小便则溺时不知。

诊断：此乃病实脉虚之证，其气血亏损难抗外邪，是以有种种危险之象。其舌苔黑而干者，阳明热实津液不上潮也；其两目直视不瞬者，肝火上冲而目发胀也；其两手筋惕不安者，肝热血耗而内风将动也；其谵语不省人事者，固有外感之邪热过盛，昏其神明，实亦由外感之邪热上蒸，致脑膜生炎，累及脑髓神经也。拟用白虎加人参汤，更辅以滋补真阴之品，庶可治愈。

处方：生石膏五两（捣细），生怀地黄二两，野台参八钱，天花粉八钱，北沙参八钱，知母六钱，生杭芍六钱，生怀山药六钱，甘草四钱，荷叶边一钱；共煎汤三盅，分三次温服下，每服一盅调入生鸡子黄两枚。方中不用粳米者，以生山药可代粳米和胃也；用生鸡子黄者，以其善熄肝风之内动也；用荷叶者，以善引诸凉药之力直达脑中以清脑膜之炎也。

再诊：将药如法煎服，翌晨下大便一次，舌苔干较愈，而仍无津液，精神

214

较前明了而仍有谵语之时，其目已不直视而能瞬，诊其脉筋惕已愈强半，至数较前稍缓，其浮分不若从前有力，而重按却比从前有根柢，此皆佳兆也。拟即前方略为加减，清其余热即以复其真阴，庶可全愈。

处方：生石膏四两（捣细），生怀地黄二钱，野台参八钱，大甘枸杞一两，生怀山药一两，天花粉八钱，北沙参八钱，知母六钱，生杭芍六钱，甘草四钱；共煎汤三盅。为其大便已通，俾分多次徐徐温饮下，一次只饮一大口。

效果：阅十点钟将药服完，精神清爽，诸病皆愈。（《医学衷中参西录·伤寒门》）

二、温　病

◆ 石膏五两

案1

天津南开义善里，迟氏妇，年二十二岁，于季秋得温病。

病因：其素日血分不调，恒作灼热，心中亦恒发热，因热贪凉，薄受外感，即成温病。

证候：初受外感时，医者以温药发其汗，汗出之后，表里陡然大热，呕吐难进饮食，饮水亦恒吐出，气息不调，恒作呻吟，小便不利，大便泄泻日三四次，其舌苔薄而黄，脉象似有力而不实，左部尤不任重按，一分钟百零二至，摇摇有动象。

诊断：其胃中为热药发表所伤，是以呕吐；其素日阴亏，肝肾有热，又兼外感之热内迫，致小便不利，水归大肠，是以泄泻；其舌苔薄而黄者，外感原不甚剧（舌苔薄，亦主胃气虚），而治以滋阴清热、上止呕吐、下调二便之剂。

处方：生怀山药一两，滑石八钱，生杭芍八钱，生怀地黄六钱，清半夏五钱（温水洗三次），碎竹茹三钱，生麦芽三钱，净青黛二钱，连翘二钱，甘草三钱，鲜茅根四钱；药共十一味，先将前十味水煎十余沸，再入茅根同煎七八沸，其汤即成，取清汤两盅，分三次温饮下。服药后防其呕吐可口含生姜一片，或于煎药时加生姜三片亦可。至药局中若无鲜茅根，可用干茅根两半煎汤，以之代水煎药。

方解：方中之义，山药与滑石并用，一滋阴以退热而能固大便，一清火以退热而善利小便；芍药与甘草并用，为甘草芍药汤，仲师用之以复真阴，而芍药亦善利小便，甘草亦善补大便，汇集四味成方，即拙拟之滋阴清燥汤也

（方载三期五卷），以治上有燥热、下焦滑泻之证，莫不随手奏效。半夏善止呕吐，然必须洗净矾味（药房清半夏亦有矾），屡洗之则药力减，是以用至五钱。竹茹亦善止呕吐，其碎者为竹之皮，津沽药局名为竹茹粉，其止呕之力较整者为优。至于青黛、生姜亦止呕吐之副品也。用生麦芽、鲜茅根者，以二药皆善利小便，而又善达肝木之郁以调气分也。用生地黄者，以其为滋补真阴之主药，即可为治脉数动摇者之要药也。

复诊：将药煎服一剂，呕吐与泄泻皆愈，小便已利，脉象不复摇摇，仍似有力，至数未减，其表里之热稍退，气息仍似不顺，舌苔仍黄，欲投以重剂以清其热，犹恐大便不实，拟再治以清解之剂。

处方：生怀地黄一两，玄参八钱，生杭芍六钱，天花粉六钱，生麦芽三钱，鲜茅根三钱，滑石三钱，甘草三钱；共煎汤一大盅，分两次温服下。

三诊：将药煎服后，病又见轻，家人以为病愈无须服药矣，至翌日晚十一点钟后，见其面红，精神昏愦，时作呻吟，始知其病犹未愈。及愚诊视时，夜已过半，其脉左右皆弦硬而长，数近七至，两目直视，其呻吟之声，似阻隔不顺，舌苔变黑。问其心中何如？自言热甚，且觉气息不接续。此其气分虚而且郁，又兼血虚阴亏，而阳明之热又炽盛也。其脉近七至者，固为阴虚有热之象，而正气虚损不能抗拒外邪者，其脉亦恒现数象，至其脉不为洪滑而为弦硬者，亦气血两亏、邪热炽盛之现象也。拟用白虎加人参汤，再加滋阴理气之品，盖此时大便已实，故敢放胆治之。

处方：生石膏五两（轧细），野台参六钱，知母六钱，天花粉六钱，玄参六钱，生杭芍五钱，生莱菔子四钱（捣碎），生麦芽三钱，鲜茅根三钱，粳米三钱，甘草三钱；共煎汤一大碗，分四次温饮下，病愈不必尽剂。

效果：将药分四次服完，热退强半，精神已清，气息已顺，脉象较前缓和，而大便犹未通下，因即原方将石膏改用四两，莱菔子改用二钱，如前煎服，服至三次后，大便通下，其热全退，遂停后服。（《医学衷中参西录·温病门》）

案2

戊辰在津，有第一中学教员宋志良君素喜阅拙著。孟夏时其长子慕濂患温疹兼喉证。医者皆忌重用凉药，服其药数剂，病转增剧。继延愚为诊视，其脉洪长有力，纯乎阳明胃腑蕴有实热，其疹似靥未靥，视其咽喉两旁红，微有烂处，心中自觉热甚，小便短赤，大便三日未行。为开大剂白虎汤，加连翘四钱、薄荷叶钱半以托疹外出。方中石膏重用生者四两，恐药房中以煅者充之，嘱取药者视其将大块生石膏捣细，且带一小块来，视其果系生石膏否。迨药取至，其小块果为生石膏，而细面灰白，乃系煅者。究问其故，是预制为末，非当面捣细者。愚因谓志良曰："石膏煅用，性同鸠毒。若用至一两，即足误人性命。可向杂货铺中买生者，自制细用之。"于是依愚言办理。将药煎汤三盅，分三次温饮下，病大见愈，而脉仍有力，咽喉食物犹疼。继又用原方，先取鲜白茅根二两煮水以煎药，仍分三次服下，尽剂而愈，大便亦通下。后其次子亦患温疹喉证，较其兄尤剧，仍治以前方，初次即用茅根汤煎药，药方中生石膏初用三两，渐加至五两始愈。（《医学衷中参西录·详论咽喉证治法》）

三、发　　热

◆ 石膏五两

一人年近四旬，身形素强壮，时当暮春，忽觉心中发热，初未介意，后渐至大小便皆不利，屡次延医服药病转加剧，腹中胀满，发热益甚，小便犹滴沥可通，而大便则旬余未通矣，且又觉其热上逆，无论所服何药，下咽即吐出，因此医皆束手无策。后延愚为诊视，其脉弦长有力，重按甚实，左右皆然，视其舌苔厚而已黄，且多芒刺，知为伏气化热，因谓病者曰，欲此病愈非治以大剂白虎汤不可。病者谓：我未受外感，何为服白虎汤？

答曰：此伏气化热证也。盖因冬日或春初感受微寒，未能即病，所受之寒伏藏于三焦脂膜之中，阻塞升降之气化，久而生热，至春令已深，而其所伏之气更随春阳而化热，于斯二热相并，而脏腑即不胜其灼热矣，此原与外感深入阳明者治法相同，是以宜治以白虎汤也。病者闻愚言而颔之，遂为开白虎汤方。方中生石膏用三两，为其呕吐为加生赭石（细末）一两，为其小便不利为加滑石六钱，至大便旬余不通，而不加通大便之药者，因赭石与石膏并用，最善通热结之大便也。俾煎汤一大碗，徐徐温饮下，服后将药吐出一半，小便稍通，大便未通下。

翌日即原方将石膏改用五两，赭石改用两半，且仿白虎加人参汤之义，又加野台参三钱，复煎汤徐徐温饮下，仍吐药一半，大便仍未通下。于是变汤为散，用生石膏（细末）一两、赭石（细末）四钱和匀，为一日之量，鲜白茅根四两煎汤，分三次将药末送服，服后分毫未吐，下燥粪数枚，小便则甚畅利矣。翌日更仿白虎加人参汤之义，又改用野党参（古之人参生于上党，今之党参即古之人参也。然此参人工种者甚多，而仍以野山自生者为贵）五钱，煎汤送服从前药末，又下燥粪数枚；后或每日如此服药，歇息一日不服药，约计共服生石膏细末斤许，下燥粪近百枚，病始霍然全愈。其人愈后，饮食增加，脾胃分毫无伤，则石膏之功用及石膏之良善可知矣。愚用石膏治大便之因热燥结者实多次矣，或单用石膏细末，或少佐以赭石细末，莫不随手奏效，为此次所用石膏末最多，故特志之。（《医学衷中参西录·深研白虎汤之功用》）

第六章　六两医案

▣ 第一节　内　科 ▣

一、温　病

◆ 石膏六两

案 1

孙雨亭，武清县人，年三十三岁，小学教员，喜阅医书，尤喜阅拙著《衷中参西录》。于孟秋时得温病，在家治不愈，遂来津求为诊治。

病因：未病之前，心中常觉发热，继因饭后有汗，未暇休息，陡有急事冒风出门，致得温病。

证候：表里俱觉壮热，嗜饮凉水、食凉物，舌苔白浓，中心已黄，大便干燥，小便短赤，脉象洪长有力，左右皆然，一分钟七十八至。

诊断：此因未病之先已有伏气化热，或有暑气之热内伏，略为外感所激，即表里陡发壮热，一两日间阳明府热已实，其脉之洪长有力是明征也。拟投以大剂白虎汤，再少佐以宣散之品。

处方：生石膏四两（捣细），知母一两，鲜茅根六钱，青连翘三钱，甘草三钱，粳米三钱；共煎汤三盅，分三次温服下。

复诊：将药分三次服完，表里之热分毫未减，脉象之洪长有力亦仍旧，大便亦未通下。此非药不对证，乃药轻病重、药不胜病也。夫石膏之性，《神农本草经》原谓其微寒，若遇阳明大热之证，当放胆用之。拟即原方去连翘，加天花粉，再将石膏加重。

处方：生石膏六两，知母一两，天花粉一两，鲜茅根六钱，甘草四钱，粳米四钱；共煎汤三大盅，分三次温服下。

复诊：将药分三次服完，下燥粪数枚，其表里之热仍然不退，脉象亦仍有力。愚谓雨亭曰：余生平治寒温实热证，若屡次治以大剂白虎汤而其热不退者，恒将方中石膏研极细，将余药煎汤送服即可奏效。今此证正宜用此方，雨亭亦以为然。

处方：生石膏二两（研极细），生怀山药二两，甘草六钱；将山药、甘草煎汤一大碗，分多次温服。每次送服石膏末二钱许，热退勿须尽剂，即其热未尽退，若其大便再通下一次者，亦宜将药停服。

效果：分六次将汤药饮完，将石膏送服强半，热犹未退，大便亦未通下，又煎渣取汤两盅，分数次送服石膏末，甫完，陡觉表里热势大增。时当夜深，不便延医。雨亭自持其脉弦硬异常，因常阅《衷中参西录》，知脉虽有力而无洪滑之象者，用白虎汤时皆宜加人参，遂急买高丽参五钱，煮汤顿饮下，其脉渐渐和缓，热亦渐退，至黎明其病霍然全愈矣。（《医学衷中参西录·温病门》）

案2

同邑友人赵厚庵之夫人，年近六旬得温病，脉数而洪实，舌苔黄而干，闻药气即呕吐。俾单用生石膏（细末）六两，以作饭小锅煎取清汤一大碗，恐其呕吐，一次只温饮一口，药下咽后，觉烦躁异常，病家疑药不对证。愚曰："非也，病重药轻故也。"饮至三次，遂不烦躁，阅四点钟，尽剂而愈。（《医学衷中参西录·石膏解》）

案3

一媪，年六旬，得温病，脉数而有力，舌苔黄而干，闻药气即呕吐，俾用生石膏六两，煎水一大碗，恐其呕吐，一次止饮药一口，甫饮下，烦躁异常，病家疑药不对证。愚曰：非也，病重药轻故耳。饮至三次，遂不烦躁，阅四点钟，尽剂而愈。（《医学衷中参西录·治伤寒温病同用方》）

◆ **白茅根六两**

案1

一人年近五旬，受温疹之毒传染，痧疹遍身，表里壮热，心中烦躁不安，证实脉虚，六部不起，屡服清解之药无效，其清解之药稍重，大便即溏。俾用鲜茅根六两，如法煮汤一大碗顿服之，病愈强半，又服一次全愈。（《医学衷中参西录·白茅根解》）

案2

邑中牛留里，王义源君之女，年十五岁，于仲春得温病久不愈。

病因：仲春上旬，感受风温，医者诊治失宜，迁延旬余，病益增剧，医者诿为不治，始延愚为诊视。

证候：心下胀满甚剧，喘不能卧，自言心中干甚，似难支持。其舌苔白而微黄。小便赤少，大便从前滑泻，此时虽不滑泻，然仍每日下行。脉搏一息五至强，左部弦而有力，右部似大而有力，然皆不任重按。

诊断：此其温病之热，本不甚剧。因病久真阴亏损致小便不利，所饮之水停于肠胃则胀满，迫于心下则作喘。其心中自觉干甚，固系温病之热未清，亦足征其真阴亏损阴精不能上奉也（《内经》谓阴精上奉，其人寿）。当滋其真阴，利其小便，真阴足则以水济火，而心中自然不干；小便利则水从下消，而胀满喘促自愈。至于些些温病之余热，亦可皆随小便泻出而不治自愈矣。

处方：鲜白茅根（去净皮及节间细根）六两，锉碎，用水三大碗，煎一沸，俟半点钟，视其茅根若不沉水底，再煎一沸，至茅根皆沉水底其汤即成。去渣当茶，徐徐温饮之。

效果：如法煎饮茅根两日，其病霍然全愈。

盖白茅根凉润滋阴，又善治肝肾有热，小便不利，且具有发表之性，能透温病之热外出。一药而三善备，故单用之而能立建奇功也。然必剖取鲜者用之，且复如此煎法（过煎则无效）方能有效。

凡药之性，能利水者多不能滋阴，能下降者多不能上升，能清里者多不能达表。惟茅根既善滋阴，又善利水，既善引水气下行，又善助肾阴上升。且内清脏腑之热，外托肌表之邪，而尤善清肺利痰定其喘逆。盖凡物体之中空者皆象肺，茅根不但中空，其周围廾上又有十二小孔，是其中空象肺叶，而其廾上之小孔又象肺叶上之通气小管也。因其形与肺肖，是以此证之病兼喘者服之亦愈也。（《医学衷中参西录·温病门》）

案3

见三两医案·温病·石膏·案7。

二、喘　证

◆ 山药六两

一人年四十余，得温病十余日，外感之火已消十之八九。大便忽然滑下，喘息迫促，且有烦渴之意。其脉甚虚，两尺微按即无。亦急用生山药六两，煎汁两大碗，徐徐温饮下，以之当茶，饮完煎渣再饮，两日共用山药十八两，喘

与烦渴皆愈，大便亦不滑泻。（《医学衷中参西录·治阴虚劳热方》）

三、噎　膈

◆ 芒硝六两

奉天清丈局科员刘敷陈，年四十余，得结证，饮食行至下脘，复转而吐出，无论服何药亦如兹，且其处时时切疼，上下不通者已旬日矣。俾用朴硝六两，与鲜莱菔片同煮，至莱菔烂熟捞出，又添生片再煮，换至六七次，约用莱菔七八斤，将朴硝咸味借莱菔提之将尽，余浓汁四茶杯，每次温饮一杯，两点钟一次，饮至三次其结已开，大便通下。

其女公子时患痢疾，俾饮其余，痢疾亦愈。（《医学衷中参西录·朴硝硝石解》）

四、便　秘

◆ 石膏六两

一少年，伤寒已过旬日，阳明火实，大便燥结，投一大剂白虎汤，一日连进二剂，共用生石膏六两，至晚九点钟，火似见退，而精神恍惚，大便亦未通行。再诊其脉，变为弦象。夫弦主火衰，亦主气虚。知此证清解已过，而其大便仍不通者，因其元气亏损，不能运行白虎汤凉润之力也。遂单用人参五钱，煎汤俾服之，须臾大便即通，病亦遂愈。

盖治此证的方，原是白虎加人参汤。因临证时审脉不确，但投以白虎汤，遂致病有变更。幸迷途未远，犹得急用人参，继所服白虎汤后以成功。诚以日间所服白虎汤尽在腹中，得人参以助之，始能运化。是人参与白虎汤，前后分用之，亦无异于一时同用之也。益叹南阳制方之神妙，诚有令人不可思议者也。吴又可谓：如人方肉食而病适来，以致停积在胃，用承气下之，惟是臭水稀粪而已；于承气汤中单加人参一味，虽三四十日停积之物于是方下。盖承气借人参之力鼓舞胃气，宿物始动也。又可此论，亦即愚用人参于白虎汤后，以通大便之理也。（《医学衷中参西录·治伤寒温病同用方》）

▨ 第二节 妇　科 ▨

一、妊娠温病

◆ 山药六两

天津北阁西，董绍轩街长之夫人，年三十四岁，怀妊，感受温病兼有痰作喘。

病因：受妊已逾八月，心中常常发热。时当季春，喜在院中乘凉，为风袭，遂成此证。

证候：喘息有声，呼吸迫促异常，昼夜不能少卧，心中烦躁。舌苔白厚欲黄。左右寸脉皆洪实异常，两尺则按之不实，其数八至。大便干燥，小便赤涩。

诊断：此证前因医者欲治其喘，屡次用麻黄发之。致其元气将脱，又兼外感之热已入阳明。其实热与外感之气相并上冲，是以其脉上盛下虚，喘逆若斯迫促，脉七至即为绝脉，今竟八至恐难挽回。欲辞不治而病家再三恳求，遂勉为拟方。以清其热，止其喘，挽救其气化之将脱。

处方：净萸肉一两，生怀地黄一两，生龙骨一两（捣碎），生牡蛎一两（捣碎）；将四味煎汤，送服生石膏（细末）三钱，迟五点钟若热犹不退，煎渣再服，仍送服生石膏（细末）三钱。

复诊：服药头煎次煎后，喘愈强半，遂能卧眠，迨至黎明胎忽滑下，且系死胎。再诊其脉较前更数，一息九至，然不若从前之滑实，而尺脉则按之即无。其喘似又稍剧，其心中烦躁依旧，且觉怔忡，不能支持。此乃肝肾阴分大亏，不能维系阳分而气化欲涣散也。当峻补肝肾之阴，兼清外感未尽之余热。

处方：生怀山药六两，玄参两半，熟鸡子黄六个（捻碎），真西洋参二钱（捣为粗末）；先将山药煎十余沸，再入玄参、鸡子黄煎汤一大碗，分多次徐徐温饮下。每饮一次，送服洋参末少许，饮完再煎渣取汤接续饮之，洋参末亦分多次送服，勿令余剩。国产之参，皆有热性，惟西洋参则补而不热，以治温热病气分虚者甚宜。然此参伪者极多，其性甚热，误用之足以偾事。惟其皮色黄，皮上皆系横纹，密而且细，其质甚坚者方真。若无真西洋参，可权用潞党参代之，剪成小块，用药汤送服。

三诊：翌日又为诊视，其脉已减去三至为六至，尺脉按之有根，知其病已回生。问其心中已不怔忡，惟其心中犹觉发热，此非外感之热，乃真阴未复之热也。当纯用大滋真阴之品，以复其阴。

处方：玄参三两，生怀山药两半，当归四钱，真西洋参二钱（捣为粗末）；将前三味共煎汤一大碗，分多次温饮下。每饮一次送服洋参末少许。

四诊：前方服一剂，心中已不觉热，惟腹中作疼，问其恶露所下甚少，当系瘀血作疼。治以化瘀血之品，其疼当自愈。

处方：生怀山药一两，当归五钱，怀牛膝五钱，生鸡内金二钱（黄色的，捣），桃仁二钱，红花钱半，真西洋参二钱（捣为粗末）；将前六味共煎汤一大盅，送服洋参末一半，至煎渣服时再送服余一半。

效果：前方日服一剂，服两日病遂全愈。（《医学衷中参西录·妇女科》）

二、产后喘证

◆ 山药六两

一妇人产后十数日，大喘大汗，身热劳嗽，医者用黄芪、熟地，白芍等药，汗出愈多。后愚诊视，脉甚虚弱，数至七至，审证论脉，似在不治。俾其急用生山药六两，煮汁徐徐饮之，饮完添水重煮，一昼夜所饮之水皆取于山药中，翌日又换山药六两，仍如此煮饮之，三日后诸病皆愈（《医学衷中参西录·治阴虚劳热方》也录有本案）。（《医学衷中参西录·山药解》）

▪ 第三节 儿　　科 ▪

一、感　　冒

◆ 石膏六两

长子荫潮，七岁时，感冒风寒，四五日间，身大热，舌苔黄而带黑。孺子苦服药，强与之即呕吐不止。遂单用生石膏两许，煎取清汤，分三次温饮下，病稍愈。又煎生石膏二两，亦徐徐温饮下，病又见愈。又煎生石膏三两，徐徐饮下如前，病遂全愈。夫以七岁孺子，约一昼夜间，共用生石膏六两，病愈后饮食有加，毫无寒中之弊，则石膏果大寒乎？抑微寒乎？此系愚初次重用石膏也。故第一次只用一两，且分三次服下，犹未确知石膏之性也。世之不敢重用石膏者，何妨若愚之试验加多以尽石膏之能力乎？（《医学衷中参西

录·石膏解》)

二、疹

◆ 石膏六两

案 1

愚初来津时，原在陆军为医正，未尝挂牌行医。时有中学教员宋志良君，其两儿一女皆患猩红热，延医治疗无效。因其素阅拙著《衷中参西录》，遂造寓恳求为之诊治。即按以上诸法为之次第治愈。其女年方九岁，受病极重，周身肌肤皆红。细审之，为所出之疹密布不分个数。医者见之，谓凡出疹若斯者，皆在不治之例，志良亦深恐其不治。愚曰："此勿忧，放胆听吾用药，必能挽救，不过所用之白虎汤中分量加重耳。"方中所用之生石膏自三两渐加至六两（皆一剂分作数次服），始完全将病治愈。（《医学衷中参西录·详论猩红热治法》）

案 2

戊辰在津，有第一中学教员宋志良君素喜阅拙著，孟夏时其长子慕濂患温疹兼喉证……继其幼女年七岁亦患温疹喉证，较其两兄尤重，其疹周身成一个，肉皮皆红，亦治以前方，为其年幼，方中生石膏初用二两，后加至六两，其热稍退而喉痛不减，其大便六日未行，遂单用净芒硝俾淬水服下，大便即通，其热大减，喉痛亦愈强半。再诊其脉虽仍有力，实有浮而还表之象，遂用西药阿斯必林一瓦，因病机之外越而助其出汗。果服后周身得汗，霍然全愈。（《医学衷中参西录·详论咽喉证治法》）

第七章 七两医案

▣ 内 科 ▣

伤 寒

◆ 石膏七两

忆五年前，族家姊，年七旬有三，忽得瘫痪证。迎愚诊视，既至见有医者在座，用药一剂，其方系散风补气理痰之品，甚为稳善。愚亦未另立方。翌日，脉变洪长，知其已成伤寒证。先时愚外祖家近族有病者，订于斯日迎愚，其车适至。息将行，谓医者曰：此证乃瘫痪基础预伏于内，今因伤寒而发，乃两病偕来之证。然瘫痪病缓，伤寒病急。此证阳明实热，已现于脉，非投以白虎加人参汤不可，君须放胆用之，断无差谬。后医者终畏石膏寒凉，又疑瘫痪证不可轻用凉药。迟延二日，病势垂危，复急迎愚。及至则已夜半矣。诊其脉，洪而且数，力能搏指，喘息甚促，舌强直，几不能言。幸喜药坊即在本村，急取白虎加人参汤一剂，方中生石膏用三两，煎汤两盅，分二次温饮下，病稍愈。又单取生石膏四两，煮汁一大碗，亦徐徐饮下，至亭午尽剂而愈（《医学衷中参西录·治肢体痿废方·补偏汤》也录有本案）。（《医学衷中参西录·治伤寒温病同用方》）

第八章 八两医案

▣ 第一节 内 科 ▣

一、温 病

◆ 石膏八两

胡珍篮,道尹,年五十四岁,原籍云南,寓天津一区,于仲秋感受温病兼喉疼证。

病因:劳心过度,暗生内热。且日饮牛乳两次作点心,亦能助热,内热上潮,遂觉咽喉不利,至仲秋感受风温,陡觉咽喉作疼。

证候:表里俱觉发热,咽喉疼痛,妨碍饮食。心中之热时觉上冲,则咽喉之疼即因之益甚。周身酸懒无力,大便干燥,脉象浮滑而长,右关尤重按有力,舌上白苔满布。

诊断:此证脉象犹浮,舌苔犹白,盖得病甫二日,表证犹未罢也。而右关重按有力,且时觉有热上冲咽喉者,是内伤外感相并而为病也。宜用重剂清其胃腑之热,而少佐以解表之品,表解里清,喉之疼痛当自愈矣。

处方:生石膏四两(捣细),西药阿斯必林一瓦;单将生石膏煎汤一大盅,乘热将阿斯必林融化其中服之。因阿斯必林实为酸凉解肌之妙药,与大量之石膏并用,服后须臾其内伤外感相并之热,自能化汗而解也。

效果:服后约半点钟,其上半身微似有汗,而未能遍身透出,迟一点钟,觉心中之热不复上冲,咽喉疼痛轻减。时在下午一点钟,至晚间临睡时,仍照原方再服一剂,周身皆得透汗,安睡一夜,翌晨诸病若失矣。

胡珍篮君,前清名进士,为愚民纪后初次来津之居停也。平素博极群书,对于医书亦恒喜披阅。惟误信旧说,颇忌生用石膏。经愚为之解析则豁然顿悟,是以一日之间共服生石膏八两而不疑,经此番治愈之后,益信生石膏为家常必需之品。恒预轧细末数斤，凡家中人有心中觉热者，即用两许，煮水饮之，是以家中终岁鲜病者。(《医学衷中参西录·温病门》)

二、发　　热

◆ 白茅根八两

天津建设厅科长刘敷陈君，愚在奉时之旧友也。于壬申正月上旬，觉心中时时发热，而周身又甚畏冷。时愚回籍，因延他医诊治。服药二十余剂，病转增剧，二便皆闭。再服他药，亦皆吐出。少进饮食，亦恒吐出。此际愚适来津，诊其脉，弦长有力，然在沉分。知其有伏气化热，其热不能外达于表，是以心中热而外畏冷，此亦热深厥深之象也。俾先用鲜茅根半斤（切碎），水煮三四沸，视茅根皆沉水底，其汤即成。取清汤三杯，分三次服，每服一次，将土狗三个捣为末，生赭石三钱亦为细末，以茅根汤送下。若服过两次未吐，至三次赭石可以不用。乃将药服后，呕吐即止，小便继亦通下。再诊其脉，变为洪长有力，其心中仍觉发热，外表则不畏冷矣。其大便到此已半月未通下。遂俾用大潞参五钱煎汤，送服生石膏（细末）一两。翌晨大便下燥粪数枚，黑而且硬。再诊其脉，力稍缓，知心中犹觉发热。又俾用潞党参四钱煎汤，送服生石膏（细末）八钱。翌晨又下燥粪二十余枚，仍未见溏粪。其心中不甚觉热，脉象仍似有力。又俾用潞党参三钱煎汤，送服生石膏（细末）六钱。又下燥粪十余枚，后则继为溏粪，病亦从此全愈矣。(《医学衷中参西录·论伏气化热未显然成温病者之治法》)

三、心中发热

◆ 白茅根八两

一室女，心中常觉发热，屡次服药无效。后愚为诊视，六脉皆沉细。诊脉之际，闻其太息数次，知其气分不舒也。问其心中胁下，恒隐隐作疼。遂俾剖取鲜茅根（剉细）半斤，煎数沸当茶饮之。两日后，复诊其脉，已还浮分，重诊有力，不复闻其太息。问其胁下，已不觉疼，惟心中仍觉发热耳。再饮数日，其心中发热亦愈。(《医学衷中参西录·治癃闭方》)

四、呕　　吐

◆ 石膏八两

一室女，中秋节后，感冒风寒，三四日间，胸膈满闷，不受饮食，饮水一口亦吐出，剧时恒以手自挠其胸。脉象滑实，右部尤甚，遂单用生赭石（细末）两半，俾煎汤温饮下，顿饭顷仍吐出。盖其胃口皆为痰涎壅滞，药不胜病，下行不通复转而吐出也。遂更用赭石四两，煎汤一大碗，分三次陆续温饮下，胸次遂通，饮水不吐。

翌日，脉象洪长，其舌苔从先微黄，忽变黑色，又重用白虎汤连进两大剂，每剂用生石膏四两，分数次温饮下，大便得通而愈（《医学衷中参西录·治伤寒温病同用方》也录有本案）。（《医学衷中参西录·赭石解》）

五、水　　肿

◆ 白茅根八两

一妇人年近四旬，因阴虚发热，渐觉小便不利，积成水肿，服一切通利小便之药皆无效。其脉数近六至，重按似有力，问其心中常觉烦躁，知其阴虚作热，又兼有实热，以致小便不利而成水肿也。俾用鲜茅根半斤，如法煎汤两大碗，以之当茶徐徐温饮之，使药力昼夜相继，连服五日，热退便利，肿遂尽消。（《医学衷中参西录·白茅根解》）

六、砒霜中毒

◆ 石膏八两

本村东邻张氏女因家庭勃谿，怒吞砒石，未移时，作呕吐。其兄疑其偷食毒物，诡言无他，惟服皂矾少许耳。其兄闻其言，急来询解救之方。愚曰皂矾原系硫氧与铁化合，分毫无毒，呕吐数次即愈，断无闪失，但恐未必是皂矾耳。须再切问之。其兄去后，迟约三点钟复来，言此时腹中绞疼，危急万分，始实言所吞者是砒石，非皂矾也。急令买生石膏（细末）二两，用凉水送下。乃村中无药铺，遂至做豆腐家买得生石膏（轧细）末，凉水送下，腹疼顿止。犹觉腹中烧热，再用生石膏（细末）半斤，煮汤两大碗，徐徐饮之，尽剂而愈。后又遇吞洋火中毒者，治以生石膏亦愈，然以其毒缓，但煎汤饮之，无用送服其细末也。（《医学衷中参西录·石膏生用直同金丹煅用即同鸩毒说》）

▣ 第二节 儿 科 ▣

疹

◆ 白茅根八两

案1

壬申正月中旬，长男荫潮两臂及胸间肉皮微发红，咽喉微疼，疑将出疹，又强被友人挽去，为治小儿发疹。将病治愈，归家途中又受感冒，遂觉周身发冷，心中发热。愚适自津还籍，俾用生石膏（细末）一两，煎汤送服阿斯必林一瓦。周身得汗，发冷遂愈，心中之热亦轻，皮肤则较前益红。迟半日又微觉发冷，心中之热更增剧，遂又用生石膏（细末）二两，煎汤送服阿斯必林半瓦。服后微解肌，病又见愈。迟半日仍反复如故，且一日之间下大便两次，知其方不可再用。时地冻未解，遣人用开冻利器，剖取鲜茅根六两，煎汤一大碗，分三次服，每次送服阿斯必林三分瓦之一。服后未见汗而周身出疹若干，病愈十分之八九，喉已不疼。

隔两日觉所余之热又渐增重，且觉头目昏沉，又剖取鲜茅根八两，此时因其热增，大便已实，又加生石膏两半，共煎汤一大碗，仍分三次送服阿斯必林如前。上半身又发出白泡若干，病遂全愈。观此可知此三药并用之妙，诚可代羚羊角矣。后返津时，值瘟疹流行，治以此方，皆随手奏效。（《医学衷中参西录·羚羊角辨》）

案2

天津许姓学生，年八岁，于庚申仲春出疹，初见点两日即靥。家人初未介意。迟数日，忽又发热。其父原知医，意其疹毒未透，自用药表之不效。延他医治疗亦无效，偶于其友处见拙著《衷中参西录》，遂延为诊视。其脉象细数有力，肌肤甚热，问其心中亦甚热。气息微喘，干咳无痰，其咽喉觉疼，其外咽喉两旁各起疙瘩大如桃核之巨者，抚之则疼，此亦疹毒未透之所致也。且视其舌苔已黄，大便数日未行，知其阳明府热已实，必须清热与表散之药并用方能有效。遂为疏方鲜茅根半斤（切碎），生石膏二两（捣细），西药阿斯必林一瓦半。先将茅根、石膏水煮四五沸，视茅根皆沉水底，其汤即成，取清汤一大碗，分三次温饮下，每饮一次，送服阿斯必林半瓦。初次饮后，迟两点钟再饮第二次。若初服后即出汗，后二次阿斯必林宜少用。如法将药服完，翌日视之，上半身微见红点，热退强半，脉亦较前平和，喉疼亦稍轻，其大便仍未通下。遂将原方茅根改用五两，石膏改用两半，阿斯必林改用一瓦，仍将前二味煎汤分三次送服阿斯必林。服后疹出见多，大便通下，表里之热已退十之八九，咽喉之疼又轻，惟外边疙瘩则仍旧。

愚恐其所出之疹仍如从前之齐急，俾每日用鲜茅根四两以之煮汤当茶饮，又用金银花六钱，甘草三钱，煎汤一大杯，分三次温服，每次送梅花点舌丹一丸。如此四日，疙瘩亦消无芥蒂矣。（《医学衷中参西录·详论猩红热治法》）

▨ 第三节 外 科 ▨

梅 毒

◆ 石膏八两

沈阳县署科长某，患梅毒，在东人医院治疗二十余日，头面肿大，下体溃烂，周身壮热，谵语不省人事，东人谓毒已走丹不可治。其友人警务处科员孙俊如，邀愚住东人院中为诊视。疑其证夹杂温病，遂用生石膏（细末）半斤，煮水一大瓶，伪作葡萄酒携之至其院中，托言探友，盖不欲东人知为疗治也。及入视病人，其头面肿而且红，诊其脉洪而实，知系夹杂温病无疑，嘱将石膏水徐徐温服。翌日又往视，其头面红肿见退，脉之洪实亦减半，而较前加数，仍然昏愦谵语，分毫不省人事。所饮石膏之水尚余一半，俾自购潞党参五钱，煎汤兑所余之石膏水饮之。翌日又往视之，则人事大清，脉亦和平。病人遂决意出彼院来院中调治，后十余日其梅毒亦愈。此证用潞党参者，取其性平不热也。（《医学衷中参西录·人参解》）

第九章 九两医案

▣ 内 科 ▣

一、伤 寒

◆ 石膏九两

案1

马朴臣，辽宁大西关人，年五十一岁，得伤寒兼有伏热证。

病因：家本小康，因买卖俄国银币票赔钱数万元，家计顿窘，懊悔不已，致生内热；孟冬时因受风，咳嗽有痰微喘，小便不利，周身漫肿。愚为治愈，旬日之外，又重受外感，因得斯证。

证候：表里大热，烦躁不安，脑中胀疼，大便数日一行，甚干燥，舌苔白厚，中心微黄，脉极洪实，左右皆然，此乃阳明腑实之证。凡阳明腑实之脉，多偏见于右手，此脉左右皆洪实者，因其时常懊悔，心肝积有内热也，其脑中胀疼者，因心与肝胆之热挟阳明之热上攻也。当用大剂寒凉微带表散，清其阳明胃腑之热，兼以清其心肝之热。

处方：生石膏四两（捣细），知母一两，甘草四钱，粳米六钱，青连翘三钱；共作汤煎至米熟，取汤三盅，分三次温服下，病愈勿尽剂。

方解：此方即白虎汤加连翘也。白虎汤为伤寒病阳明腑热之正药，加连翘者取其色青入肝，气轻入心，又能引白虎汤之力达于心肝以清热也。

效果：将药三次服完，其热稍退，翌日病复还原，连服五剂，将生石膏加至八两，病仍如故，大便亦不滑泻。病家惧不可挽救，因晓之曰：石膏原为平和之药，惟服其细末则较有力，听吾用药勿阻，此次即愈矣。

为疏方，方中生石膏仍用八两，将药煎服之后，又用生石膏（细末）二两，俾蘸梨片徐徐嚼服之，服至两半其热全消，遂停服，从此病愈，不再反

复。《医学衷中参西录·伤寒门》)

案2

同邑友人毛仙阁之三子哲嗣印棠，年三十二岁，素有痰饮，得伤寒证，服药调治而愈。后因饮食过度而复，服药又愈。后数日又因饮食过度而复，医治无效。四五日间，延愚诊视，其脉洪长有力，而舌苔淡白，亦不燥渴，食梨一口即觉凉甚，食石榴子一粒，心亦觉凉。愚舍证从脉，为开大剂白虎汤方，因其素有痰饮，加清半夏数钱，其表兄高夷清在座，邑中之宿医也，疑而问曰："此证心中不渴不热，而畏食寒凉如此，以余视之虽清解药亦不宜用，子何所据而用生石膏数两乎？"

答曰："此脉之洪实，原是阳明实热之证，其不觉渴与热者，因其素有痰饮湿胜故也。其畏食寒凉者，因胃中痰饮与外感之热互相胶漆，致胃府转从其化与凉为敌也。"

仙阁素晓医学，信用愚言，两日夜间服药十余次，共用生石膏斤余，脉始和平，愚遂旋里。隔两日复来相迎，言病患反复甚剧，形状异常，有危在顷刻之虑。因思此证治愈甚的，何至如此反复。既至，见其痰涎壅盛，连连咳吐不竭，精神恍惚，言语错乱，身体颤动，诊其脉平和无病，惟右关胃气稍弱。愚恍然会悟，急谓其家人曰："此证万无闪失，前因饮食过度而复，此次又因戒饮食过度而复也。"其家人果谓有鉴前失，数日之间，所与饮食甚少。愚曰："此无须用药，饱食即可愈矣。"其家人虑其病状若此，不能进食。愚曰："无庸如此多虑，果系由饿而得之病，见饮食必然思食。"其家人依愚言，时已届晚八句钟，至黎明进食三次，每次撙节与之，其病遂愈（《医学衷中参西录·治伤寒温病同用方·仙露汤》也录有本案）。（《医学衷中参西录·石膏解》）

二、泄　　泻

◆ 山药九两

一人年四十余，得温病十余日，外感之火已消十之八九，大便忽然滑下，喘息迫促，且有烦渴之意，其脉甚虚，两尺微按即无。急用生山药六两，煎汁两大碗，徐徐温饮下，以之当茶，饮完煎渣再饮，两日共用山药十八两，喘与烦渴皆愈，大便亦不滑泻（《医学衷中参西录·治阴虚劳热方》也录有本案）。（《医学衷中参西录·山药解》）

第十章 十两医案

▣ 内 科 ▣

便 秘

◆ 石膏十两

愚年三旬时，曾病伏气化热，五心烦热，头目昏沉，舌苔白厚欲黄，且多芒刺，大便干燥，每日用生石膏数两煮水饮之，连饮数日，热象不退。因思或药轻不能胜病，乃于头午用生石膏五两煮水饮下，过午又用生石膏五两煮水饮下，一日之间共服生石膏十两，而心中分毫不觉凉，大便亦未通下。踌躇再四，精思其理，恍悟此必伏气之所入甚深，原当补助正气，俾吾身之正气壮旺，自能逐邪外出也。于斯欲仿白虎加人参汤之义，因无确实把握，犹不敢遽用大剂，就已所预存之药，用生石膏二两，野台参二钱，甘草钱半，适有所轧生怀山药粗渣又加少许，煎汤两盅，分三次温饮下，饮完晚间即觉清爽，一夜安睡，至黎明时少腹微疼，连泻三次，自觉伏气之热全消，再自视舌苔，已退去一半，而芒刺全无矣。夫以常理揆之，加人参于白虎汤中，必谓能减石膏之凉力，而此次之实验乃知人参反能助石膏之凉力，其理果安在乎？盖石膏煎汤，其凉散之力皆息息由毛孔透达于外，若与人参并用，则其凉散之力，与人参补益之力互相化合，能旋转于脏腑之间，以搜剔深入之外邪使之净尽无遗，此所以白虎加人参汤，清热之力远胜于白虎汤也。（《医学衷中参西录·续申白虎加人参汤之功用》）

第十一章 十二两医案

▣ 内 科 ▣

一、心 悸

◆ 地黄十二两

一室女，资禀素羸弱，得温病五六日，痰喘甚剧。治以《金匮》小青龙汤加石膏，一剂喘顿止。时届晚八点钟，一夜安稳。至寅时喘复作，不若从前之剧，而精神恍惚，心中怔忡。再诊其脉，如水上浮麻不分至数，按之即无，此将脱之候也。取药不暇，幸有预购山药两许，急煎服之，病少愈。此际已疏方取药，方系熟地四两、生山药一两、野台参五钱。而近处药房无野台参，并他参亦罄尽。再至他处，又恐误事。遂单煎熟地、山药饮之，病愈强半。一日之内，按其方连进三剂，病遂全愈。

按：此证原当用拙拟来复汤（见于二两医案·汗证·山茱萸·案1），其方重用山萸肉以收脱，而当时愚在少年，其方犹未拟出，亦不知重用萸肉，而自晨至暮，共服熟地十二两，竟能救此垂危之证，熟地之功用诚伟哉。又此证初次失处，在服小青龙汤后，未用补药。愚经此证后，凡遇当用小青龙汤而脉稍弱者，服后即以补药继之。或加人参于汤中，恐其性热，可将所加之石膏加重（《医学衷中参西录·地黄解》也录有本案：邻村泊庄高氏女，资禀素羸弱，得温病五六日，痰喘甚剧，投以《金匮》小青龙加石膏汤，喘顿止。时届晚八点钟，一夜安稳，至寅时喘复作，精神恍惚，心中怔忡。再诊其脉，如水上浮麻，按之即无，不分至数，此将脱之候也。急疏方用熟地黄四两、生山药一两、野台参五钱，而近处药房无野台参并他参亦罄尽，遂单用熟地黄、生山药煎服，一日连进三剂，共用熟地黄十二两，其病竟愈）。（《医学衷中参西录·治伤寒温病同用方·白虎加人参以山药代粳米汤》）

235

二、痹 证

◆ 石膏十二两

西安县煤矿司账张子禹腿疼，其人身体强壮，三十未娶，两脚肿疼，胫骨处尤甚。服热药则加剧，服凉药则平平，医治年余无效。其脉象洪实，右脉尤甚，其疼肿之处皆发热，断为相火炽盛，小便必稍有不利，因致湿热相并下注。宜投以清热利湿之剂，初用生石膏二两，连翘、茅根各三钱，煎汤服。后渐加至石膏半斤，连翘、茅根仍旧，日服两剂，其第二剂石膏减半。如此月余，共计用生石膏十七斤，疼与肿皆大轻减，其饮食如常，大便日行一次，分毫未觉寒凉。旋因矿务忙甚，来函招其速返，临行切嘱其仍服原方，再十余剂当脱然全愈矣。（《医学衷中参西录·论用药以胜病为主不拘分量之多少》）

第十二章　十六两医案

▣ 内　科 ▣

发　热

◆ 石膏十六两

奉天联合烟卷公司看锅炉刘某，因常受锅炉之炙热，阴血暗耗，腑脏经络之间皆蕴有热性，至仲春又薄受外感，其热陡发，表里俱觉壮热，医者治以滋阴清热之药，十余剂分毫无效。其脉搏近六至，右部甚实，大便两三日一行，知其阳明府热甚炽又兼阴分虚损也。投以大剂白虎加人参汤，生石膏用四两，人参用六钱，以生山药代方中粳米，又加玄参、天冬各一两，煎汤一大碗，分三次温饮下，日进一剂。乃服后其热稍退，药力歇后仍如故。后将石膏渐加至半斤，一日连进二剂，如此三日，热退十之八九，其大便日下一次，遂改用清凉滋阴之剂，数日全愈。共计所用生石膏已八斤强矣。（《医学衷中参西录·论用药以胜病为主不拘分量之多少》）